밀가루 **똥배**
WHEAT BELLY

Wheat Belly: Lose the Wheat, Lose the Weight, and Find Your Path Back to Health
by William Davis, MD
Copyright ⓒ 2011 by William Davis, MD
All Rights Reserved.

Korean Translation edition ⓒ 2012 by ECO-LIVRES Publishing Co.
Published by arrangement with the author throught Rick Broadhead & Associates, Ontario, Canada via Bestun Korea Agency, Seoul, Korea.
All Rights Reserved.

이 책의 한국어판 저작권은 베스툰 코리아 에이전시를 통해 저작권자와 독점 계약한 에코리브르에 있습니다. 신저작권법에 의해 한국 내에서 보호를 받는 저작물이므로 무단 전재와 복제를 금합니다.

밀가루 똥배

초판 1쇄 발행일 2012년 6월 20일   초판 2쇄 발행일 2012년 8월 24일

지은이 윌리엄 데이비스 | 옮긴이 인윤희
펴낸이 박재환 | 편집 유은재 이정아 | 관리 조영란
펴낸곳 에코리브르 | 주소 서울시 마포구 서교동 468-15 3층(121-842) | 전화 702-2530 | 팩스 702-2532
이메일 ecolivres@hanmail.net | 블로그 http://blog.naver.com/ecolivres
출판등록 2001년 5월 7일 제10-2147호
종이 세종페이퍼 | 인쇄·제본 상지사

ISBN 978-89-6263-072-5 03330

책값은 뒤표지에 있습니다.   잘못된 책은 구입한 곳에서 바꿔드립니다.

밀가루 똥배

윌리엄 데이비스 지음 | 인윤희 옮김
WHEAT BELLY

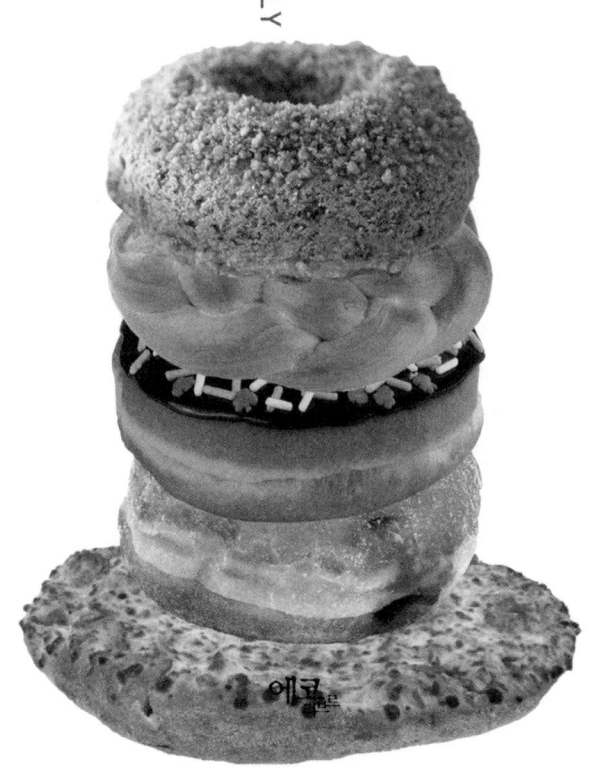

에코

일러두기

이 책은 참고용이며 의학 서적이 아닙니다. 건강과 관련해 여러분이 현명한 결정을 내리는 데 도움을 드리고자 정보를 제공하는 바입니다. 의사의 진단을 받으셨다면 이 책으로 처방을 대신할 수는 없습니다. 의료 문제에 의심이 들 경우 자격을 갖춘 의료 기관의 도움을 받으시기 바랍니다.

저자나 출판사는 이 책에서 언급한 특정 기업·단체·정부 기관을 홍보할 의도가 전혀 없으며, 이 책이나 저자 또는 출판사에 지지 의사를 표명한 특정 기업이나 단체 또는 정부 기관을 의도적으로 다루지 않았음을 밝힙니다.

이 책에 등장하는 인터넷 주소는 편집 마감 시점을 기준으로 정확히 기재했습니다.

돈, 빌, 로런, 제이콥

그리고 밀에서 자유로워지는 여정을 함께한 나의 동료들에게

머리말

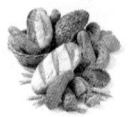

당신의 부모나 조부모의 가족 앨범을 뒤적이다 보면 다들 어쩜 그렇게 날씬한지 충격을 받을지도 모르겠다. 여성은 4사이즈(우리나라의 55사이즈—옮긴이) 원피스를, 남성은 32인치쯤 되어 보이는 바지를 자랑스럽게 입고 있다. 과체중이라야 조금 초과되는 정도에 그치던 시절이었다. 비만은 드물었다. 과체중 아동은? 거의 없었다고 보아도 무방하다. 허리가 42인치인 사람은? 역시 보기 힘들었다. 몸무게가 90킬로그램 나가는 십대는? 절대 없었다.

1950~1960년대의 보통 사람들은 물론이고 준 클레버(June Cleaver: 미국 시트콤 〈비버는 해결사〉에 등장하는 전형적인 가정주부—옮긴이) 같은 주부들마저도 오늘날 우리가 해변이나 상점에서 만나고 거울 속에서 마주하는 현대인보다 왜 훨씬 날렵했던 걸까? 당시의 여성은 일반적으로 50~52킬로그램, 남성은 68~75킬로그램 정도였지만 오늘날 우리는 25, 35, 심지어 90킬로그램을 더 걸머지고 다닌다.

그 시절의 여성이 운동을 많이 한 것은 결코 아니다. (뜻밖에도 교회에서는 운동하는 것을 불순하다고 여겼다.) 당신의 어머니가 운동화를 신고 5킬로미터를 달리겠다며 집을 나서는 모습을 몇 번이나 보았는가? 우리 어머니가 하는 운동이란 계단에서 진공청소기를 돌리는 게 고작이었다. 요즈음 나는 화창한 날이면 야외로 나가곤 하는데, 그때마다 달리거나 자전거를 타거나 파워 워킹을 하는 여성을 쉽사리 마주친다(40~50년 전에는 사실상 본 적이 없는 광경이다). 그럼에도 우리는 해가 갈수록 점점 뚱뚱해지고 있다.

내 아내가 철인 3종 경기 선수이자 지도자인지라 나는 매년 이 극한 운동이 펼쳐지는 것을 목격한다. 철인 3종 경기 선수들은 수영 1.6~4킬로미터와 자전거 90~180킬로미터, 마라톤 21~42킬로미터를 완주하기 위해 몇 달에서 몇 년 동안 집중적으로 훈련한다. 이 대회는 최대 수천 킬로칼로리에 달하는 에너지와 어마어마한 인내심을 요하므로 완주하는 것 자체만으로도 위업을 달성한 것과 마찬가지다. 그러다 보니 철인 3종 경기 선수들은 건강에 매우 좋은 식습관을 고집한다.

그런데도 이토록 헌신적인 남녀 운동선수 가운데 3분의 1이 과체중인 까닭은 무엇일까? 나는 15, 20, 25킬로그램이나 되는 체중을 덤으로 안고 있는 그들이 오히려 대단하다고 생각한다. 극한 수준의 운동을 계속하고 고된 훈련 일정을 소화하는 데도 왜 그들은 계속 과체중인 걸까?

일반적인 통념에 따른다면, 과체중인 철인 3종 경기 선수들은 운동을 더 많이 하거나 더 적게 먹어야 살이 빠질 것이다. 나는 이 같은 통념이 참으로 한심하기 짝이 없다고 생각하지만 말이다. 내가 이제부터 다룰 대다수 미국인의 건강과 식품 문제는 지방이나 설탕과 관련이 있는 것도 아니요, 인터넷 사용 증가나 농경 생활 방식의 종언 탓도 아니다. 나는 밀, 다시 말해 우리가 사 먹는 '밀'이라는 곡물에 대해 이야기 하려 한다.

이제 우리는 밀기울 머핀이나 양파 치아바타로 그럴듯하게 꾸민 우리의 먹을거리가 진정한 밀이 결코 아니며, 20세기 중반 이후 수행된 유전 연구를 거쳐 변신한 물질이란 사실을 알게 될 것이다. 침팬지가 인간과 닮은꼴이라는 주장 못지않게 현대의 밀은 진정한 밀과 닮았다고 할 수 없다. 침팬지와 인간이 99퍼센트의 유전자를 공유하지만 침팬지는 팔도 길고 온몸이 털로 뒤덮였으며〈제퍼디(Jeopardy)〉(미국의 퀴즈 쇼—옮긴이)에서 이길 가능성도 적다. 이 1퍼센트가 만든 차이를 알아채기란 어렵지 않다. 현대의 밀은 불과 40년 전의 조상과 비교해도 그다지 가깝지가 않다.

나는 곡물 섭취의 증가, 더 정확히 말하면 '현대의 밀'이라는 유전적으로 변형된 곡물 섭취의 증가가 활동량이 적던 1950년대의 날씬한 사람들과 철인 3종 경기 선수마저도 과체중인 21세기 사람들의 차이를 가져왔다고 믿는다.

동시에 밀을 악성 식품(malicious food)이라고 주장하는 것은 마치 로널드 레이건이 공산주의자였다고 주장하는 것과 다를 바 없음도 안다. 중요한 지위를 점한 상징적 식품을 공중 보건 위해 식품으로 강등하려 하다니, 부조리하고 비애국적으로까지 보인다. 그렇다 하더라도 나는 세상에서 가장 인기 있는 곡물이 세상에서 가장 파괴적인 식재료임을 입증하려 한다.

인간에게 나타나는 밀의 기이한 작용에는 식욕 자극, 뇌 활성 엑소르핀(신체 내부에서 생기는 엔도르핀과 유사한 물질)에 대한 노출, 극단적 허기와 포만의 주기를 촉발하는 과도한 혈당 상승, 질병과 노화의 바탕을 이루는 당화 현상, 연골을 약화시키고 뼈에 손상을 입히는 염증 및 pH에 미치는 영향, 왜곡된 면역 반응 활성화 등이 있다. 밀 섭취가 유발하는 질환도 셀리악병(밀 글루텐 노출이 초래하는 파괴적인 내장 질환)부터 신경 장애, 당뇨병, 심장병, 관절염, 갖가지 발진, 정신분열증 환자의 무기력한 망상에 이르기까지 광범위하다.

만약 '밀'이 이와 같은 문제를 일으킨다면 반대로 밀을 제거할 경우 어마어마하고 예상하기 어려울 만큼의 혜택이 돌아와야 마땅하다. 실제로도 그렇다. 심장병, 당뇨병 등 비만에서 비롯한 파멸적인 영향 때문에 위기에 직면한 수천 명의 환자를 진료하고 치료한 심장 질환 전문의로서 나는 환자들이 밀을 끊은 후 몇 달 이내에 15, 20, 25킬로그램의 살이 빠지는 것은 기본이고 불룩하게 튀어나와 허리띠 위로 흘러넘치던 복부 지방이 사라지는 모습을 직접 보아왔다. 급격하게, 딱히 노력을 들이지 않아도 나타나는 체중 감소는 이런 현상을 수천 번은 목격한 오늘날에도 나를 놀라게 하는 건강상의 혜택임에 분명하다.

나는 건강이 급속도로 개선되는 것을 경험했다. 이를테면 결장 제거 술을 받아야 했던 38세의 궤양성 대장염 여성 환자의 경우 결장에는 손도 대지 않고 밀을 끊은 것만으로 치료한 적이 있다. 또 관절 통증으로 거의 걷지 못할 지경에 있던 26세의 남성이 음식에서 밀을 제거한 이후 비로소 평온을 되찾았으며 다시 마음껏 걷고 뛸 수 있게 회복한 사례도 있다.

이러한 결과가 예외적인 사례일 거라고 생각할지도 모르겠다. 하지만 밀이 이들 질환의 근본적인 원인이며 밀을 먹지 않음으로써 증상을 줄이거나 전반적으로 완화될 가능성이 있음을 뒷받침하는 연구는 얼마든지 있다. 당신은 우리가 의식하지 못하는 사이, 편리와 풍요 그리고 건강에 비용을 덜 들인 대가로 똥배나 두꺼운 허벅지, 이중 턱을 얻었음을 알게 될 것이다. 내가 이 책에서 언급한 많은 논쟁거리는 모두 과학적 연구로도 입증이 되었다. 놀랍게도 내가 체득한 많은 교훈들이 이미 수십 년 전에 임상 연구를 통해 증명되었음에도 대중의 의식과 의학계에는 표면상으로도 다가가지 못했다. 나는 이 책을 통해 다만 당신이 깜짝 놀랄 만한 그간의 근거들을 종합하고 추론해냈을 따름이다.

당신 탓이 아니다

영화 〈굿 윌 헌팅(Good Will Hunting)〉에서 맷 데이먼이 연기한 주인공은 비상한 천재이지만 어린 시절에 학대를 당했던 악몽 같은 기억에 사로잡혀 지낸다. 그러다 로빈 윌리엄스가 연기한 정신과 의사 숀 맥과이어가 "네 잘못이 아니야"라고 계속해서 반복하자 비로소 무너지며 울음을 터뜨린다.

마찬가지로 꼴사나운 똥배 때문에 괴로워하는 우리 중 많은 이들은 이렇게 자책한다. "과식했어." "운동이 지나치게 부족해." "자제력이 부족해." 하지만 좀더 엄밀하게 말하면, 우리가 들어온 '건강에 좋은 통곡물'을 많이 먹으라는 충고가 우리에게서 식욕과 충동에 대한 자제력을 앗아갔고, 그로 인해 아무리 노력하고 마음을 굳게 다잡아도 결국 살이 찌고 건강을 해치는 것 아닐까.

나는 두루 인정받는 "건강에 좋은 통곡물을 먹어라"는 충고가 알코올 중독자에게 "한두 잔 정도로 괜찮았다면 차라리 아홉 잔이나 열 잔을 마시는 게 낫다"고 권하는 것과 다를 바 없다고 생각한다. 이 충고를 따랐다가는 건강에 재난적인 타격을 입고 말 것이다.

당신 탓이 아니다.

만약 당신이 불룩하고 불편한 똥배를 두르고 다니는 자신을 알아챘거나 지난해에 입었던 바지가 들어가지 않는다면, 당신의 의사가 "아니, 식습관은 문제없어요"라고 안심시키는데도 계속 고혈압과 고콜레스테롤을 겸한 당뇨 전 단계이거나 과체중이라면, 또 창피해하며 남성 유방을 필사적으로 숨기기에 급급하다면, 밀과의 작별을 고려해보라.

밀을 제거하라. 그러면 문제도 사라질 것이다.

똥배 말고도 뺄 것이 있는가? 남성 유방? 아니면 베이글 엉덩이?

차례

머리말　6

1부　밀: 건강에 좋지 않은 통곡물

01　뱃살이 뭐기에　17
02　할머니 세대의 머핀이 아니다: 현대 밀의 탄생　29
03　밀 분석　53

2부　머리부터 발끝까지 건강을 해치는 밀

04　엑소르핀 사시려고요?: 밀의 중독적 특질　67
05　밀과 비만의 관계　81
06　이봐 장, 나야 밀: 밀과 셀리악병　105
07　당뇨병의 나라: 밀과 인슐린 저항성　129
08　산성도 떨어뜨리기: 위대한 pH 교란 물질 밀　153
09　백내장, 주름, 꼬부랑 등: 밀과 노화 작용　171

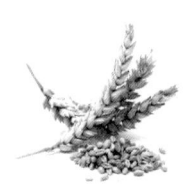

10	내 입자는 당신 입자보다 크다: 밀과 심장병	189
11	머릿속에 든 모든 것: 밀과 뇌	213
12	베이글 페이스: 피부에 닿는 밀의 파괴력	225

3부 밀과 작별하기

| 13 | 굿바이, 밀: 밀에서 자유로운 맛있고 건강한 삶 | 241 |

맺음말	283
부록 A: 엉뚱한 장소 곳곳에서 밀 찾기	289
부록 B: 건강하게 밀가루 똥배를 줄이는 조리법	301
감사의 글	333
옮긴이의 글	337
주	340
찾아보기	362

1부

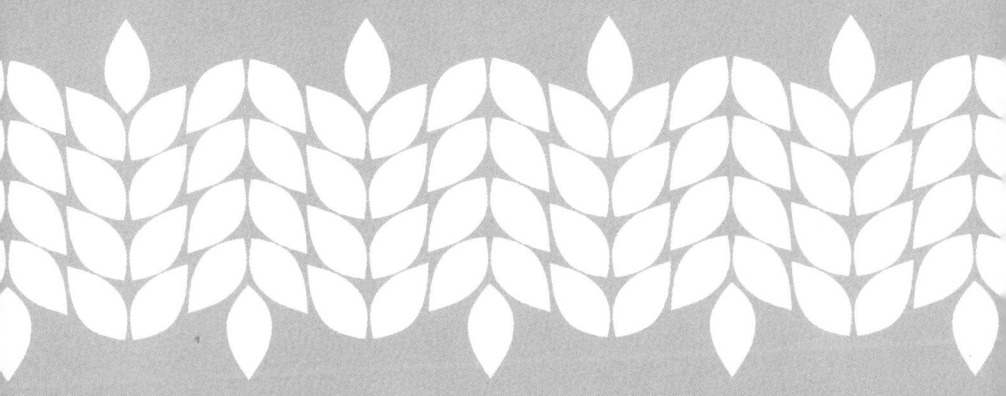

밀: 건강에 좋지 않은 통곡물

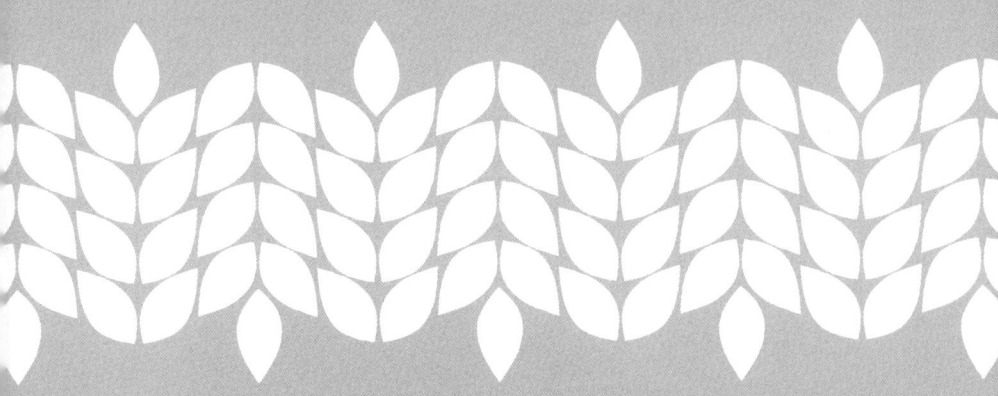

01

뱃살이 뭐기에

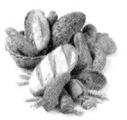

> 과학적인 의사는 정확한 과학적 증거에 따라 만든 표준적인 빵을 환영한다.
> 이렇게 만든 빵은 건강한 사람이나 환자의 식탁에 모두 올라갈 수 있다.
> 이들은 그렇게 만든 빵이 소화 작용과 몸의 성장에 어떤 영향을 주는지 명확히 이해하고 있다.
> —모리스 피시바인(Morris Fishbein), 의학 박사, 〈미국의사협회 저널〉 편집자, 1932년

지난 세기만 해도 불룩하게 나온 배는 특권층의 독점물이며 부와 성공의 지표이자 가축우리를 직접 청소하지도, 밭을 갈지도 않는 사람들의 상징이었다. 하지만 사람들이 직접 밭을 경작할 필요 없는 21세기가 되면서 비만은 민주화를 달성했다. 누구든지 배가 불룩하게 나올 수 있게 되었으니 말이다. 우리 아버지 세대는 20세기 중반부터 일종의 상징이 되어버린 이 불룩한 배를 맥주를 많이 마셔서 나왔다는 의미로 '맥주 배(beer belly)'라고 했다. 하지만 맥주를 마시지도 않는 사커맘(자녀를 스포츠클럽 등에 데려다주는 데 많은 시간을 보내는 중류층 가정의 전형적인 엄마—옮긴이), 아이들, 당신의 친구나 이웃 중에 왜 '맥주 배'가 있을까?

'프레첼 두뇌', '베이글 창자', '비스킷 얼굴'처럼 쉬운 이름을 붙일 수도 있지만, 밀의 영향을 받지 않는 신체 장기가 없으니 난 그것을 '밀을 먹어서 살찐 배', 즉 '밀가루 똥배(wheat belly)'라고 일컬으려 한

다. 인간은 밀을 섭취함으로써 체형이 무너지며 특히 허리선에 미치는 영향이 가장 눈에 띈다.

'밀가루 똥배'는 지방 저장을 돕는 호르몬인 인슐린 분비를 촉진하는 음식을 소비하는 시대의 산물이다. 지방을 엉덩이나 허벅지에 저장하는 사람도 있지만, 대다수 사람은 볼품없는 지방을 복부 주위에 쌓아둔다. 이 '복부' 또는 '내장' 지방은 독특하다. 다른 신체 부위의 지방과 달리 염증 현상을 유발하고 인슐린 반응을 왜곡하며 다른 장기에 비정상적인 생체 신호를 보낸다. 또 자신도 모르는 사이 밀 때문에 배에 지방을 축적한 남성은 내장 지방에서 에스트로겐이 분비되어 '남성 유방'이 생길 수도 있다.

하지만 밀 소비의 결과를 보여주는 징후는 신체의 외관에만 나타나는 것이 아니다. 밀은 뇌와 연결된 갑상선뿐만 아니라 장, 간, 심장에 이르기까지 사실상 모든 신체 장기에 깊은 영향을 미친다. 사실 드러나지 않게 손상을 준다는 측면에서 밀의 영향을 받지 않는 장기는 거의 없다고 해도 무방하다.

숨이 차고 땀을 흘리는 도시 사람들

나는 밀워키에서 예방심장병학 의사로 일한다. 많은 중서부 도시가 그렇듯이 밀워키는 가족을 부양하고 생활하기에 좋은 곳이다. 도시 서비스가 매우 잘 갖추어져 있고 도서관도 훌륭하며 우리 아이들은 우수한 공립학교에 다닌다. 멋들어진 교향곡 감상이나 미술관 관람 같은 대도시의 문화생활을 즐길 수 있을 만큼 인구수도 많은 편이다. 게다가 이

곳에 사는 사람들은 참으로 친절하기까지 하다. 하지만 …… 그들은 뚱뚱하다!!

약간 살찐 정도가 아니다. 내 말은 아주, 아주 뚱뚱하다는 얘기다. 계단을 하나씩 오를 때마다 헐떡이고 땀을 흘리는 사람, 100킬로그램 정도 나가는 18세 여성, 운전석 쪽으로 확연히 기울어진 SUV 차량, 폭이 두 배인 휠체어, 몸무게가 150킬로그램 넘게 나가 병원에서 수용할 수 없는 환자들이 존재한다는 얘기다. (그들은 CT 스캐너를 비롯한 다른 영상 장비 규격에도 맞지 않는다. 설령 가능하다 해도 여러분은 아무런 결과도 볼 수 없을 것이다. 탁한 바닷물 속에서 보이는 물체가 가자미인지 상어인지 알아내려는 사람과 같은 심정일 것이다.)

옛날에는 몸무게가 100킬로그램 이상인 경우는 드물었다. 하지만 오늘날에는 갭(Gap) 매장에서 청바지를 파는 일이 흔하듯 쇼핑센터를 오가는 남녀 사이에서 100킬로그램이 넘는 사람을 보는 일도 흔해졌다. 직장에서 은퇴한 사람, 중년의 성인이나 젊은 사람, 십대, 심지어 어린아이들마저도 과체중이거나 비만이다. 사무직 노동자도 육체노동자도 뚱뚱하며, 앉아서 일하는 사람도 운동선수도 뚱뚱하다. 백인, 흑인, 히스패닉, 아시아인도 뚱뚱할 뿐 아니라 육식주의자도 채식주의자도 뚱뚱하다. 비만이라는 역병이 지금껏 우리 인류가 경험하지 못한 규모로 미국인을 괴롭히고 있다. 인구 통계는 인류가 체중 증가라는 위기에서 탈출하지 못했음을 보여준다.

상황이 이렇게까지 악화된 이유를 미국 농무부나 공중위생국에 물어보면 "미국인은 탄산음료를 지나치게 많이 마시고 포테이토칩을 달고 사는 데다 맥주를 과도하게 마시면서도 운동은 충분하게 하지 않아서 그렇습니다" 하고 대답할 것이다. 정말 맞는 얘기일지도 모른다. 하지만 이것이 전부는 아니다.

사실 과체중인 사람은 대부분 자신의 건강에 상당히 신경을 쓴다. 100킬로그램이 넘는 사람 아무에게나 "왜 그렇게 살이 쪘다고 생각하십니까?" 하고 물어보라. 많은 이들이 "빅 걸프를 마시고 팝 타르트를 먹는 데다 온종일 텔레비전을 보거든요"라고 대답하지 않아 놀랄 것이다. 그들은 대부분 이렇게 대답한다. "이해가 안 돼요. 저는 일주일에 5일을 운동하거든요. 지방 섭취를 줄이고 몸에 좋은 통곡물을 늘렸어요. 그런데도 살이 찌는 걸 막을 수가 없네요."

어쩌다 이 지경까지 왔는가

지방과 콜레스테롤 섭취를 줄이고 탄수화물 칼로리를 늘리는 전국적인 추세는 특이한 상황을 연출했다. 밀로 만든 음식이 식단에서 단순히 증가한 정도가 아니라 아예 지배하게 된 것이다. 미국인은 대부분 매 끼니마다 밀가루를 포함한 식사와 스낵을 먹는다. 메인 요리도 밀가루로 만들고 곁들임 요리와 후식도 밀가루가 주성분이다. 밀가루가 거의 전부인 셈이다.

밀은 국가적으로 건강의 상징이 되었다. 우리는 "건강에 좋은 통곡물을 더 많이 드세요"라는 광고를 듣는다. 그러면 신이 난 식품업체는 그런 분위기에 편승해 모든 사람이 좋아하는 곡물로 가득 찬 "심장 건강에 좋은" 밀가루 제품을 생산한다.

하지만 씁쓸한 진실은 미국인의 식단에 올라오는 밀 제품이 늘어날

수록 미국인의 허리둘레도 늘어난다는 사실이다. 국립 심장·폐·혈액 연구소(NHLBI)는 1985년 수행한 전국 콜레스테롤 교육 프로그램을 통해 지방과 콜레스테롤 섭취를 줄이고 그 줄어든 칼로리를 곡물로 대체하라고 충고했다. 이는 정확히 남녀 몸무게가 급격하게 늘어나기 시작한 시점과 일치한다. 아이러니하게도 1985년은 질병통제예방센터(CDC)가 몸무게 통계치를 조사하기 시작한 해이다. 비만과 당뇨병의 폭발적인 증가도 이때부터 시작됐다.

인간이 먹는 곡물 중에서 왜 하필이면 '밀'을 골랐을까? 글루텐 단백질 성분을 다량 포함한 밀이 막대한 영향력으로 인간의 식단을 지배하기 때문이다. 유엘 기번스(Euell Gibbons: 1960년대에 야생 먹을거리를 연구한 미국인-옮긴이)가 아닌 이상 사람들은 대부분 호밀, 보리, 스펠트(spelt), 트리티케일(triticale), 벌거(bulgur), 카뮤(kamut), 그 밖에 글루텐이 들어 있지만 잘 모르는 음식은 즐겨 먹지 않는다. 밀 소비량은 글루텐을 함유한 다른 곡물보다 100배 이상 많다. 밀은 다른 곡물에 없는 독특한 속성이 있으며, 이런 속성은 특히 우리 건강을 해칠 수 있다. 여기에 대한 내용은 나중에 살펴보겠다. 하지만 일단 나는 밀에 초점을 맞추려 한다. 미국인은 가장 일반적으로 밀을 통해 글루텐에 노출되기 때문이다. 그런 이유로 나는 '밀'을 글루텐을 함유한 모든 곡물의 대표로 취급하는 편이다.

밀(Triticum aestivum)과 유전자 변형 식품이 건강에 미치는 충격은 입부터 항문까지, 뇌부터 췌장까지, 애팔래치아 지방의 가정주부부터 월스트리트의 차익 거래자에 이르기까지 광범위하다.

어처구니없는 주장 같다면 조금만 기다려달라. 이제부터 밀에서 자유로운(wheat-free) 양심으로 명확하게 나의 주장을 펼치겠다.

영양의 신음 소리

20세기 중반에 태어나 원더 브레드와 데빌 도그스를 먹고 자란 우리 세대 아이들이 대개 그랬듯이 나도 오랫동안 밀과 가깝게 지냈다. 아침 식사용 시리얼에 정통한 전문가였던 나와 여동생들은 트릭스·럭키 참스·프루트 룹스를 각자 취향에 맞게 섞어 먹고, 그릇 바닥에 남은 달콤한 파스텔 빛깔 우유를 마시곤 했다. 물론 위대한 미국인들의 가공식품 체험은 아침 식사에 그치지 않는다. 엄마는 학교 도시락으로 땅콩버터나 볼로냐소시지를 넣은 샌드위치를 자주 싸주었다. 거기다 셀로판으로 포장한 호호스와 스쿠터 파이를 곁들였다. 가끔은 오레오나 비엔나 핑거스 같은 과자도 넣어주곤 했다. 저녁에는 텔레비전 앞에 앉아 〈겟 스마트(Get Smart)〉(1960년대에 미국에서 큰 인기를 모은 코미디 첩보 드라마—옮긴이)를 보면서 은박 접시에 담긴 닭튀김, 옥수수 머핀, 애플 브라운 베티를 즐겨 먹었다.

뷔페 식권을 휴대하고 다니던 대학 1학년 때는 아침 식사로 와플과 팬케이크를, 점심에는 페투치니 알프레도를, 저녁에는 이탈리아 빵과 파스타를 먹었다. 후식은 양귀비씨 머핀 또는 에인절 푸드 케이크 정도? 당연하지! 그렇게 해서 난 열아홉 살 때 복부에 두둑한 군살을 얻었을 뿐 아니라 항상 녹초가 되었다. 그 후 20년 동안 나는 이 여파로 고생했다. 엄청난 양의 커피를 마셨고, 매일 밤 아무리 자도 풀리지 않는 만성 피로를 떨쳐내려고 고군분투했다.

하지만 플로리다의 마르코 섬에서 우리 아이들(당시 열 살, 여덟 살, 네 살)과 휴가를 즐길 때 아내가 찍은 사진을 보고 알아채기 전까지, 나는 이 증상을 실감하지 못했다. 그때가 1999년이었다.

모래사장에서 곤히 잠든 모습을 찍은 사진이었다. 그런데 탄력 없는 배는 양쪽으로 축 늘어졌고, 팔짱을 낀 두툼한 팔에는 이중 턱이 얹혀 있었다.

그 사진에 충격을 받았다. 십대 후반까지만 하더라도 뺄 살이라곤 없던 나였는데, 배 둘레에 족히 15킬로그램가량의 살이 축적되어 있었다. 내가 환자들에게 식이 요법에 관해 조언할 때 그들은 과연 어떻게 생각했을까? 환자들에게 더 건강한 삶을 살라고 충고하면서 말보로 담배를 피우던 1960년대 의사들과 다를 바 없었다.

나는 왜 쓸데없는 복부 살들을 찌웠을까? 마침내 나는 매일 5~10킬로미터씩 달리고 현명하면서도 균형 잡힌 식사를 시작했다. 고기나 지방은 과도하게 먹지 않고 정크푸드와 스낵은 피하는 대신, 건강에 좋은 곡물을 집중적으로 섭취했다. 어떻게 되었을 것 같은가?

나는 자연스레 의구심이 들었다. 아침 식사로 토스트와 와플, 베이글을 먹은 다음에는 졸음과 혼미함 때문에 몇 시간 동안 쓰러져 있곤 했던 것이다. 하지만 치즈와 달걀 세 개를 넣은 오믈렛을 먹으면 괜찮았다. 그러다가 몇 가지 기본적인 연구실 업무를 처리하는 동안 궤도를 완전히 벗어났다. 중성지방 350mg/dl, HDL ('좋은') 콜레스테롤 27mg/dl. 공복 시 혈당 161mg/dl. 거의 매일 달리기를 해도 과체중에 당뇨병이라고? 내 식단이 근본적으로 잘못되었음이 분명했다. 건강이라는 명분 아래 내가 짠 식단은 몸에 좋은 통곡물 섭취를 늘리는 것이 주를 이루었다. 그렇다면 곡물 때문에 살이 찐 것일까?

축 늘어진 살을 확인한 그 순간, 과체중과 모든 건강 문제의 원흉인 빵 부스러기를 흘리며 왔던 길을 되짚어가는 여정이 시작되었다. 하지만 내 개인적인 경험을 넘어서는 광범위하고 엄청난 영향을 관찰했을 때, 나는 뭔가 정말 흥미로운 일이 벌어지고 있음을 확신했다.

밀 제거 실험에서 얻은 교훈

흥미로운 사실 한 가지. 통밀 빵(혈당지수 72)은 그래뉴당(결정 형태의 흰 설탕—옮긴이), 즉 자당(혈당지수 59)만큼 또는 그 이상 혈당을 증가시킨다. (포도당은 혈당을 100까지 증가시킨다. 여기서 혈당지수 100이 나왔다. 요컨대 포도당과 비교해 특정 식품이 혈당을 상승시키는 정도로 그 식품의 혈당지수를 결정한다.) 그래서 나는 과체중 환자나 당뇨병 유형의 환자들이 가장 효율적으로 혈당을 낮추는 데 도움이 될 전략을 고안했다. 가장 빠르면서도 손쉽게 결과를 얻는 방법은 그들의 혈당 상승에 근본적인 영향을 미치는 음식을 제거하는 것이라고 보았다. 다시 말해서 설탕이 아니라 밀을 제거하면 된다. 나는 밀로 만든 음식을 건강한 식단인 다른 저혈당 식품으로 대체하는 방법을 자세하게 적은 간단한 유인물을 환자들에게 나눠주었다.

석 달 후 환자들이 혈액 검사를 받으러 왔다. 예상했던 대로 거의 예외 없이 혈당치(포도당)가 실제로 당뇨병 범위(126mg/dl 이상)에서 정상치로 하락했다. 즉 당뇨병 환자가 비당뇨병 환자가 된 것이다. 바로 그거였다. 탄수화물, 특히 밀을 식단에서 빼면 많은 경우 당뇨병을 단순히 관리하는 정도가 아니라 치료도 가능하다. 내 환자들 상당수는 몸무게도 10, 15, 심지어 20킬로그램까지 줄었다.

하지만 그 정도는 놀랍지도 않았다.

환자들은 위산 역류가 그쳤고, 과민성 대장 증후군으로 인한 설사와 주기적인 경련이 사라졌다고 말했다. 에너지가 생기고 집중력도 향상되었으며 잠은 더 깊이 잤다. 발진, 심지어 여러 해 동안 지속되던 발진 증세도 사라졌다. 류머티즘 관절염 환자는 치료를 위해 복용하던 먹기 힘든 약들을 줄이거나 중단할 정도로 통증이 완화되거나 사라졌다. 천식 증상도 많은 환자들이 공기 여과기가 필요 없을 정도로 완화되거나 완전히 해결되었다. 운동선수들은 지구력이 좋아졌다고 말했다.

날씬해지고, 에너지가 넘쳤다. 사고는 또렷해졌다. 내장, 관절, 폐 건강도 좋아졌다. 같은 결과가 반복되자 확실히 밀로 만든 음식을 포기할 만한 이유로 충분했다.

내게 더욱 확신을 준 것은 밀 섭취를 중단했다가 칵테일파티에서 프레첼이나 카나페 등 밀 음식 섭취를 재개한 사람들의 수많은 사례였다. 몇 분 만에 많은 사람이 설사, 관절 부종과 통증, 천명(쌕쌕거림. 천식의 대표적 증상으로 숨을 내쉴 때 나는 거친 소리-옮긴이)을 경험했다. 좋아졌다가 나빠지는 현상이 반복됐다.

혈당을 줄이기 위해 시작한 단순한 실험이었다. 그러던 것이 심지어 오늘날까지도 나를 놀라게 하는 체중 감소와 여러 부문의 건강 상태 개선이라는 깨달음으로 증폭되었다.

급격한 밀 제거

많은 사람들에게 식단에서 밀을 배제한다는 개념은 적어도 심리적으로, 마취하지 않고 치아 신경 치료를 받는 상상에 버금갈 정도로 고통스럽다. 어떤 사람들에게 그 과정은 실제로 담배나 술을 끊고 겪는 금단 현상과 유사한 거북한 부작용을 가져다줄지도 모른다. 하지만 이 과정은 환자의 회복을 돕는 데 분명 도움이 된다.

이 책은 피로, 관절염, 위장 질환, 비만에 이르는 미국인의 건강 문제가 매일 아침 커피와 함께 곁들이는 음식, 즉 아무 탈 없어 보이는 밀기울 머핀이나 시나몬 건포도 베이글에서 비롯되었다는 명제를 탐구한다.

기쁜 소식 한 가지는 밀가루 똥배라고 이름 붙인(원한다면 프레첼 두뇌, 베이글 창자, 비스킷 얼굴이라고 해도 좋다) 문제를 해결할 방법이 있다는 사실이다.

해결책은 이렇다. 래리 킹이 방송에 등장한 시간보다 오랜 세기 동안 인간 문화의 일부였던 밀을 식단에서 제거하면 우리는 지금보다 맵시 있고 똑똑하며, 민첩하고 행복해진다. 특히 체중 감소는 우리가 불가능하다고 생각했던 속도로 진행된다. 또 인슐린을 방해하고 당뇨를 만들어내는 한편 염증을 조장하고 당혹감을 유발하는 지방, 가장 눈에 띄는 '복부 지방'의 선택적인 축소가 가능하다. 다양한 건강상의 혜택을 얻으면서도 실질적으로 허기나 영양 결핍 없이 달성할 수 있는 방식이다.

그렇다면 왜 설탕이나 통상적인 모든 곡물이 아니라 '밀'을 제거해야 하는가? 혈당으로 즉각 변환하는 능력을 지닌 현대 곡물들 중에서 왜 밀이 독특한지는 다음 장에서 설명하겠다. 우리는 아직 밀에 대한 이해가 부족하고, 실질적으로 사람들에게 밀을 더 많이 먹게끔 하는 중독적 특질과 유전자 구성에 대한 연구도 미흡한 실정이다. 이는 과체중과의 연관성을 넘어서 말 그대로 갖가지 질병 악화와도 관련이 있다. 밀은 우리 식단 구석구석까지 침투해 있다. 물론 영양 측면에서도 이로울 게 없고 혈당에도 부정적 영향을 미치는 정제 설탕 섭취 중단도 좋은 생각이다. 하지만 금전적 문제까지 고려한다면 밀 제거가 우리 건강을 안전하게 지키면서 허리둘레도 줄이는 가장 손쉽고 효과적인 방법이다.

02

할머니 세대의 머핀이 아니다: 현대 밀의 탄생

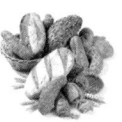

> 그는 맛있는 빵만큼 훌륭하다.
> ―미구엘 데 세르반테스, 《돈키호테》

밀은 (설탕, 지방, 소금을 포함해) 어떤 음식보다도 미국인의 음식 문화라는 직물을 얽고 있다. 이 추세는 오지가 해리엇(1950년대 인기 시트콤 〈오지와 해리엇〉의 주인공―옮긴이)을 만나기 전부터 시작되었다. 밀은 여러 가지 면에서 필수적이며 미국인의 식단이라면 어디서나 접할 수 있는 삶의 일부가 되었다. 토스트가 빠진 달걀 한 접시, 샌드위치 없는 점심, 프레첼 없이 즐기는 맥주, 핫도그 빵을 안 먹는 소풍, 크래커 없는 딥(dip: 과자나 채소를 찍어 먹는 차가운 크림 상태의 소스―옮긴이), 피타(pita: 중동에서 주로 먹는 둥글넓적한 빵―옮긴이) 없는 후머스(hummus: 병아리콩과 기름, 마늘을 섞어 만드는 중동 지역 요리―옮긴이), 베이글이 빠진 훈제 연어, 껍질 없는 애플파이가 있음직한가?

만약 화요일이라면, 틀림없이 밀이다

한 번은 동네 슈퍼마켓에서 빵 진열 구역의 길이를 재봤더니 약 21미터였다.

흰 빵, 통밀 빵, 잡곡 빵, 일곱 가지 곡물 빵, 호밀 빵, 펌퍼니클, 효모 빵, 이탈리아 빵, 프랑스 빵, 막대 빵, 흰 베이글, 건포도 베이글, 치즈 베이글, 마늘 베이글, 귀리 빵, 아마 빵, 피타 빵, 디너 롤 빵, 카이저 롤 빵, 양귀비씨 롤 빵, 햄버거용 빵, 열네 가지 다양한 핫도그용 빵들이 21미터에 걸쳐 있었다. 빵집과 다양한 '장인 정신이 깃든' 밀 식품들로 가득 찬 1.2미터짜리 별도 선반은 포함하지 않은 게 이 정도다.

그런가 하면 40여 가지 크래커와 27가지 종류의 프레첼이 들어찬 과자 진열 구역도 있다. 요리 재료 구역에는 빵가루와 크루통이 있다. 유제품 구역에는 베이크 롤, 데니시, 크루아상 같은 빵들이 줄줄이 원통형 용기에 담겨 있다.

아침 식사용 시리얼은 슈퍼마켓 진열 공간의 바닥부터 꼭대기까지 가히 독점적이라고 할 만큼 가득 찼다.

파스타와 면류를 담은 상자와 봉투도 넓은 공간을 차지한다. 스파게티, 라자냐, 펜네, 마카로니, 콘치글리에, 통밀 파스타, 녹색 시금치 파스타, 오렌지 토마토 파스타, 에그 누들, 작은 씨앗 모양의 쿠스쿠스(tiny-grained couscous)부터 7.6센티미터 너비의 파스타 반죽까지.

냉동식품은 또 어떤가? 냉동고에는 수백 가지의 면류, 파스타 말고도 미트로프나 육즙에 구운 쇠고기와 짝을 이뤄 밀이 들어간 부식들도 있다.

사실 세제나 비누 진열대를 제외하고 밀 제품을 비치하지 않은 구역은 거의 없다. 밀이 식단을 지배하게 했다고 미국인을 탓할 수 있겠는가? 결국 밀은 사실상 어디에나 있는데 말이다.

농장 재배 면적이 밀보다 넓은 곡물은 옥수수뿐일 정도로 곡물로서 밀은 전례 없는 규모의 성공을 거뒀다. 또 멀리 뻗어나간 밀은 칼로리 소비량의 20퍼센트를 차지할 정도로 지구상에서 가장 많이 소비하는 곡물로 꼽힌다.

그리고 밀은 부인할 수 없는 경제적 성공을 거뒀다. 제조 회사들이 얼마나 다양한 방법으로 헐값의 원재료를 미국심장협회 보증서가 부착된 3.99달러짜리 번지르르한 소비자 친화 식품으로 변신시키고 있는가? 이 제품들은 대개 마케팅 비용이 원재료 비용을 넘어선다.

아침, 점심, 저녁, 간식까지 밀로 만든 음식으로 일부 또는 전부를 채운다는 통념이 자리를 잡았다. 사실 그런 식이 요법은 '건강에 좋은 통곡물'을 더 많이 먹으라는 자신들의 메시지가 광범위한 곳에서 열성적으로 달성되고 있음을 알게 된 미국 농무부, 통곡물위원회, 통밀위원회, 미국영양학회, 미국당뇨병협회, 미국심장협회 같은 단체들을 기쁘게 해주었다.

그렇다면 몇 세대에 걸쳐 인류가 먹어왔으며 건강에 좋아 보이는 이 식물이 왜 갑작스럽게 우리를 공격하게 된 것일까? 우선 우리가 현재 먹는 밀은 조상들이 매일 먹는 빵을 만들었던 곡물이 아니다. 밀은 여러 세기 동안 자연스럽게 조금씩 진화했다. 하지만 최근 50년간 농학자들의 영향 아래 극적인 변화를 겪었다. 밀 식물이 가뭄이나 균류 같은 병원체 등 불리한 환경 조건에 견디도록 하게끔 밀 품종들로 잡종이나 교잡종을 만들고 유전자를 침투시킨 것이다. 하지만 유전자 변형은 무엇보다도 면적당 생산량 증가를 촉진했다. 현대 북미 농장의 평균 수확량은 1세기 전보다 열 배 이상 늘어났다. 그러한 생산 측면의 대약진은 유전자 정보의 극적인 변화를 요구했다. 지난날의 자랑스러운 '황금물결'이 줄어들고 오늘날 약 0.5미터 길이의 빳빳한 '왜소종' 밀로 대체된 점도 여기에 포함된다. 여러분도 알겠지만 이러한 근본적인 유전자 변형은 상당한 대가를 치르게끔 되어 있다.

심지어 여러분의 할머니들이 살던 금주법 시대와 뉴욕에서 춤을 추기 시작한 수십 년 전부터도 밀은 끊임없는 형질 변환을 이뤘다. 지난 50년 동안 유전학이 진보하면서 자연의 느린 속도보다 엄청나게 빠른 속도로 인간이 개입해왔고 해마다 육종(재배 식물이나 사육 동물을 유전학적으로 개량해 이용 가치가 높은 품종으로 만들어내는 일—옮긴이)을 시도한 결과 변화 속도가 기하급수적으로 빨라졌다. 우리의 최첨단 양귀비씨 머핀의 유전적 중추는 홍적세 어디쯤에선가 함정에 빠져 우리를 호모 하빌리스(*Homo habilis*: '능력 있는 사람'이라는 뜻으로, 도구를 만들어 쓴 최초의 인류—옮긴이)로 여기게끔 만든 진화의 가속화를 겪으며 현 상태를 이룩한 것이다.

나투프 죽부터 도넛 홀까지

"날마다 우리에게 양식을 주옵소서."

구약성경에 나오는 말이다. 신명기에서 모세는 약속의 땅을 "밀과 보리와 포도의 땅"(신명기 8장 8절—옮긴이)이라고 묘사한다. 빵은 종교 의식의 한가운데에도 자리한다. 유대인들은 이집트에서 탈출한 사건을 기념해 누룩을 넣지 않은 무교병(누룩 없는 빵)을 먹으며 유월절을 지킨다. 기독교도들은 그리스도의 몸을 상징하는 성찬용 빵을 먹는다. 이슬람교도들은 누룩을 넣지 않은 난(naan)을 똑바로 세워 보관하고 공공장소에 절대 버리지 않으며 신성시한다. 성경에서 빵은 풍성한 수확과 넉넉한 시간, 굶주림으로부터 해방, 심지어 구원을 은유하는 표현이다.

우리는 빵을 친구들이나 가족과 나누지 않는가? '슬라이스 식빵 이후 최고'라는 표현은 새롭고 굉장한 것을 의미하지 않는가? '남의 입에서 빵 빼앗기'는 누군가에게서 생계 수단을 빼앗는다는 뜻이다. 빵은 매우 보편적인 주식이다. 인도의 차파티, 그리스의 추레키, 중동의 피타, 덴마크의 애블레스키버(aebleskiver: 덴마크식 팬케이크—옮긴이), 미얀마의 아침 식사용 난, 수시로 먹는 미국의 글레이즈 도넛까지.

이렇듯 인간의 삶 깊숙이 파고든 아주 기본적인 음식이 우리에게 해로울지 모른다는 개념은 밀과 빵에 대해 오랫동안 자리 잡은 문화적 관점을 거스르고 불안감을 안길 수도 있다. 하지만 오늘날의 빵은 선조들이 오븐에서 꺼내던 빵과는 닮은 점을 찾기 어렵다. 오늘날 나파(Napa: 캘리포니아의 와인 산지—옮긴이)에서 생산하는 카베르네 소비뇽 와인이 기원전 4세기 그루지야의 와인 제조업자들이 흙무덤 안에 묻던 천연 발효 와인과 현저하게 다르듯이 밀도 달라졌다. 밀로 만든 빵과 음식은 여러 세기 동안 인간을 먹여 살렸다. 하지만 조상들의 밀과 우리의 아침 점심 저녁 밥상에 오르는 현대의 상업용 밀은 같지 않다. 일찍이 인간이 야생 풀밭에서 거둬들인 고유종에서 시작한 밀은 폭발적으로 증가해 2만 5000종 이상으로 다양화되었고 사실상 그 모든 결과는 인간의 개입을 통해 이루어졌다.

홍적세가 저물어가던 기원전 8500년 무렵은 기독교도, 유대교도, 이슬람교도가 세상에 나오기 수천 년 전이다. 이집트와 그리스, 로마 제국의 등장보다 앞선 이 시대에 나투프인(Natufian)은 토착 식물을 수확해 수렵과 채집의 부족분을 보충하고 비옥한 초승달 지대(오늘날의 시리아, 요르단, 레바논, 이스라엘, 이라크 지역)를 방랑하며 유목민에 버금가는 삶을 꾸려나갔다. 그들은 트인 들판에서 무성하게 번식하던 현대 밀의 조상 아인콘(einkorn: 석기 시대부터 재배한 단립계 밀—옮긴이)을 수확했다. 가젤영양, 수퇘지, 가금류, 아이벡스(ibex: 야생 염소—옮긴이)의 먹이는 야생에서 자라는 곡물과 과일들로 이루어졌다. 오늘날 시리아 중부의 텔아부후레이라(Tell Abu Hureyra) 정착촌에서 발굴되는 유물들은 추수한 곡식을 비축하는 저장 구덩이는 물론이고, 곡식을 수확하고 빻는 데 쓰던 낫과 절구 같은 도구를 능숙하게 사용했음을 보여준다. 요르단 강 서안에 있는 텔아스와드(Tell Aswad)와 예리코(Jericho) 그리고 나할헤마르(Nahal Hemar: 이스라엘 동굴 유적지—옮긴이), 네발리코리(Nevali Cori: 신석기 유물이 발견된 티키 동부 지역—옮긴이), 그 외 고고학 발굴지에서는 수확한 밀이 발견되었다. 당시 밀은 손으로 빻은 뒤 죽처럼 만들어 먹었다. 오늘날처럼 누룩으로 발효한 빵의 개념은 수천 년 동안 없었던 것으로 보인다.

나투프인은 야생 아인콘을 수확한 다음 이듬해에 자신들이 점찍어 둔 지역에 뿌릴 목적으로 씨앗을 저장했을지도 모른다. 아인콘은 수렵과 채집의 필요를 줄여주었고, 나투프인의 식단에서 필수적인 음식이 되었다. 야생 곡물 채집에서 재배로의 전환은 도구와 언어 그리고 문화의 발전은 물론이요, 이후 이주 활동에도 근본적인 변화를 불러왔다. 이는 정착과 유랑을 병행하던 때보다 장기적인 헌신이 필요한 삶의 방식이자, 인간 문명의 여정에서 전환점이 된 농업의 시작을 알렸다. 곡물과 다른 품목의 재배로 직업의 전문화, 정부 그리고 문화의 모든 정교한 장식들을 가능케 한 잉여 식량이 이루어졌다(대조적으로, 농업의 부재는 신석기 생활에서와 같은 문화의 발전을 저해했다).

1만 년 가까이 밀은 동굴이나 오두막, 벽돌집에 살던 사람들의 식탁에서 중요한 위치에 있었다. 아인콘을 재배하기 시작한 이후 엠머 밀(emmer: 2립계 밀―옮긴이)에 이어 현대 밀에 이르기까지 밀은 미세하게 조금씩 변화했다. 17세기의 밀은 18세기 밀이었고, 18세기 밀은 19세기와 20세기 중반까지도 매우 흡사했다. 이 시기에는 달구지를 타고 시골을 다니면 언제라도 '황금물결'을 이루며 바람에 흔들리는 약 1.2미터 높이의 들판을 볼 수 있었다. 인간이 주먹구구식으로 육종한 밀은 매년 수확량이 들쭉날쭉했으며, 일부 성공하기도 했지만 대부분 실패했다. 심지어 전문가의 안목으로도 여러 세기를 거친 선조들의 밀과 20세기 초 밀 사이의 차이를 말로 표현하기 어려웠다.

앞선 수백 년과 마찬가지로 19세기와 20세기 초에도 밀은 거의 달라지지 않았다. 1940년대에 우리 할머니가 특제 사워크림(sour cream: 생크림을 발효해 새콤한 맛이 나는 크림―옮긴이) 머핀을 만드는 데 썼던 필스베리(Pillsbury) 사의 베스트 XXXX(Best XXXX) 밀가루는 그보다 60년쯤 전 증조할머니 시절의 밀가루 또는 2세기 전 밀가루와 약간의 차이가 있었을 뿐이다. 20세기 들어 밀 제분의 기계화가 이뤄지면서 한층 고운 밀가루의 대규모 생산이 가능해졌지만, 밀가루의 기본 구성은 거의 동일했다.

20세기 후반 이후 밀을 변형시키는 교잡법이 등장하면서 이 모든 것이 막을 내렸다. 오늘날 밀이 거쳐온 변화의 과정은 가뭄이나 병, 다윈이 말하는 생존 경쟁을 통해서가 아니라 인간의 개입을 통해 이루어졌다. 결과적으로 밀은 완전히 독특한 무언가를 만들어내고자 늘이고, 꿰매고, 자르고 또다시 이어 붙이는 과정을 거치면서 조앤 리버스(Joan Rivers: 700회가 넘는 성형 시술을 받았다고 알려진 미국의 MC 겸 개그우먼—옮긴이)보다 극적인 탈바꿈을 경험했다. 여전히 같은 '밀'이라는 이름으로 불리고는 있지만 원조 밀과 비교했을 때 알아보기 힘들 정도다.

현대의 상업용 밀 생산은 수확량을 개선하고 생산 비용을 절감하는 한편, 품질이 균일하고 대량 생산에 적합한 곡식을 수확하고자 한다. 하지만 이러한 특징이 인간의 건강에도 적합한지에 대해서는 누구도 지금껏 실질적인 의문을 제기하지 않았다. 나는 밀의 역사를 통틀어 5000년 전이 아니라 50년 전 어디쯤에서 밀이 변형되었다고 주장한다.

결론은 이렇다. 즉 빵, 비스킷 또는 오늘날의 팬케이크는 1000년 전의 것들과 다르고, 심지어 우리 할머니들이 만들던 것과도 다르다. 겉보기에는 같고 심지어 맛도 그대로인 것 같지만, 그것들 사이에는 생화학적인 차이가 있다. 밀 단백질 구조의 작은 변화가 그 단백질에 대한 치명적인 면역 반응과 아무런 면역 반응도 나타나지 않는 차이를 불러올 수 있다.

유전학자들과 만나기 전의 밀

밀은 여러 환경 조건에 유난히 잘 적응하는 작물이다. 해수면보다 약 260미터나 낮은 예리코에서도 자라고 해발 3048미터의 히말라야 산맥 부근에서도 자란다. 위도에 따른 분포도 북위 65°에 이르는 노르웨이부터 남위 45°의 아르헨티나까지 폭넓다. 밀은 미국에서만 오하이오 주 면적에 버금가는 약 2430만 헥타르 넓이의 농지를 점령했다. 세계적으로 밀은 공식적인 수치의 열 배가량 되는 지역 또는 서유럽 총 농지 면적의 두 배에 달하는 지역에서 재배된다.

처음에는 야생으로 자라다가, 나중에 재배하게 된 아인콘이 모든 밀의 시초다. 아인콘은 염색체 수가 14개로, 모든 밀 중에서 유전 암호가 가장 단순하다. 기원전 3300년경 튼튼하고 추위를 잘 견디는 아인콘은 유럽에서 인기 있는 곡물이었다. 당시는 '외치(Ötzi)'라는 이름으로 널리 알려진 티롤 얼음 인간(Tyrolean Iceman: 1991년 티롤 지방의 알프스 외치 계곡 빙하에서 발견했으며 약 5300년 전의 사람으로 추정—옮긴이)의 시대였다. 자연 미라 상태로 발견된 후기 신석기 시대 사냥꾼 '외치'는 공격을 받아 사망했으며, 이탈리아의 알프스 산악 빙하에 언 채로 남아 있었다. 위 속 내용물을 검사한 결과 나물, 사슴, 아이벡스 고기와 더불어 누룩을 넣지 않은 얇은 빵 형태로 섭취한 아인콘 밀이 나왔고, 그중 일부만 소화된 상태였다.[1]

최초로 아인콘 작물을 재배하기 시작한 직후, 아인콘 및 아인콘과는 유연관계가 먼 야생 쐐기밀(Aegilops speltoides), 즉 염소풀(goatgrass: 아이길롭스 속을 통틀어 일컬음—옮긴이)의 자연 교잡종인 엠머가 중동에서 출현했다.[2] 염소풀은 아인콘에 유전 암호를 추가해 전보다 복잡한 28가지 염색체를 지닌 밀을 탄생시켰다. 밀 같은 작물은 조상 유전자의 합(sum)을 유지하는 능력이 있다. 상상해보라. 부모님이 당신을 만들 때는 어머니와 아버지의 염색체가 반씩 합해져 당신의 염색체는 46개가 된다. 그런데 당신이 이들과 같은 작물이라면 어머니로부터 46개, 아버지로부터 46개의 염색체를 받아 결합하고, 결국 당신의 염색체는 92개가 된다는 얘기다. 물론 이런 현상은 고등한 종에서는 발생하지 않는다. 이처럼 식물의 염색체 합이 축적되는 특성을 배수성(polyploidy)이라고 한다.

아인콘과 여기서 진화한 후손인 엠머는 수천 년 동안 인기를 얻었다. 현대 밀과 비교할 때 상대적으로 생산성이 낮고 제빵용으로도 질이 떨어지긴 했지만, 식품으로나 종교적 상징으로 확실하게 자리매김했다(이 조밀하고 조악한 밀가루는 형편없는 치아바타나 베어 클로를 만드는 데 한몫했을지 모른다). 엠머 밀은 성경에 나오는 쿠세메트(kussemeth: 밀을 의미하는 히브리어—옮긴이)이기도 하고, 모세가 파라오에게 내렸던 재앙에도 밀이 얽혀 있었다(일곱 번째 재앙인 '우박'과 관련해 나온다—옮긴이). 이 종은 로마 제국의 여명기까지 살아남았다.

최초로 문자 언어를 개발한 수메르 사람들은 설형문자로 쓴 서판을 수만 권 남겼다. 기원전 3000년으로 거슬러 올라가는 서판 중 몇 장에는 상형문자를 휘갈겨 그렸는데, 절구와 막자(덩어리를 가루로 만드는 데 쓰는, 유리나 사기로 만든 작은 방망이—옮긴이) 또는 손으로 누르는 바퀴 모양의 방아를 활용해 엠머 밀을 빻아 빵과 패스트리 만드는 방법이 묘사되어 있다. 힘든 제분 과정을 수월하게 하기 위해 흔히 모래를 넣어 제분한 까닭에 빵을 먹었던 수메르인의 치아는 그 모래 때문에 마모되었다.

엠머 밀은 고대 이집트에서 번성했고, 엠머 밀의 성장 주기는 계절에 따라 수위가 바뀌는 나일 강에 적합했다. 이집트인은 누룩을 넣어 빵을 '부풀게 하는' 방법을 익혔다고 한다. 한편, 유대인은 이집트를 탈출할 때 서두르느라 누룩 혼합물을 가져오지 못했고, 그로 인해 엠머 밀에 누룩을 넣지 않은 빵을 먹게 되었다.

성경 시대보다 앞선 몇천 년 전 어느 시기에, 28개의 염색체를 가진 엠머 밀(Triticum turgidum)이 자연스럽게 염소풀의 일종인 트리티쿰 타우스키(Triticum tauschii: Aegilops tauschii라고도 한다—옮긴이)와 교배되었고, 유전적으로 오늘날 밀이라 일컫는 곡물과 매우 유사한 염색체 42개의 트리티쿰 아에스티붐 밀(Triticum aestivum)을 최초로 만들어냈다. 이것은 세 가지 단독 식물의 염색체 총합인 42개의 염색체로 이루어져 있어 유전적으로 가장 복잡하다. 따라서 유전적으로 아주 '유연한' 특성이 있고, 이는 미래의 유전학자들이 계속해서 연구해야 할 쟁점이 될 것이다.

시간이 지나면서 생산성 높고 빵을 만들기에 적합한 트리티쿰 아에스티붐 종이 점차 부모인 아인콘과 엠머 밀에 그늘을 드리웠다. 그 후 여러 세기 동안 이 종은 거의 바뀌지 않았다. 18세기 중반 스웨덴의 위대한 식물학자이자 생물분류학자로, 종의 분류 체계를 창시한 칼 폰 린네(Carl von Linné)는 트리티쿰 속에 다섯 가지 종(種)으로 분류했다.

신대륙에서 밀은 자연스럽게 진화하지 않았지만, 크리스토퍼 콜럼버스의 선원들이 1493년 푸에르토리코에 처음 심으면서 도입되었다. 1530년 스페인 탐험가들은 우연히 밀 종자가 섞인 쌀 한 부대를 멕시

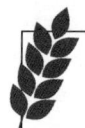

진짜 밀

1000년 전에 재배했고 야생 들판 같은 곳에서 손으로 수확한 밀은 무엇이었을까? 이 간단한 의문 때문에 나는 중동으로, 좀더 정확하게 말하면 매사추세츠 주 서부에 있는 작은 유기농 농장으로 향했다.

그곳에서 나는 엘리셰바 로고사(Elisheva Rogosa)를 만났다. 엘리는 과학 교사 겸 유기농 농부이자 지속 가능한 농업의 주창자이며, 고대 농작물을 보존하고 유기농 원리를 적용해 재배하고자 힘쓰는 밀유산보호협회(Heritage Wheat Conservancy (www.growseed.org))의 창립자이기도 하다. 중동 지역에서 10년간 살면서 요르단, 이스라엘, 팔레스타인 사람들과 함께 매우 희귀한 고대 밀 품종을 수집하는 유전자은행 프로젝트에서 일했고, 고대 이집트와 가나안의 원조 밀 식물에서 내려받은 종자를 갖고 미국으로 돌아왔다. 그때 이후로 조상들을 먹여 살려온 고대 곡물들을 경작하는 데 헌신하고 있다.

나는 아인콘 밀 1킬로그램을 요청하면서 엘리와 메일을 주고받기 시작했다. 엘리는 나에게 단지 옛 밀의 낟알뿐만이 아닌 '독특한 곡물'에 대해 가르쳐주느라 열을 올렸다. 엘리는 아인콘 빵의 맛이 현대 밀가루로 만든 마분지 맛 같은 빵과 달리 "풍부하고 복잡 미묘한 풍미가 있다"고 설명했다.

또 엘리는 밀이 생산성 향상, 이익 증대를 추구하는 농업 관행을 추구한 나머지 지난 수십 년간 건강에 반하는 원천이 되었고, 그런 밀로 만든 음식은 건강에 해로울 것이라며 발끈했다. 그녀는 아인콘과 엠머가 유기농 환경에서 재배하는 원조 밀을 복원하고 현대의 산업 밀을 대체하는 해결책이라고 본다.

코로 가져갔고, 이것이 나중에 아메리카 남서쪽에 전해졌다. 케이프코드(Cape Cod)라는 이름을 짓고 마서즈비니어드 섬(Martha's Vineyard I.)을 발견한 바솔로뮤 고스널드(Bartholomew Gosnold)는 1602년 밀을 뉴잉글랜드로 가져왔고, 이후에는 청교도들이 메이플라워호에 밀을 싣고 도착했다.

그렇게 해서 밀 작물의 분포는 점차 확장되었으며 조심스럽고 점진적인 진화적 선택이 이뤄졌다.

오늘날 아인콘과 엠머 그리고 원조 야생 및 재배종 트리티쿰 아에스티붐은 인간이 낳은 수천 가지 종류의 현대적 트리티쿰 아에스티붐 후손들로 대체되었다. 여기에는 파스타를 만드는 듀럼 밀(Triticum durum)과 컵케이크나 다른 음식들에 사용하는 밀, 즉 매우 고운 밀가루를 내는 콤팍툼 밀(Triticum compactum)도 포함된다. 오늘날 아인콘이나 엠머는 한정된 야생 컬렉션이나 중동, 프랑스 남부, 이탈리아 북부 등지에서 소규모로 재배될 뿐이다. 현대 인류가 조작한 교잡종이 입은 특혜라면, 오늘날 트리티쿰 속의 밀들이 자연적으로 생식하던 원조 아인콘 밀의 유전자에 수백 가지, 어쩌면 수천 가지 유전자가 더해졌다는 점이다.

오늘날 트리티쿰 속은 질병, 가뭄, 고온에 저항성을 지녔고 생산성을 개선한 작물이다. 사실 인간이 밀을 상당히 변형시킨 탓에 현대의 밀 계통들은 질산염 비료나 해충 방제 같은 인간의 도움 없이는 야생에서 생존하지 못한다.[3] (세상에 있는 사육 동물들의 상황을 떠올려보라. 특별한 먹이 등 인간의 도움을 받아야만 생존할 수 있고, 그렇지 않으면 죽지 않는가.)

나투프인의 밀과 21세기에 우리가 말하는 밀 사이의 차이점은 육안으로도 뚜렷하다. 원조 아인콘과 엠머 밀은 '껍질이 분리되지 않은(hulled)' 상태로 줄기에 단단하게 매달려 있다. 반면 현대 밀들은 '껍질이 벗겨진(naked)' 상태라 씨앗이 즉각적으로 줄기에서 떨어져 나간다. 이러한 특징이 탈곡(먹을 수 없는 왕겨 상태에서 껍질을 분리해 먹을 수 있는 곡물로 만드는 과정)을 손쉽고 효율적이게 만든다. 이는 Q와 Tg(tenacious glume) 유전자에 돌연변이가 일어남으로써 형성된 특징이다.[4] 하지만 다른 차이점들은 더욱 알아보기 쉽다. 현대 밀은 훨씬 길이가 짧다. 바람에 우아하게 흔들리는 키 큰 밀밭 풍경이라는 낭만적인 이미지는 30~60센티미터 정도의 '왜소' 또는 '반왜소' 품종, 그 외 생산성 증대를 위한 품종 개량 실험의 결과물로 대체되었다.

작지만 새로운 다수확 품종

인간이 농업에 종사하면서 농부들은 생산성 증대에 힘써왔다. 여러 세기 동안, 농지 몇 에이커를 지참금으로 가져오는 여성과 결혼하는 것이 곡물 산출 증대의 주요 수단이었다. 지참금에는 염소 몇 마리와 쌀 한 가마니가 추가되기도 했다. 20세기에는 기계화된 농업 장비가 도입되었다. 농기계는 동물의 힘을 대체했고, 인간의 노력을 덜 들이고도 효율성과 면적당 생산성을 점진적으로 높여나가는 데 기여했다. 미국은 대체로 생산량이 수요를 충족하는 편이지만(공급보다는 빈곤이 분배를 더 제한한다), 세계적으로는 상당수 국가들이 국민을 먹여 살리지 못해 광범위한 기아 문제를 낳고 있다.

현대에 들어와서 인류는 새 계통 개발, 서로 다른 밀과 풀 사이의 이종 교배, 실험실에서 유전적으로 새로운 품종을 생성하는 방식으로 생산성 증대를 위해 노력해왔다. 잡종을 만들려면 유전질 침투(introgression)와 '여교잡(back-crossing)' 같은 기술이 필요하다. 여교잡은 이종 교배한 자손을 양친 중 한쪽과 다시 교배하는 방식이다. 그 밖에도 다른 계통의 밀, 심지어 다른 풀들과 교배하기도 한다. 오스트리아의 사제이자 식물학자인 그레고르 멘델(Gregor Mendel)이 1866년 처음 공식적으로 언급한 이래 이러한 노력은 이형접합성(heterozygosity: 상동염색체 상의 대립하는 유전자 자리에 다른 대립 유전자가 존재하는 상태—옮긴이)과 우성 유전자 같은 멘델의 개념을 받아들인 21세기 중반에 들어서야 본격적으로 시작되었다. 멘델의 초기 업적 이후 유전학자들은 여전히 숱한 시행착오를 거치면서 원하는 특성을 획득할 수 있는 정교한 기술 개발에 노력을 기울여왔다.

오늘날 인위적으로 재배해 전 세계에 공급하는 밀은 대부분 멕시코시티 동부 시에라마드레 오리엔탈 산맥 입구에 자리한 국제 옥수수 및 밀 육종 센터(IMWIC)가 개발한 계통들의 자손이다. IMWIC는 멕시코의 식량 자급을 돕기 위해 록펠러 재단 및 멕시코 정부와 공동으로 1943년부터 농업 연구 프로그램을 시작했다. 이는 세계의 기아 감소라는 칭찬할 만한 목표와 더불어 옥수수, 콩, 밀 생산 증대와 관련해 인상 깊은 세계적 활동으로 성장했다. 멕시코는 이모작이 가능한 기후 덕분에 계통들의 교잡에 필요한 시간을 절반으로 줄일 수 있어 교잡 결과를 효율적으로 검증하기에 적당한 곳이었다. 이러한 노력의 결과, 1980년까지 수천 가지의 새로운 밀 계통을 개발했고 가장 생산성 높은 계통이 제3세계 국가에서 미국을 포함한 현대 산업 국가들에 이르기까지 세계적으로 채택되었다.

IMWIC가 생산성 증대를 추진하면서 풀기 어려웠던 실질적인 문제 중에는 풍부한 질소 비료를 대량으로 밀밭에 뿌리면 식물체 윗부분의 이삭이 거대한 비율로 성장한다는 것도 있었다. 위쪽이 무거운 이삭은 줄기가 구부러지는 원인이 되었다(농학자들은 이것을 '도복(lodging: 쓰러짐)'이라고 한다). 도복 현상은 식물을 죽이고 수확에 문제를 일으켰다.

미네소타 대학교에서 공부하고 IMWIC에서 일하던 유전학자 노먼 볼로그(Norman Borlaug)는 생산성이 특출하게 높으면서도 길이가 짧고 단단해 식물이 직립 상태를 유지할 뿐만 아니라 이삭이 커도 쓰러지지 않고 버틸 수 있는 '왜소종 밀'을 개발하는 데 성공했다. 키 큰 줄기는 또한 비효율적이기도 했다. 요컨대 줄기가 짧은 밀이 성숙 단계에 빨리 도달한다. 게다가 성장 기간을 단축해 불필요한 줄기를 키우는 데 투입되는 비료의 사용량을 줄여준다.

볼로그 박사의 밀 교배 성공은 농업 부문에서 '녹색 혁명의 아버지'라는 타이틀을 안겨주었다. 그뿐만 아니라 볼로그는 자유 훈장(Presidential Medal of Freedom), 미 의회 금메달(Congressional Gold Medal)에 이어 1970년에는 노벨 평화상도 수상했다. 2009년 볼로그 박사가 타계했을 때〈월 스트리트 저널〉은 "그 누구보다 볼로그는 자연이 성장의 실질적인 한계를 정함에 있어 인간의 창의성에는 적수가 되지 못한다는 것을 보여주었다"며 그를 칭송했다. 볼로그 박사는 살아 있는 동안 자신의 꿈이 실현되는 모습을 목격했다. 그가 개발한 다수확 왜소종 밀은 실제로 세계 기아를 해결하는 데 도움을 주었다. 중국의 예만 봐도 밀 수확량이 1961년부터 1999년까지 여덟 배 증가했다.

오늘날 왜소종 밀은 비범한 다수확 능력 덕분에 미국과 세계 많은 지역에서 여타 밀 계통을 근본적으로 대체하고 있다. 캔자스 주립대학교의 밀육종학 교수 앨런 프리츠(Allan Fritz) 박사에 따르면 왜소종 밀과 반(半)왜소종 밀이 현재 세계적으로 재배되는 전체 밀의 99퍼센트 이상을 차지한다.

위험한 육종

이와 같이 IMWIC 등에서 육종 활동을 활발하게 수행했지만, 밀과 여타 곡물의 유전자 구성이 극적으로 변화하는 데도 새로 개발한 이들 새 유전 계통에 대해 동물이나 인간을 상대로 안전 검사를 전혀 수행하지 않았다는 것은 이상할 정도다. 생산 증대가 목적이라는 이유로, 이종 교배의 산물을 인간이 섭취해도 안전하다고 식물유전학자들이 확신한다는 이유로, 세계 기아 해결이라는 대의가 시급하다는 이유로 이 농업 연구의 결과물이 그 방정식의 일부인 인간의 안전을 점검하지 않은 채 식품으로 공급되었다.

교배와 육종을 거쳐 필수 식량인 '밀'을 양산했으니 이 새로운 계통이 각계각층의 소비로 완벽하게 받아들여질 것이라고 쉽게 예상했으리라. 사실 농학자들은 교잡이 인간의 건강에 해를 끼치는 잡종을 낳을 수 있다는 생각에 코웃음을 친다. 결국 교잡 기술은 아무런 검증이 되지 않았음에도 수세기 동안 곡물이나 동물, 심지어 인간에게까지 적용되었다. 두 가지 품종의 토마토를 교배하면 여전히 토마토를 얻는다. 그렇지 않은가? 무엇이 문제란 말인가? 지금껏 동물이나 인간을 대상으로 안정성 실험을 실시하자는 의문을 제기한 적이 없다. 밀에 글루텐의 함유량과 구조 변형, 다른 효소나 단백질의 변형, 다양한 식물의 질병에 대한 민감성 또는 저항성을 부여해도 인간에게는 아무렇지도 않다고 생각하는 듯하다.

농업유전학자들의 연구 결과를 보면, 그런 추정은 뚜렷한 근거도 없을뿐더러 완전히 잘못되었다. 밀 잡종과 양친에서 발현한 단백질을 비교하면, 약 95퍼센트의 단백질이 자손과 같으나 5퍼센트는 양친 중 어

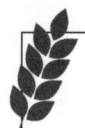

좋은 곡물이 위험해진 걸까

현대 밀과 조상 밀 사이의 더욱 멀어진 유전적 거리(genetic distance: 집단 간의 유전적 구성 또는 유전자 간 염기배열 차이를 나타내는 척도―옮긴이)를 감안했을 때 현대 밀 식품에서 볼 수 있는 해로운 작용이 고대 밀(엠머, 아인콘)에서는 나타나지 않을까?

나는 아인콘으로 실험해보기로 마음먹었다. 통곡 상태의 아인콘 1킬로그램을 빻아 밀가루로 만들고, 보통 유기농 종자에서 나온 통밀도 빻았다. 설탕이나 향료는 사용하지 않고 물과 효모만 넣어서 아인콘과 보통 밀가루로 빵을 만들었다. 아인콘 밀가루는 일반적인 통밀가루와 매우 비슷해 보인다. 하지만 일단 물과 효모를 넣으면 차이가 분명해진다. 밝은 갈색 반죽은 탄력이 떨어지고 부드러움이 덜하며 보통 반죽보다 덜 끈적끈적하다. 성형성도 보통 밀가루 반죽보다 부족하고 냄새도 다르다. 뚜렷한 특징이 없는 일반적인 반죽 냄새보다 땅콩버터 냄새에 가깝다. 아인콘 반죽은 두 배쯤 커지는 현대 밀반죽보다 조금밖에 부풀어 오르지 않는다. 엘리 로고사가 주장했듯이 완성된 빵 역시 실제로 맛이 달랐다. 뻣뻣하고 고소하며, 먹은 후에는 떫은맛이 남았다. 나는 기원전 3세기 아모리인(Amorite)과 메소포타미아인의 식탁에 놓인 천연 아인콘 빵을 마음속으로 상상해보았다.

나는 밀에 대한 민감성이 있어 과학적인 흥미 차원에서 작은 실험을 수행했다. 첫째 날에는 아인콘 빵 약 113그램을, 둘째 날에는 현대 유기농 통밀 빵 약 113그램을 먹은 것이다. 과거에 불쾌한 신체 반응을 보인 적이 있기 때문에 최악의 상황에도 대비했다.

단순히 신체 반응만 관찰한 게 아니라 빵을 먹고 지침(fingerstick)으로 채혈해 혈당도 측정했다. 차이는 놀라웠다.

혈당은 84mg/dl에서 시작해 아인콘 빵을 먹은 후 110mg/dl로 상승했다. 이는 탄수화물 식품을 적당량 먹었을 때 예상할 수 있는 수치였다. 그 후에는 딱히 이렇다 할 문제가 없었다. 졸음이나 메스꺼움도 없고, 아프지도 않았다. 간단히 말해서, 괜찮았다. 휴!

다음 날에는 보통 유기농 통밀 빵으로 같은 과정을 밟았다. 혈당은 마찬가지로 84mg/dl에서 시작했지만, 빵을 먹은 후 167mg/dl까지 치솟았다. 게다가 곧 메스꺼워지면서 점심에 먹은 음식물이 올라올 것 같았다. 속이 울렁거리는 증세가 36시

> 간 동안 계속됐다. 거의 비슷하게 시작된 위경련도 몇 시간 동안 이어졌다. 그날 밤에는 생생한 꿈을 계속 꾸면서 자주 깼다. 논리적으로 생각할 수도 없었다. 다음 날, 연구 보고서를 읽었는데 아무리 봐도 이해할 수가 없었다. 같은 곳을 네다섯 번씩 읽고 또 읽다가 결국 포기하고 말았다. 만 하루 반이 지나서야 평소대로 몸 상태가 돌아오기 시작했다.
> 이 작은 밀 실험에서 살아남기는 했지만, 내 몸이 고대 밀과 현대 밀로 만든 통밀빵에 보인 반응은 인상적이었다. 확실히 여기에는 뭔가 이상한 점이 있었다.
> 물론 나의 경험이 임상 실험의 요건을 충족하지는 못했다. 하지만 1만 년이라는 시간에 걸쳐 있는 (인간의 유전자 개입으로 변화가 생기기 이전의) 고대 밀과 현대 밀, 이 둘 사이에 숨어 있는 차이점에 관해 몇 가지 의문을 품게 하는 것만은 분명하다.

느 쪽에서도 발견되지 않는 단백질이었다.[5] 특히 밀 글루텐 단백질은 교배 과정에서 상당한 구조 변화를 겪었다. 한 교배 실험의 경우, 부모 세대에는 없는 열네 가지 새로운 글루텐 단백질이 자손 밀에서 확인되었다.[6]

더욱이 1세기 전 밀의 계열들과 비교해보면 현대의 트리티쿰 아에스티붐 계열은 셀리악병(celiac disease: 소장에서 일어나는 알레르기 질환으로, 장 내의 영양분 흡수를 저해하는 글루텐 감수성으로 인해 만성 소화 장애가 일어남—옮긴이)을 유발하는 글루텐 단백질 유전자를 다량 발현시킨다.[7]

수만 건의 교잡으로 인해 밀에서 생겨나는 변화는 커지고, 우리는 글루텐 구조 같은 유전적으로 결정된 특성이 급격하게 변화하는 잠재적 가능성을 떠안게 되었다. 그리고 여러 종류의 밀을 교잡해 만든 유전자 조작 식물은 근본적으로 치명적이라는 것을 명심하라. 수천 가지 새로운 밀 품종은 야생에서 자라도록 내버려두면 무기력해지며, 인간

의 도움에 의존해야만 생존할 수 있지 않은가.[8]

밀 수확 증대를 표방하는 신농업은 제3세계에서 "우리에게 익숙한 품종이 아니다"며 처음부터 꾸준히 회의론에 부딪혔다. 밀 교잡의 영웅 볼로그 박사는 다수확 밀 비판에 대해 폭발적인 세계 인구 증가를 탓하며 "첨단 기술을 적용한 농업은 '필수품'이다"고 답했다. 믿을 수 없을 만큼 급증한 밀 수확량은 기아가 만연했던 인도, 파키스탄, 중국, 콜롬비아 등에서 반대론자들을 즉각 잠재웠다. 밀 생산은 기하급수적으로 증가해 부족에서 잉여로 돌아섰고, 밀 식품도 저렴해져 쉽게 이용할 수 있게 되었다.

다수확 왜소종 잡종 밀을 선호한 농부들을 비난할 수 있을까? 많은 소농들은 재정적으로 고군분투했다. 그런 농부들이 생장 기간도 짧고 수확도 쉬워 면적당 생산량을 열 배로 늘릴 수 있다면 그걸 선택하지 못할 이유가 무엇인가?

유전자 변형 기술은 미래에 밀을 더 심하게 변형시킬 가능성이 있다. 더 이상 과학자들이 두 손 모아 기다리면서 품종을 키울 필요도, 적절하게 염색체 교환이 이루어지기를 바랄 필요도 없다. 대신 단일 유전자를 의도적으로 삽입하거나 제거해 품종들이 질병 저항성, 살충제 저항성, 추위나 가뭄 내성, 그 밖에 유전적으로 결정되는 형질이 다양하게 생겨나도록 변형시킬 수 있다. 특히 새 계통들은 유전적으로 특정 비료나 살충제에 적합하게 변형할 수도 있다. 이는 거대 농업 비즈니스에 재정적 이득을 가져다줄 뿐 아니라 특정 품종의 종자가 특허로 보호를 받으면 프리미엄이 붙고, 해당 종자에 맞춤형으로 설계된 화학 약품 판매를 촉진한다. 따라서 카길(Cargill), 몬산토(Monsanto), ADM

같은 종자 회사나 농화학 회사들에 이익이 돌아간다.

　유전자 변형은 단일 유전자가 다른 특질의 유전자 발현을 방해하지 않고 특정 지점에 정확히 투입된다는 전제 하에 이뤄진다. 그럴듯해 보이는 개념이지만, 그게 항상 딱 맞아떨어지는 것은 아니다. 유전자 조작을 시작한 처음 10년 동안, 누구도 그 유전자 조작 식물에 대한 동물 실험이나 안정성 실험을 요구하지 않았다. 유전자 조작이 교잡과 다를 바 없다고 여겼기 때문이다. 최근에야 각계각층의 압력으로 식품의약국(FDA) 식품규제분과 같은 공식 기관이 시장 출시에 앞서 유전자 변형 식품을 대상으로 실험을 요구하는 정도다. 이에 반해 유전자 조작 비판론자들은 유전자 조작 곡물이 잠재적으로 지닌 문제점을 확인시켜주는 연구를 사례로 들었다. 실험용 동물에게 제초제인 글라이포세이트에 내성이 있는 콩(라운드업 레디(Roundup Ready)라고 알려진 품종으로, 이 콩은 농부가 제초제 '라운드업'을 마음껏 뿌려도 잡초만 죽고 작물에 해를 끼치지 않는다)을 먹인 다음 일반 콩을 먹인 동물과 간, 췌장, 창자, 고환 조직을 비교했다. 그 결과 유전자 삽입 지점 부근에서 예상치 못한 DNA 재배열이 일어나 식품에 유해할지도 모를 변형 단백질 생성이 확인됨으로써 이들의 주장은 인정을 받기 시작했다.[9]

　이를 계기로 마침내 유전자 변형 식물에 대한 안정성 실험 개념이 도입되었다. 각계각층이 국제 농업계가 유엔 식량농업기구(FAO) 및 세계보건기구(WHO)와 합동으로 주최한 2003년 국제식품규격위원회 같은 곳에서 새 유전자 조작 곡물에 요구하는 안정성 실험은 무엇이고, 어떤 종류의 실험을 수행해야 하며, 무엇을 측정해야 하는지 등을 정하는 데 도움이 될 가이드라인을 마련하라고 촉구했다.

하지만 수년 전 농부와 유전학자들이 수만 건의 교잡 실험을 실시할 때에는 그와 같은 항의조차 없었다. 가뭄에 잘 견디고 반죽용으로 적합한 밀가루 등 원하는 특성을 만드는 과정에서 눈, 코, 혀로 입증하지 못한 단백질 변형을 일으키는 뜻밖의 유전자 재배열이 일어났지만 의문을 제기한 적도 없었다. 이러한 부작용에 거의 초점을 맞추지 않은 것이다. 새로운 '합성' 밀을 육종하는 이종 교배는 계속 시도되고 있다. 교잡의 경우 유전자 조작 기술의 정교함은 부족한 반면, 의도한 효과와 관련이 없는 유전자가 우연히 '켜지거나' 혹은 '꺼질' 가능성이 여전히 남아 있다. 이때 생성되는 독특한 특성이 모두 눈에 드러나는 것도 아니다.[10]

그러므로 인간에게 원치 않는 영향을 끼칠지도 모르는 밀 변형은 유전자 삽입이나 제거 탓이 아니라 그보다 먼저 벌어진 교잡 실험 때문이다. 결과적으로, 지난 50년 동안 수천 가지 새 계통들이 안정성 실험에서 한 차례의 검증도 받지 않은 채 인간이 먹는 상업적인 식품 공급에 투입된 셈이다. 이는 인간의 건강이라는 측면에서 내가 거듭 주장해온 엄청난 파급 효과를 가져오는 상황을 초래했다. 현대 밀은 유전적으로 결정된 특성에 수천 차례 혹은 수백 차례의 유전자 변형을 가해 조작되었음에도, 인간이 섭취하기에 적합한지와 관련해 한 치 의심도 없이 전 세계적으로 식품의 형태로 공급되었다.

교잡 연구에 동물이나 인간을 대상으로 한 실험 자료가 필요하지 않았기 때문에 어디서, 언제, 어떻게 정확히 어떤 잡종이 원래의 밀과 다른 부정적인 영향을 증폭시켰는지 알아낼 길이 요원하다. 잡종 밀에 인간의 건강을 위협할지도 모르는 특질이 일부 또는 전부 들었는지조차 알려지지 않았다.

  교잡을 할 때마다 형성되는 유전자 변이의 증가가 세상에 차이를 만들어낸다. 인간 남녀를 놓고 보자. 유전자 핵심부에서 남성과 여성은 거의 동일하지만 몇몇 차이점이 흥미로운 이야깃거리를 만들어낸다. 낭만적인 사랑의 장난 따위는 말할 것도 없다. 인간으로서 남녀의 가장 중요한 차이는 단 하나의 염색체에서 비롯된다. 아주 작은 남성의 Y 염색체와 거기에 포함된 몇 개의 유전자면 충분하다. 이것들이 수천 년 동안 인간의 삶과 죽음, 셰익스피어의 드라마, 마지 심슨(Marge Simpson)과 호머 심슨(Homer Simpson)의 단절을 무대 위에 올리게 했다.

  그리고 마찬가지로 우리가 여전히 '밀'이라고 일컫는, 인간이 조작한 풀이 있다. 인간의 수천 가지 조작으로 만들어진 유전적 차이는 성분, 외양, 질의 측면에서 요리사나 식품 가공업자에게만 중요한 게 아니라 인간의 건강에도 중요할지 모를 상당한 변형을 가져온다.

03
밀 분석

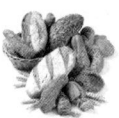

유기농 고섬유질 잡곡 빵이든 트윙키든, 당신은 정확히 무엇을 먹는가? 우리는 모두 트윙키가 가공된 탐닉거리(processed indulgence)에 지나지 않음을 안다. 하지만 으레 섬유질과 비타민 B, '복합' 탄수화물이 풍부한 전자가 건강에 좋다고 충고하곤 한다.

그러나 동전의 양면이 있는 법이다. 밀의 내용물을 유심히 들여다보고 모양, 색깔, 섬유질 함유, 유기농이든 아니든, 왜 이 곡물이 주의해야 할 식품인지 알아보기로 하자.

밀: 슈퍼 탄수화물

신석기 시대에 재배했던 야생풀이 현대의 시나본(Cinnabon), 프렌치 크룰러(French cruller), 던킨 도너츠로 탈바꿈하기까지 몇 가지 심각하고 교묘한 속임수가 있었다. 고대 밀의 반죽으로는 이와 같은 현대 밀 식품을 만들 수 없기 때문이다. 예를 들어, 아인콘 밀로 현대의 젤리 도넛을 만들어보았지만 잼이 잘 채워지지 않고 쉽게 부서져 형편없는 도넛이 되고 말았다. 맛과 느낌, 모양도 엉망이긴 마찬가지였다. 생산 증대를 위한 교잡 실험과 더불어, 식물유전학자들은 초콜릿 사워크림 컵케이크나 7단 웨딩 케이크 따위를 만드는 데 적합한 잡종 개발에 심혈을 기울였다.

현대의 트리티쿰 아에스티붐 밀가루는 평균적으로 무게의 70퍼센트는 탄수화물, 단백질과 소화하기 쉽지 않은 섬유질이 각각 10~15퍼센트로 구성되어 있다. 나머지는 대부분 인지질(phospholipid)과 다중 불포화지방산 같은 지방이다.[1] (흥미롭게도, 고대 밀은 단백질 함유량이 많다. 엠머 밀은 28퍼센트 이상이 단백질이다.[2])

밀 녹말은 영양사들이 사랑하는 복잡한 탄수화물이다. 밀 탄수화물이 '복잡하다'는 말은 설탕처럼 한 개 또는 두 개 단위의 단순 탄수화물과 달리 단당류인 포도당이 연속적으로 이어진 고분자라는 뜻이다(자당은 이당류로서 2개의 분자로 이루어졌다. 포도당+과당). 영양사나 미국 농무부한테 들을 법한 전통적인 통념은 사탕이나 탄산음료 속에 든 단순 탄수화물 소비를 줄이고 복잡한 탄수화물(복합 탄수화물) 소비를 늘리라는 것이다.

밀에 든 복합 탄수화물의 75퍼센트는 포도당 분자들이 가지를 친 사슬 구조의 아밀로펙틴(amylopectin)이고, 25퍼센트는 포도당 분자들이 직선 사슬을 이룬 아밀로스(amylose)가 차지한다. 인간의 위장 계통에서 침과 소화 효소인 아밀라아제가 아밀로펙틴과 아밀로스를 소화시킨다. 아밀라아제는 아밀로펙틴을 포도당으로 효율적으로 소화시키는 반면, 아밀로스는 훨씬 비효율적으로 소화되고 일부는 소화되지 않은 채로 결장에 도달한다. 복합 탄수화물 아밀로펙틴은 매우 효율적으로 소화되어 빠른 속도로 포도당으로 변환해 혈류에 흡수된다. 이는 밀이 혈당 증가에 영향을 미치는 주요 원인이다.

 다른 탄수화물 식품에도 아밀로펙틴이 들어 있지만, 밀의 아밀로펙틴과는 종류가 다르다. 아밀로펙틴의 가지 구조는 식품 종류에 따라 다양하다.[3] 아밀로펙틴 C라고 일컫는 콩과 식물의 아밀로펙틴은 소화가 가장 덜 되므로 "콩, 콩, 건강에 좋아. 먹으면 먹을수록……"이라는 동요가 있는 것이다. 소화되지 않은 아밀로펙틴은 결장에 곧장 도달한다. 결장은 공생하는 박테리아가 덜 소화된 녹말을 마음껏 먹고 신 나게 살며, 설탕이 소화되지 못하게 하는 질소와 수소 같은 가스를 만들어내는 장소다.

 바나나와 감자에 들어 있는 아밀로펙틴 B는 콩 아밀로펙틴 C보다는 소화하기 수월하지만, 그래도 어느 정도 소화가 늦은 편이다. 가장 소화가 잘 되는 아밀로펙틴 형태는 밀의 아밀로펙틴 A다. 소화가 빠른 만큼 혈당 증가도 맹렬하다. 그래서 그램당 밀이 상승시키는 혈당이 강낭콩이나 포테이토칩보다 높은 것이다. (복잡하든 아니든) 사람들은 밀 식품의 아밀로펙틴 A를 슈퍼 탄수화물이라고 여기는 듯하다. (단순하든 복잡하든) 거의 모든 탄수화물 식품 중에서 가장 효율적으로 혈당 전환이 이뤄지는, 매우 소화가 잘 되는 탄수화물 형태이니까 말이다.

 아밀로펙틴 A를 함유한 밀이 다른 복합 탄수화물보다 혈당을 증가시킨다 함은 모든 복합 탄수화물이 동등하지 않다는 뜻이다. 하지만 유난히 소화가 잘 되는 밀의 아밀로펙틴 A는 밀 음식의 복합 탄수화물과 그램당으로 비교했을 때 더 나은 것도 아니고, 심지어 자당처럼 단순한 탄수화물보다 나쁜 경우도 흔하다.

내가 통밀 빵이 자당보다 혈당을 더 높은 수준으로 끌어올린다[4]고 말하면 사람들은 대개 충격을 받는다. 일부 섬유질은 제쳐두고라도, 통밀 빵 두 조각을 먹는 것은 설탕이 듬뿍 든 청량음료나 달콤한 캔디 바를 먹는 것과 별반 다르지 않거나, 더 좋지 않은 경우가 허다하다.

이는 결코 새로운 사실이 아니다. 1981년 토론토 대학교 연구 팀은 혈당지수(GI)라는 개념을 창안했다. 이는 탄수화물이 혈당에 미치는 영향을 비교한 수치로, 특정 식품을 먹은 후 포도당과 비교해 혈당이 올라가면 GI 수치가 상승한다고 말한다. 최초 연구에서 흰 빵의 GI는 69, 통곡물 빵은 72, 잘게 조각낸 밀 시리얼은 67, 자당(그래뉴당)은 59였다.[5] 그렇다. 통곡물 빵의 GI가 자당보다 높다. 그건 그렇다 해도, 누가(nougat: 견과류를 넣은 캔디의 일종─옮긴이), 초콜릿, 설탕, 캐러멜이 모두 들어 있는 마스 바(Mars bar)의 GI는 68이다. 통곡물 빵보다 낮다. 스니커즈 바는 41로 통곡물 빵보다 훨씬 낮다.

사실, 혈당의 관점에서 가공 정도를 살펴보면 차이가 거의 없다. 다양한 가공 방식을 적용했든 아니든, 단순하든 복잡하든, 고섬유질이든 저섬유질이든, 밀은 밀이므로 비슷비슷하게 고혈당을 유발한다. "애들이 다 애들"이듯이 아밀로펙틴 A도 아밀로펙틴 A일 뿐이다. 건강하고 날씬한 지원자들이 중간 크기의 통밀 빵 2개를 먹으면 혈당이 30mg/dl(93mg/dl에서 123mg/dl로)만큼 상승해 흰 빵과 차이가 없다.[6] 반면 당뇨병 환자들은 흰 빵과 통밀 빵 모두 처음 측정했을 때보다 70~120mg/dl

넘게 상승한다.[7]

　이후 토론토 대학교에서 수행한 최초 연구는 물론, 후속 연구에서도 한 가지 일관되게 관찰한 것은 파스타를 먹고 2시간 후 GI 수치가 떨어졌다는 사실이다. 제분한 흰 밀 스파게티의 GI는 50, 통밀 스파게티는 42였다. 파스타는 다른 밀 음식들과 약간 다른데, 이는 부분적으로 압출 과정에서 발생하는 밀가루의 압축이 아밀라아제의 소화를 늦추기 때문이 아닌가 싶다. (페투치니처럼 밀어서 만드는 생면 파스타도 압출 파스타와 비슷한 혈당 패턴을 보인다.) 파스타는 또한 아에스티붐 밀보다는 대개 유전적으로 엠머 밀과 가까운 듀럼 밀로 만든다. 하지만 이처럼 형편이 좋아 보이는 파스타는 사실상 혈당지수를 현혹하는 음식이다. 위의 수치는 2시간 동안 관찰한 것일 뿐이다. 파스타는 먹고 4~6시간이 지나야 혈당 수치가 올라가는 특징이 있는데, 이때 혈당은 100mg/dl까지 상승하며 당뇨병 환자들은 이 상태가 지속된다.[8,9]

　유전자 조작을 통해 이른바 '저항성 전분(resistant starch: 완전하게 소화되지 않는 전분)' 함유량은 늘리고 아밀로펙틴은 줄이고자 했던 농학자 및 식품학자들은 이 같은 짜증나는 사실에도 결코 포기하지 않았다. 아밀로스는 가장 흔한 저항성 전분으로서 의도적으로 교배한 밀 품종에서는 중량의 무려 40~70퍼센트를 차지한다.[10]

　그러므로 밀 식품은 혈당 수준을 콩부터 캔디 바에 이르는 다른 탄수화물보다 확실히 높게 끌어올린다. 포도당은 인슐린(포도당이 체세포에 진입하도록 돕고, 포도당을 지방으로 변환시키는 호르몬)과의 동반을 피할 수 없으므로 여기에는 몸무게에 대한 중요한 암시가 들어 있는 셈이다. 식후 혈액 내 당 수치가 높을수록 인슐린 수치도 올라가고, 더 많은 지방이 저장된다는 사실 말이다. 이로써 달걀 세 개를 넣은 오믈렛이 포도당 상승을 촉발하지 않으면서 신체에 지방도 축적하지 않는 반면, 두 조각의 통밀 빵은 혈액 내 포도당을 높이 끌어올리고 인슐린과 지방의 축적, 특히 복부나 깊숙한 내장 지방의 축적을 촉진한다는 설명이 설득력을 얻는다.

특이한 포도당 반응은 더 있다. 밀 섭취 후 아밀로펙틴 A가 유발하는 포도당과 인슐린 상승은 120분간 지속되는 현상으로, 포도당이 정점까지 '높아졌다가' 이어서 어쩔 수 없이 '낮은' 상태로 돌아간다. 포도당 급등과 추락은 온종일 반복되는 포만과 허기의 2시간짜리 롤러코스터다. '낮은' 포도당은 오전 9시에 배에서 꼬르륵하는 소리를 내며, 밀 시리얼 한 공기나 잉글리시 머핀을 아침으로 먹고 2시간 정도 지나면, 점심 전(오전 11시쯤)에 찾아오는 허기, 의식 혼탁, 피곤, 저혈당 최저치에서의 떨림으로 이어진다.

고혈당 유발은 반복적으로 이루어지고, 그리고/또는 장기간 지속되며, 지방 축적이라는 결과를 만들어낸다. 포도당-인슐린-지방의 축적은 특히 배 부근에서 눈에 띈다. 밀가루 똥배 말이다. 똥배가 불룩할수록 깊숙한 내장 지방의 인슐린 반응성 또는 인슐린 '저항성'과의 연관성이 미약해져 계속해서 높은 인슐린 수준을 요하므로 당뇨병을 낳게 된다. 더욱이 남성은 똥배가 불룩해질수록 지방 조직에서 에스트로겐 생성이 활발해져 가슴이 커진다. 똥배가 튀어나올수록 감염 반응이 일어나 심장 질환과 암에 걸릴 가능성도 높아진다.

밀이 지닌 모르핀과 유사한 효과(다음 장에서 다룰 예정이다)와 아밀로펙틴 A가 생성하는 포도당-인슐린 사이클 때문에 밀은 사실상 식욕 촉진제나 다름없다. 따라서 식단에서 밀을 뺀 사람들은 칼로리를 적게 섭취하게 된다. (여기에 대해서는 이 책 후반부에 다룰 것이다.)

만약 밀 섭취에서 시작한 포도당-인슐린-지방 자극이 체중 증가를 뒷받침하는 중요한 현상이라면, 식단에서 밀을 제거하는 것이 이런 현상을 뒤집어야 한다. 바로 그런 현상이 실제로 일어난다.

셀리악병 환자는 소장을 근본적으로 망가뜨리는 면역 반응 교란을 중단시키기 위해 글루텐 식품을 완전히 배제해야 한다. 오랫동안 밀을 먹지 않으면 체중이 감소할 것이다. 글루텐은 물론, 아밀로펙틴 A도 빠져나가기때문이다.

그러나 밀 제거에 따른 체중 감소 효과는 임상 연구에서 즉각 명료하게 나타나지 않는다. 많은 셀리악병 환자들은 수년 동안 고통을 겪은 후에야 진단을 받고, 잦은 설사와 영양 흡수가 망가진 채로 지내온 탓에 심각한 영양 결핍 상태에서 식단을 바꾸기 시작한다. 몸무게 부족, 영양 결핍에 시달리던 셀리악병 환자들은 밀 음식으로 소화 기능을 개선한 덕분에 실제로는 몸무게가 늘어날지도 모른다.

하지만 식단에서 밀을 뺀 사람이 진단 당시 심각한 영양 부족 상태가 아니라 과체중인 경우라면, 상당한 몸무게를 줄일 수 있다. 아이오와 대학교 마요 클리닉(Mayo Clinic)에서 비만임과 동시에 셀리악병을 앓는 환자 215명을 연구한 자료를 보면, 밀을 뺀 식단을 적용한 환자는 처음 6개월 동안 약 12.5킬로그램을 감량했다.[11] 다른 연구에서 밀 제거는 비만(체질량지수 30 이상)으로 분류된 사람을 1년 만에 절반가량 줄였다.[12] 이상하게도 이 연구를 수행한 연구자들은 밀과 글루텐이 없는 식단을 통한 체중 감소가 식품 다양성 부족 때문이라고 여겼다. (덧붙이면, 앞으로 논의하겠지만 밀을 제거하고도 다양하고 훌륭한 식단을 유지할 수 있다.)

지금까지 살펴보았듯이 건강에 좋은 통곡물을 먹으라는 충고는 설탕을 숟가락으로 퍼 먹는 것과 실질적으로 다를 바 없거니와 어떤 면에서는 더 안 좋은 형태인 밀 탄수화물, 즉 아밀로펙틴 A의 형태로 탄수화물을 섭취하라는 얘기인 셈이다.

생소한 글루텐

물에 밀가루를 섞고 반죽을 만든 다음, 흐르는 물에 녹말과 섬유질을 씻으면 글루텐이라는 단백질 혼합물이 남는다.

밀은 식품 중에서도 글루텐의 주요 원천이다. 밀로 만든 음식이 지배적이고 대다수 미국인이 보리, 호밀, 벌거, 카뮤, 라이밀 등 여타 글루텐이 들어간 식품을 많이 섭취하지 않는 탓이다. 그래서 실질적으로 글루텐을 논할 때 나는 주로 밀을 언급하는 편이다.

밀은 무게로 봤을 때 아밀로펙틴 A 같은 탄수화물이 거의 대부분이기는 하지만 글루텐 단백질은 밀이 '밀'이게끔 만든다. 글루텐은 밀가루 반죽을 '반죽같이' 만드는 독특한 성분이다. 다시 말해 쌀가루나 옥수숫가루, 혹은 다른 곡물로는 할 수 없는 늘이기, 밀대로 밀기, 펼치기, 뒤틀기 등 반죽이 체조를 할 수 있게끔 한다. 피자 요리사가 반죽을 굴리고 툭 던지기도 하고 반죽으로 특유의 평평한 모양을 만드는 것도 글루텐 덕분이다. 효모로 발효된 반죽에 글루텐과 기포가 채워지면 반죽이 늘어나고 부풀어 오른다. 밀가루와 물을 혼합해 만드는 반죽의 독특한 속성, 식품학자들이 점탄성(viscoelasticity)과 응집성(cohesiveness)

이라고 일컫는 특질은 글루텐에서 비롯한다. 밀은 대부분 탄수화물이고 10~15퍼센트만이 단백질인 한편, 그 단백질의 80퍼센트는 글루텐이다. 밀에 글루텐이 없다면 반죽을 베이글, 피자, 포카치아(focaccia)로 탈바꿈시키는 독특한 특질을 잃고 말 것이다.

글루텐이라고 일컫는 물질에는 알기 쉬운 교훈이 있다("적을 알라"는 범주에 들 법한 교훈이다). 글루텐은 밀 식물체에 저장된 단백질로서 새로운 밀로 자랄 씨앗의 발아에 필요한 탄소와 질소를 저장하는 수단이다. 밀과 효모의 결합으로 '부풀어 오르는' 과정인 발효는 글루텐 없이 일어날 수 없으므로 글루텐을 밀가루의 독특한 성분이라 일컫는 것이다.

'글루텐'은 단백질의 두 가지 주요 족(族)인 글리아딘(gliadin)과 글루테닌(glutenin)으로 구성된다. 셀리악병의 면역 반응을 가장 강력하게 촉발하는 단백질 그룹인 글리아딘은 그 아류형으로 알파/베타(α/ß)-글리아딘, 감마(γ)-글리아딘, 오메가(ω)-글리아딘 세 가지 종류가 존재한다. 아밀로펙틴처럼 글루테닌은 기본 구조가 대량으로 반복되는 구조, 즉 고분자이다. 반죽의 강도는 육종가들이 의도적으로 유전적 특성을 선발해 짜 맞춘 분자량 큰 고분자 글루테닌에서 기인한다.[13]

한 밀 품종에서 나온 글루텐은 다른 계통에서 나온 글루텐 구조와 판이하게 다를 수도 있다. 예를 들어, 아인콘 밀에서 생성된 글루텐 단백질은 엠머 밀이나 아에스티붐 밀의 글루텐 단백질과 다르다.[14,15] 14개의 염색체로 구성되었으며 이른바 'A 게놈(유전자 쌍)'을 포함한 아인콘은 가장 적은 염색체 쌍으로 이루어졌으므로 글루텐 수와 다양성이 가장 적다. A 게놈과 B 게놈으로 28개 염색체를 지닌 엠머는 글루텐이 한층 다양하다. A, B, D 게놈과 46개의 염색체로 구성된 아에스티붐 밀은 인간의 육종 조작이 있기 전에도 글루텐 다양성이 매우 컸다. 지난 50년간 시도해온 교잡은 글루텐을 합성시키는 아에스티붐 밀 유전자로 하여금 추가로 많은 변화를 이끌어내도록 했고, 보통은 의도적으로 D 게놈을 조작해 밀가루의 제빵과 반죽의 성형 특성을 강화했다.[16] 사실 D 게놈에 위치한 유전자는 셀리악병을 촉발하는 글루텐의 근원으로 매우 흔하게 지목된다.[17]

그러므로 식물유전학자들이 온갖 수단을 동원해 유전자에 장난질을 친 현대 아에스티붐 밀의 D 게놈은 유전적으로 결정되어 있는 글루텐 단백질의 특질을 상당 부분 변화시켰다. 이는 또한 밀을 소비하는 인간이 겪는 다양한 건강 문제의 숨어 있는 원천이기도 하다.

글루텐이 전부는 아니다

글루텐만이 잠재적인 밀가루의 원흉인 것은 아니다.

글루텐 외에 나머지 20퍼센트 정도는 알부민, 프롤라민, 글로불린 등을 포함한 글루텐 없는 밀 단백질이다. 이들도 계열마다 제각각이다. 이것들 말고도 병원체로부터 밀을 보호하고 수분에 대한 저항성과 생식 활동 시의 작용 같은 기능을 담당하는 단백질이 도합 1000여 종이 넘는다. 여기에는 다섯 가지 형태의 글리세린알데히드-3-포스페이트 탈수소 효소(glycerinaldehyde-3-phosphate dehydrogenase)는 물론 아글루티닌(agglutinin: 응집소), 페록시다제(peroxidase), α-아밀라아제, 세르핀(serpin), 아실 CoA 산화 효소(acyl CoA oxidase) 등이 있다. ß-퓨로티오닌

(ß-purothionin), 퓨로인돌린(puroindoline) a와 b, 녹말 신타아제(synthase: 합성 효소)도 빠뜨릴 수 없겠다. 미국 남부 요리에 그리즈(grits: 옥수수 등의 곡물을 굵게 간 것. 굽거나 수프 등을 만들어 먹음—옮긴이)만 있지 않듯이 밀에도 글루텐만 있지는 않다.

이 단백질/효소 잡동사니로는 충분치 않은 듯 식품 제조업자들은 밀 식품의 발효와 질감을 개선하기 위해 셀룰라아제(cellulase), 글루코아밀라아제(glucoamylase), 자일라나아제(xylanase), ß-자일로시다아제(ß-xylosidase) 같은 균류 효소에도 관심을 돌렸다. 많은 빵 제조업자는 콩가루를 반죽에 추가해 혼합도와 백색도(whiteness)를 개선하고 다른 단백질과 효소 한 무더기를 도입했다.

셀리악병과 관련해 인정받는 한 가지 통념은 (비록 대부분 진단된 적은 없지만) 밀과 관계있는 내장 질환의 경우 글루텐 단백질, 특히 α-글리아딘은 작은 내장 염증에 면역 반응을 일으키고 복부 경련과 설사의 원인이 된다는 점이다. 치료법은 간단하다. 글루텐을 포함한 어떤 식품이든 절대 먹지 않으면 된다.

셀리악병 외에도 α-아밀라아제, 티오레독신(thioredoxin), 글리세린알데히드-3-포스페이트 탈수소 효소와 여타 10여 종의 비(非)글루텐 단백질에 알레르기나 과민성 쇼크(쇼크로 이어지는 심각한 반응)를 보이는 경우도 있다.[18] 민감한 사람들이 여기에 노출되면 천식, 발진(아토피성 피부염과 두드러기)을 일으키거나 심각하고 위험한 밀 의존성 운동 유발성 과민증(WDEIA, wheat-dependent exercise-induced anaphylaxis)을 겪게 된다. 운동 중 발진, 천식, 과민증 반응을 보이는 WDEIA는 밀과 연관성이 매우 높으며(조개류와 관련이 있을 수도 있다) 다양한 ω-글리아딘과 글루테닌에서 기인하기도 한다.

요약하면, 밀은 단지 글루텐과 밀기울로 구성된 복합 탄수화물에 그치지 않는다. 밀은 유전 암호에 따라 광범위하고 다양한, 화학적으로 독특하게 구성된 복잡한 집합체다. 그냥 양귀비씨 머핀만 보아서는 거의 모든 머핀의 원재료인 현대 왜소종 밀 고유의 글리아딘이나 기타 글루텐 단백질, 비글루텐 단백질이 어떤 종류인지 식별하기 어렵다. 머핀을 한 입 베어 물면 혈당이 치솟으면서 우리는 아밀로펙틴 A가 즉각 가져다주는 달콤함을 즐긴다.

그러면 머핀과 밀 관련 제품이 우리 건강에 폭넓게 미치는 놀랄 만한 영향을 계속 탐험해보자.

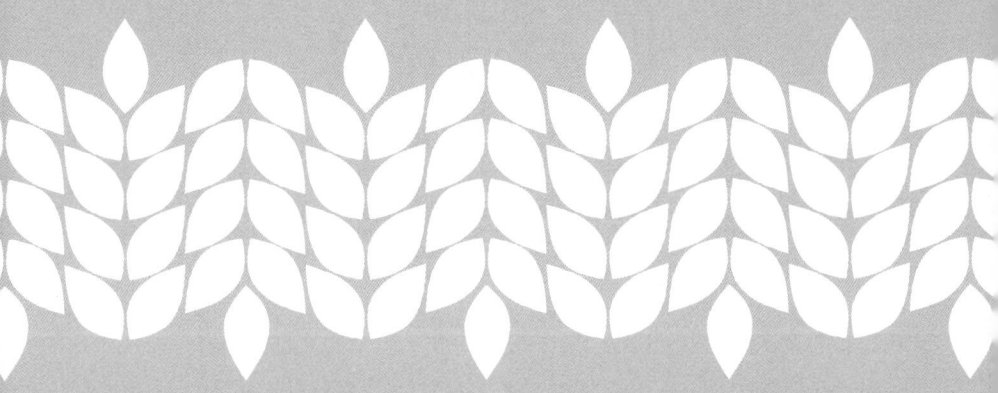

2부

머리부터 발끝까지 건강을 해치는 밀

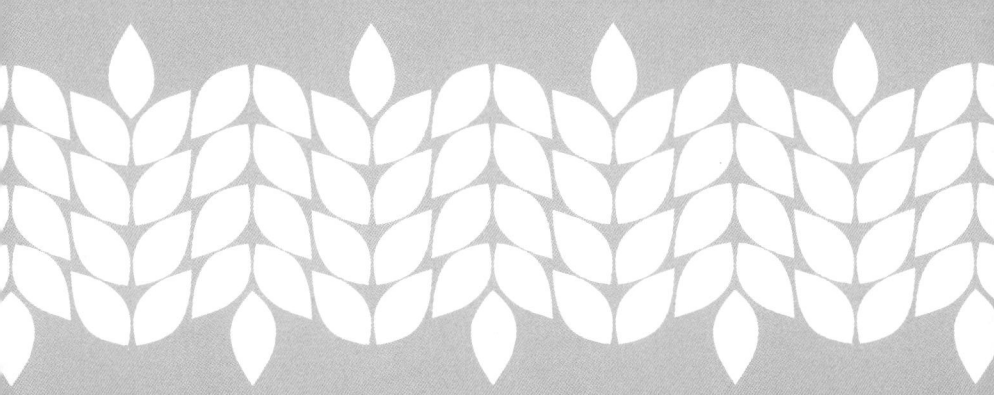

04

엑소르핀 사시려고요?: 밀의 중독적 특질

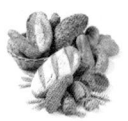

중독. 금단. 망상. 환각. 이는 정신 질환 묘사나 〈뻐꾸기 둥지 위로 날아간 새〉의 한 장면이 아니다. 당신이 부엌으로 들여와 친구들과 나눠 먹고 커피에 찍어 먹는 음식에 대해 얘기하는 중이다.

나는 왜 밀이 두뇌에 환각제와 비슷하게 기묘한 영향을 미치는 독특한 음식인지 논하려 한다. 그러면 일부 사람들이 식단에서 밀을 제외하기가 왜 그렇게 어려운지 자연히 설명될 것이다. 이는 단순히 결단력 부족, 불편함, 익숙한 습관 바꾸기 차원이 아니라 우리의 정신과 감정을 장악한, 가혹한 관계 차원의 문제다. 헤로인이 일으키는 지독한 중독과 다르지 않다.

잘 알고 있듯이 커피와 알코올은 특정한 정신적 효과를 기대하며 마시지만, 밀은 '영양' 때문이지 '중독성' 때문에 먹지는 않는다. 짐 존스(Jim Jones: 1978년 신흥 종교 '인민사원'의 교주로 신자들에게 쿨에이드에 독약을 탄 음료를 마시게 해 913명이 사망했다. '쿨에이드를 마신다'는 말은 맹목적으로 추종하거나 믿는다는 의미로 쓰인다―옮긴이) 부흥회에서 쿨에이드(Kool-Aid: 미국 크래프트사의 청량음료 분말 상표―옮긴이)를 마시듯 '공식' 기관들이 인증한 밀이 사람들의 마음을 현혹시키고 있음을 눈치채지 못하는지도 모른다.

식단에서 밀을 제거한 사람들은 일반적으로 베이글이나 라자냐를 끊은 지 며칠에서 몇 주 만에 기분이 좋아지고, 감정 기복이 덜해지며, 집중력 향상과 숙면을 취할 수 있었다고 말한다. 하지만 우리 뇌가 겪는 이런 종류의 '가벼운' 개인적 체험은 수량화하는 데 어려움이 있다. 위약 효과(즉 사람들이 단지 기분이 좋아졌다고 생각하는 효과)의 영향도 있을 것이다. 하지만 나는 의식 혼탁과 피로에 따른 무력감 등 금단 현상을 겪은 대다수 사람들한테 이와 같은 변화가 얼마나 오래 지속되는지 관찰하면서 깊은 인상을 받았다. 직접 경험하기도 했고, 수천 명의 사람들에게서 그런 효과를 목격하기도 했다.

밀에 관한 심리적 영향력을 과소평가하기는 쉽다. 별것도 아닌 밀기울 머핀이 얼마나 위험하겠어?

"빵은 나의 크랙이야!"

밀은 음식의 헤이트애시베리(Haight-Ashbury: 1960년대에 히피가 많이 살았던 샌프란시스코의 한 지역―옮긴이)로, 두뇌와 신경계 전체에 독특한 영향을 끼치는 잠재력 면에서 가히 독보적이다. 의심의 여지가 없다. 밀에 중독된 사람도 있고, 개중에는 강박관념에 빠진 이들도 있다.

밀에 중독된 어떤 사람들은 자신이 밀에 중독되었다는 사실을 아는 게 고작이다. 아니면 자신이 파스타나 피자 같은 밀 음식에 중독되었다고 인정하기도 한다. 내가 말하지 않더라도 그들은 자신이 선택한 밀 음식의 중독성이 가져다주는 얼마간의 '황홀감'을 이미 이해한 셈이다. 잘 차려입은 교외의 한 사커맘이 "빵은 제게 크랙(crack: 코카인을 정제한 환각제―옮긴이)이에요. 그만둘 수가 없어요!"라고 절망적으로 고백하면, 나는 전율을 느낀다.

밀은 메뉴 선정, 칼로리 소비, 식사와 간식의 타이밍을 명령할 수 있다. 밀은 행동과 기분을 좌지우지하고, 심한 경우 생각을 지배할 수도 있다. 식단에서 밀을 빼라는 제안을 받은 많은 환자들은 밀 음식에 사로잡힌 생각, 또 밀에 대한 이야기, 몇 주 동안 계속해서 밀 음식을 두고 군침을 흘린 이야기를 한다. 더러는 "빵 생각을 멈출 수가 없어요. 빵 꿈을 꾼다니까요!"라며 밀 섭취의 광기에 굴복해 시작한 지 며칠 만에 포기하기도 한다.

물론 중독의 다른 측면도 있다. 밀이 들어간 음식과 작별한 사람의 30퍼센트 정도는 금단 현상을 경험한다.

내가 목격한 수백 명의 사람이 밀 섭취를 중단한 지 처음 며칠에서 몇 주 사이에 극도의 피로와 의식 혼탁, 예민함, 직장이나 학교에서의 무력감, 심지어는 우울증마저 겪었다. 그들에겐 베이글과 컵케이크 하나(또는 딱하게도 베이글 4개, 컵케이크 2개, 프레첼 한 통, 머핀 2개, 약간의 브라우니 그리고 다음 날 아침에 느끼는 불쾌감과 밀려오는 후회)가 온전한 위안거리이다. 악순환이다. 즉 밀 음식 섭취를 중단하면 불쾌하기 짝이 없는 사건이 잇따라 일어나고, 다시 먹기 시작하면 그 불쾌한 경험도 중단된다. 내가 보기에 이는 분명 중독과 금단 현상에 다름 아니다.

이런 경험을 해보지 않은 사람들은 전부 코웃음을 친다. 니코틴이나 코카인처럼 밀이 중추신경계에 영향을 미친다고 믿는 것은 지나치다고 생각하면서 말이다.

중독과 금단 현상을 둘 다 설명해줄 과학적으로 그럴듯한 이유가 있다. 밀은 평범한 뇌는 물론이고 외부 자극에 쉽게 좌우되는 비정상적인 뇌에도 단순한 중독 및 금단 현상 이상의 문제를 일으킨다. 관련 연구는 밀이 왜 그리고 어떻게 비정상적인 뇌에 영향을 미치는지 몇 가지 교훈을 가르쳐준다.

밀과 정신분열 성향

밀이 발휘하는 위력 중 핵심은 정신분열증 환자처럼 뇌리에서 밀 생각이 떠나지 않는다는 점이다.

정신분열증 환자의 삶은 힘겹다. 내면의 환상 세계와 현실 세계를 식별하느라 고군분투하며 끈질기게 따라다니는 망상을 안고 산다. 자신의 생각이나 행동이 외부 세력의 힘에 의해 통제된다고 믿기도 한다. 〔'샘의 아들' 데이비드 버코위츠(David Berkowitz)를 떠올려보라. 희생자를 쫓아다니는 뉴욕시티의 이 연쇄살인범은 개에게 지령을 받았다지 않는가? 고맙게도 정신분열증 환자가 과격한 행동을 하는 경우는 흔치 않다. 하지만 병리학상 얼마든지 심각한 상태가 될 수 있다.〕 일단 정신분열증으로 진단받으면 업무, 가족, 아이들과의 일상적 생활은 거의 불가능하다. 기관에 수용되어 살아야 하고, 심각한 부작용이 있는 약물 치료를 받아야 하고, 앞으로 닥칠 사악한 내부 악마와의 끈질긴 투쟁만이 기다릴 뿐이다.

그렇다면 정신을 연약하게 만드는 정신분열 증세에 밀이 어떤 영향을 끼친다는 말인가?

정신분열증 환자의 뇌에 밀이 미치는 영향에 대해 공식적인 관계를 처음 추적한 사람은 유럽과 뉴기니 섬에 이르는 다양한 지역에서 연구를 수행한 정신과 의사 F. 커티스 도한(F. Curtis Dohan)이었다. 그는 핀란드, 노르웨이, 스웨덴, 캐나다 그리고 미국에서 빵 부족으로 식량난에 처한 제2차 세계대전 중 정신분열증 입원 환자가 줄어들었다는 것을 알고 그 사실을 조사하기 위해 이들 지역을 여행했다. 하지만 전쟁이 끝나고 밀 소비가 재개된 후 입원 환자 수는 늘어났다.[1]

도한 박사는 비슷한 유형을 뉴기니 섬에서 석기 시대의 수렵·채집 생활을 하는 주민들한테서도 관찰했다. 서구의 영향력이 미치기 전 뉴기니 섬에서 정신분열증은 사실상 전혀 발생하지 않았다. 6만 5000명의 거주자 중 2명만이 정신분열증 진단을 받았을 뿐이다. 서구식 식습관이 뉴기니 주민들에게 침투하면서 밀 재배를 시작했다. 보리로 맥주를 만들고, 옥수수도 들어왔다. 그러자 정신분열증 발병률이 65배까지 치솟았다.[2] 이와 같은 배경에서 도한은 밀 소비와 정신분열증 간의 인과 관계를 관찰하기 시작했다.

1960년대 중반, 필라델피아 재향군인병원에서 일하던 도한 박사와 동료들은 통보나 허가도 없이 정신분열증 환자들에게 밀 음식을 제외한 식단을 제공하기로 했다. (당시는 실험 참가자들의 동의가 필요하다는 인식이 없을 때였다. 그리고 터스키기족(Tuskegee: 앨라배마 주 동부에 살던 인디언─옮긴이)에게 실시한 악명 높은 매독 실험이 공분을 불러일으켜 충분한 정보를 제공

받은 참가자들의 동의를 요하는 입법 조치를 이끌어내기 전이었다.) 그런데 이게 웬일인가. 4주 동안 밀을 먹지 않자 눈에 띄게 병증이 개선되었다. 환청이나 망상 환자 수가 줄어들었고 현실로부터의 분리 증상도 덜했다. 그 후 정신과 의사들은 환자들에게 밀이 든 음식을 다시 주었다. 그러자 환청, 망상, 현실 분리 증상이 즉각 재개되었다. 이어서 밀을 다시 식단에서 없애자 환자들의 상태와 증상 또한 개선되었다. 그리고 다시 밀을 추가하자 또 병증이 악화되었다.[3]

영국 셰필드 대학교의 정신과 교수들도 비슷한 결과를 얻으면서 필라델피아 도한 박사 팀의 정신분열증 환자 관찰은 힘을 얻었다.[4] 병이 완벽하게 회복되었다는 보고도 있었다. 듀크 대학교 의사들의 설명에 따르면 53년 동안 망상과 환각에 시달리고 날카로운 물건과 세척액으로 자살을 시도했던 70세 여성이 밀 섭취를 중단한 지 8일 만에 정신 이상과 자살 충동에서 벗어나 완벽한 안정을 되찾았다.[5]

도한 박사를 비롯해 그의 견해를 지지하는 사람들은 밀 노출이 애초에 정신분열증을 일으키지는 않을지라도, 증상 악화에 무시할 수 없는 연관성이 있다고 주장한다.

상처 입기 쉬운 정신에 영향을 미치는 또 다른 질환은 자폐증이다. 자폐 아동은 사회적 상호작용 및 의사소통 능력 장애로 고통을 겪는다. 자폐증은 20세기 중반만 해도 드물었지만 지난 40년간 발병이 빈번해져 21세기 들어서는 아동 150명 중 한 명꼴로 발병한다.[6] 초기의 몇몇 사례에서는 밀 글루텐 섭취 중단으로 자폐 행동이 개선되었다는 결과가 나오기도 했다.[7,8] 가장 포괄적인 임상 실험은 덴마크의 자폐 아동 55명을 대상으로 글루텐을 제거하고 자폐 행동 개선 상황을 공식

적으로 평가한 것이다(유제품에서 카세인 제거도 병행했다).⁹

논쟁의 여지가 있는 주제이기는 하지만 주의력결핍 과잉행동장애(ADHD)를 앓는 상당수 아동과 어른도 밀 제거에 반응을 보일지 모른다. 하지만 그 반응이 설탕, 인공 감미료, 첨가제, 유제품 등 다른 성분에 민감한 탓일 수도 있기 때문에 분명히 선을 긋기가 애매한 측면도 있다.¹⁰

밀 식품 섭취가 자폐증이나 ADHD의 최초 원인이 아닐 수 있다. 하지만 정신분열증과 마찬가지로 밀은 특정 질환의 특유한 증상을 악화시키는 데에는 연관이 있는 것으로 드러났다.

필라델피아 재향군인병원에서 정신분열증 환자들에게 사전 정보도 주지 않고 그들을 실험동물처럼 취급한 것은 사실이다. 그래서 환자에게 모든 정보를 제공하고 거기에 동의해야만 실험을 할 수 있다고 생각하는 21세기 사람들의 등골을 오싹하게 만들었다. 그럼에도 불구하고 그들의 실험은 정신 기능에 미치는 밀의 영향력을 생생하게 보여준다. 그렇다면 왜 세계 곳곳의 정신분열증, 자폐증, ADHD 환자들은 밀을 먹고 병이 심해지는 것일까? 밀 속에 무엇이 들었기에 정신이상 증세와 비정상 행동을 악화시키는 것일까?

미국 국립보건원(NIH) 연구원들이 몇 가지 답을 찾아 나섰다.

밀과 정신이상의 연결 고리: 엑소르핀

크리스틴 지우드루(Christine Zioudrou) 박사와 국립보건원 동료들은 빵과 밀이 포함된 음식을 먹은 후 무슨 일이 벌어지는지 재현한 모의실험에서 밀의 주 단백질인 글루텐을 주요 조사 항목으로 삼았다.¹¹ 펩신

(pepsin: 위 효소)과 염산(hydrochloric acid: 위산의 주요 성분)에 노출된 글루텐은 폴리펩티드(polypeptide: 아미노산의 다중 결합물―옮긴이)의 혼합물로 분해된다. 여기서 지배적인 폴리펩티드를 분리해 실험용 쥐에게 투여하자 뇌에서 나오는 혈류를 가로막는, 혈액과 뇌 사이의 장벽에 침투하는 특이한 능력이 있음이 밝혀졌다. 이 장벽이 거기에 있는 이유는 이렇다. 즉 뇌는 혈액에 진입하는 광범위하고 다양한 물질에 매우 민감하고 이들 중 일부는 예기치 않은 영향을 끼칠 수도 있기 때문에 장벽이 편도체, 해마, 대뇌피질, 기타 뇌 부위에 걸쳐 있는 것이다. 일단 뇌에 진입하면 밀 폴리펩티드는 뇌의 모르핀 수용체를 한데 묶는데, 이것이 바로 환각제가 묶는 것과 똑같은 수용체다.

지우드루와 동료들은 이 폴리펩티드를 외생 모르핀 유사 화합물(exogenous morphine-like compounds), 줄여서 '엑소르핀(exorphine)'이라 일컬으며 '러너스 하이[runner's high: 육상 선수가 사점(dead point)을 지나 겪는 황홀감 또는 그 시기―옮긴이]' 때처럼 내부에서 발생하는 모르핀 유사 화합물(endogenous morphine-like compounds)과 구분 지었다. 특히 혈액-뇌 장벽을 가로지르는 지배적인 폴리펩티드에는 '글루테오모르핀' 또는 '글루텐의 모르핀 유사 화합물'이라는 이름을 붙였다(그 이름이 내게는 엉덩이에 맞는 모르핀 주사같이 느껴지기는 하지만 말이다). 연구자들은 엑소르핀이 필라델피아 재향군인병원에서의 실험과 그 밖의 경우에 나타난 정신분열 증세의 악화를 뒷받침해주는 밀 속의 활성인자일지 모른다고 추측하고 있다.

좀더 얘기하면, 글루텐에서 추출한 폴리펩티드가 뇌에 미치는 영향은 날록손(naloxone: 아편 유사 물질의 활동을 억제하는 물질―옮긴이) 투여로 차단할 수 있다.

당신이 헤로인 중독이 만연한 도시 중심부에 있다고 가정해보자. 마약 거래가 잘못돼 당신은 칼에 찔리고 가까이 있는 정신적 외상 응급실(trauma emergency)로 실려 간다. 당신은 헤로인에 취해 당신을 도우려는 응급실 직원들을 발로 차고 비명을 지른다. 어쩔 수 없이 이 선량한 사람들은 당신을 묶은 채 날록손이라는 약물을 투여하고, 당신은 즉각적으로 흥분을 멈춘다. 화학 약품의 마술처럼 날록손은 모르핀이나 옥시코돈(oxycodone: 마약성 진통제―옮긴이)처럼 즉각 헤로인 등 다른 환각제의 작용을 억누른다.

실험동물에게 날록손을 투여하면, 밀 엑소르핀이 뇌 세포의 모르핀 수용체에서 한데 묶이는 반응을 차단한다. 그렇다. 환각제를 차단하는 날록손은 밀에서 추출한 엑소르핀의 작용도 뇌에서 막을 수 있다. 약물을 남용하는 중독자에게서 헤로인을 차단하는 약과 밀 엑소르핀의 영향을 차단하는 약이 동일하다는 얘기다.

환청이 심한 32명의 정신분열증 환자를 대상으로 수행한 세계보건기구 연구에서 날록손은 환청을 감소시켰다.[12] 안타깝게도 논리적 다음 단계, 즉 날록손을 투여한 정신분열증 환자를 대상으로 밀을 포함한 '보통' 식단 그룹과 '밀을 뺀' 식단 그룹을 서로 비교하는 연구는 이뤄지지 않았다. (약물 사용을 지지하지 않는 결론에 다다를 만한 임상 연구는 수행되지 않는 경우가 흔하다. 이 경우 날록손은 밀을 소비하는 정신분열증 환자에게 유익하다는 것이 증명되었고, 이에 따른 필연적인 결론은 약을 처방하지 않고 밀을 제거하면 된다는 것이다.)

정신분열증 경험은 밀 엑소르핀이 뇌에 특기할 만한 영향을 끼칠 가능성을 보여준다. 양파 베이글의 엑소르핀이 초래하는 환청을 겪지 않는 사람(비정신분열증 환자)의 뇌에도 정신분열증 환자와 마찬가지로 이 화합물이 존재한다. 이로써 우리는 곡물 중에서 밀이 진정 얼마나 독특한지 알 수 있다. 기장이나 아마 같은 여타 곡물들은 엑소르핀을 생성하지 않을뿐더러(글루텐이 부족하기 때문이다), 뇌가 정상이든 비정상이든 사람들에게 강박적인 행동이나 금단 증상을 유발하지 않는다.

이것이 밀과 관련한 당신의 뇌이다. 요컨대 소화 과정에서 뇌의 환각제 수용체를 한데 묶는 모르핀 같은 화합물을 생성한다. 그 화합물은 일종의 보상 형태인 가벼운 도취감을 유발한다. 그 효과를 차단하거나 엑소르핀 생성 음식물을 섭취하지 않으면 어떤 사람들은 눈에 띄게 불쾌한 금단 증상을 겪는다.

정상(즉 비정신분열증 환자)인 사람에게 환각 차단 약물을 투여하면 어떻게 될까? 사우스캐롤라이나 대학교 정신질환연구소가 수행한 연구에서, 날록손을 투여한 참가자들은 위약을 투여한 참가자보다 점심에는 33퍼센트, 저녁에는 23퍼센트 적게 밀을 섭취했다(두 끼를 합치면 대략 400킬로칼로리를 적게 섭취).[13] 미시간 대학교에서는 식욕이 왕성한 사람들을 음식으로 가득 찬 방에 한 시간 동안 머무르게 하는 실험을 했다.〔새로운 텔레비전 쇼 〈더 비기스트 게이너(The Biggest Gainer)〉(식욕 부진자들을 대상으로 한 리얼리티 쇼—옮긴이)에서 착안한 실험이었다.〕 이 실험에서 날록손을 투여한 참가자들은 밀 과자, 막대 빵, 프레첼 등을 28퍼센트 적게 먹었다.[14]

다시 말하면, 밀이 계속해서 먹고 싶도록 만드는 유쾌한 기분을 더 이상 이끌어내지 않자, 밀의 쾌감 보상이 차단되고 칼로리 섭취가 감소했다. 〔예상대로 제약업계에서는 이 전략을 경구용 날록손인 날트렉손(naltrexone)을 포함한 체중 감량제를 상용화하는 데 활용했다. 이 약은 인간의 뇌 속 깊숙이 자리한 중변연계(mesolimbic)에서 헤로인·모르핀 등의 물질이 빚어내는 행복감, 즉 뇌의 보상 시스템을 차단한다고 주장한다. 행복감은 불쾌감이나 비참함으로 바뀔 수 있다. 그러므로 날트렉손은 항우울제나 금연약 부프로피온(bupropion)과 함께 처방한다.〕

금단 현상부터 정신병 환자의 환각까지 밀은 몇 가지 특이한 신경학적 현상과 관련이 있다. 이것을 다시 정리해보자.

- 소화 측면에서 일반 밀은 뇌 속을 가로질러 환각제 수용체를 한데 묶는 능력을 지닌 폴리펩티드를 생성한다.
- 밀에서 생성된 폴리펩티드, 글루텐모르핀 등으로 구성된 이른바 '엑소르핀'의 작용은 환각제 차단 약물인 날록손, 날트렉손과 상충한다.
- 정상인 또는 식욕을 통제하지 못하는 사람에게 환각 차단 약물을 투여하면 우울한 기분은 물론 식욕·갈망·칼로리 섭취가 감소하고, 그 효과는 특히 밀을 포함한 음식에서 두드러진다.

사실 밀은 중추신경계에 영향을 미치는 식품으로는 거의 독보적이다. 에탄올(메를로 또는 샤르도네 와인같이 당신이 즐기는 알코올)처럼 취하게 만들지 않음에도 밀은 행동을 변화시키고, 즐거운 기분을 유발하고, 중단했을 때 금단 현상을 촉발하는 몇 안 되는 식품이다. 이것에 대해 알려면 우리에게 이 같은 효과를 가르쳐준 정신분열증 환자들에 대한 관찰이 필요하다.

밤의 식탐 정복하기

래리는 자신이 생각해도 몸무게를 줄이기 위해 부단히 애를 써왔다.

그토록 열심히 운동을 했는데도(극도로 열심히 한 적도 많았다) 몸무게가 빠지지 않는 걸 이해할 수 없었다. 80킬로미터 자전거 타기, 숲에서든 사막에서든 25킬로미터 걷기쯤은 일도 아니었다. 업무 수행차 래리는 미국 내 다양한 지역의 풍경을 즐기며 돌아다녔다. 남서쪽을 주로 여행했는데, 그곳에서 6시간이나 하이킹을 한 적도 있었다. 그는 또 건강한 식단을 지키는 자신이 자랑스러웠다. 붉은 고기와 기름은 제한하고 채소와 과일은 물론 '몸에 좋은 통곡물'을 충분히 먹었으니 말이다.

나는 심장 박동 문제로 래리를 만났는데, 그 문제는 쉽게 해결했다. 하지만 혈액 상태는 또 다른 문제였다. 쉽게 말해서 재앙이었다. 혈당이 미약한 당뇨병 범주에 들었고, 중성지방이 210mg/dl로 매우 높았으며, HDL은 37mg/dl로 지나치게 낮았다. 또 저밀도 지(脂)단백질(LDL) 입자의 70퍼센트는 자잘하고 심장에 질병을 유발하는 유형이었다. 혈압도 심각한 문제였다. 수축기('최고') 혈압은 170mmHg까지 오르고 이완기('최저') 혈압은 90mmHg이었다. 래리는 또한 신장 172센티미터에 몸무게 110킬로그램으로 약 36킬로그램 정도 과체중이었다.

"이해가 안 됩니다. 저는 누구보다 운동을 많이 하거든요. 운동을 정말 좋아해요. 하지만 살을 뺄 수가 없어요. 갖은 노력을 해도 안 빠집니다." 래리는 쌀밥만 먹는 식단, 단백질 음료 프로그램, '해독' 식이 요법(몸 안에 쌓인 독소를 제거함으로써 살을 빼는 요법─옮긴이), 심지어 최면 요법까지 자신이 수행했던 무모한 다이어트에 대해 이야기했다. 다이어트로 몇 킬로그램을 빼기는 했지만 금세 요요 현상이 일어났다.

그런데 래리는 한 가지 기묘한 폭식만은 자신에게 허용했다. "밤마다 식욕 때문에 정말 괴로웠어요. 저녁 식사 후의 식탐을 억누를 수 없었죠. 그래서 통밀 프레첼이나 요거트에 찍어 먹는 잡곡 크래커, 이런 건강에 좋은 음식을 먹어치우곤 했어요. 가끔은 저녁 식사를 하고 잠들 때까지 내내 먹기도 했어요. 이유는 모르겠지만 밤만 되면 꼭 이런 일이 벌어지곤 해요. 멈출 수가 없습니다."

나는 래리에게 그의 식단에서 가장 강력하게 식욕을 자극하는 일등공신을 제거할 필요가 있다고 권했다. 바로 밀이다. 그러자 래리는 '또 이상한 일은 싫어!' 하는 표정을 지었다. 그리고 크게 한숨을 내쉬더니 마침내 한 번 해보겠다고 말했다. 아이 넷이 있는 집에서 선반에 있는 밀을 전부 없애기란 꽤나 힘든 일이다. 그래도 래리와 그의 아내는 그 일을 해냈다.

6주 후 내 진료실을 찾아온 래리는 3일 만에 야식 열망이 완전히 사라졌다고 말했다. 이제는 저녁 식사 후에 더 먹고 싶은 욕구도 느끼지 않았다. 낮에도 식욕이 부쩍 줄었고 간식을 먹고 싶은 충동도 사실상 사라졌다. 음식에 대한 갈망은 물론이고 칼로리나 먹는 양도 전보다 훨씬 줄어든 것이다. 운동 습관은 그대로 유지했다. 그러나 '겨우' 5킬로그램을 감량하는 데 그쳤다. 하지만 그는 무엇보다 식욕과 충동을 지배하는 통제력을 회복했다. 몇 년 전에 잃었다고 생각했던 그 느낌을 말이다.

식욕을 자극하는 밀

도심의 마약 거래소 음침한 구석에서 약물을 주사하는 코카인 중독자와 헤로인 중독자는 자신들의 정신을 엉망으로 만드는 물질을 투약하는 데 거리낌이 없다. 하지만 여러분이나 여러분의 가족처럼 법을 준수하는 시민들은 어떤가? 환각제라 해봐야 스타벅스의 순한 커피보다 독한 맥주, 아니면 주말에 하이네켄 맥주를 잔뜩 들이켜는 정도일 게 틀림없다. 그러나 밀을 먹었다는 것은 흥분을 가장 잘 일으키는 식품을 자신도 모르는 사이에 섭취해왔다는 것을 의미한다.

사실상 밀은 식욕 촉진제다. 많이 먹게끔 유도하기 때문이다. 더 많은 쿠키・컵케이크・프레첼・사탕・청량음료를, 더 많은 베이글・머핀・타코・서브마린 샌드위치・피자를 말이다. 밀 음식이든, 다른 음식이든 더 먹고 싶게 만든다. 게다가 어떤 이들에게는 중독성이 있거나, 그게 아니더라도 마약의 효과를 억누르는 데 사용하는 약의 효능에 반대로 작용해 신경계에 묘한 약물 효과를 내기도 한다.

만약 당신이 날록손 같은 약물을 투여하는 데 거북함을 느낀다면 이렇게 물을지도 모른다. "뇌에 미치는 밀의 화학적 영향을 막기 위해 애쓰느니 차라리 밀 음식을 아예 안 먹으면 어떨까?" 음, 내가 묻고자 하는 바로 그 질문이다. 금단 증세를 참을 수만 있다면(화난 배우자・친구・동료와의 관계에서 솟구치는 분노는 별개로 하고, 금단 증상은 일반적으로 해롭지 않다) 허기와 갈망의 감소, 칼로리 섭취 감소, 기분 개선과 행복감 상승, 몸무게 감소, 밀 때문에 살찐 뱃살이 줄어드는 일이 생길 것이다.

밀, 특히 글루텐에서 나오는 엑소르핀이 희열, 중독적인 행동, 식욕을 자극할 가능성이 있다는 것을 이해한다면 체중 조절의 칼자루를 손에 쥔 셈이다. 즉 밀을 줄이면, 몸무게도 줄일 수 있다.

05
밀과 비만의 관계

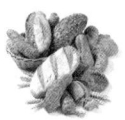

여러분은 이런 각본을 경험했을지도 모른다.

> 오랜만에 친구를 만난 당신: (반가워하며 소리친다) 엘리자베스! 출산일이 언제야?
> 엘리자베스: (잠시 생각) 출산일? 무슨 말인지 모르겠네.
> 당신: 아차…….

그렇다. 밀가루 똥배의 복부 지방이 임신을 해서 배가 부른 것처럼 보일 수도 있다.

밀은 왜 두피나 왼쪽 귀, 엉덩이가 아니라 복부 지방 축적의 원인이 될까? "나 임신한 것 아니야"라고 해명하는 불상사가 아니더라도, 왜 문젯거리가 되는 걸까?

그리고 밀 제거가 복부 지방 감소로 이어지는 이유는 무엇일까? 이제, 밀가루 똥배 체형의 독특한 특징을 탐구해보자.

밀가루 똥배, 허리 군살, 남성 유방 그리고 '푸드 베이비'

이것들은 밀이라는 곡물을 섭취한 결과 나타난 기이한 징후다. 잔물결이 출렁이든 매끈하든, 털이 많든 없든, 팽팽하든 늘어졌든, 다양한 사람들만큼이나 밀가루 똥배의 형태, 색깔, 크기도 가지각색이다. 하지만 그 바탕에 깔린 신진대사의 원인만큼은 동일하다.

　나는 지금까지 미국의 밀 소비가 비만과 당뇨병 위기의 주요 원인이라고 강력하게 주장해왔다. 그리고 밀로 만들었거나 밀을 포함한 음식이 우리를 살찌운다는 나의 주장을 입증하려 한다. 질리언 마이클스(Jillian Michaels: 피트니스 트레이너—옮긴이)가 〈더 비기스트 루저(The Biggest Loser)〉(미국의 다이어트 리얼리티 쇼—옮긴이) 참가자들에게 운동을 시키는 중요한 이유도, 야구나 3종 경기 등 현대 운동선수들이 그 어느 때보다 뚱뚱한 원인도 밀이다. 비행기 옆 좌석에 130킬로그램인 남자가 앉아서 비좁다면 밀을 탓하라.

　물론 설탕이 듬뿍 든 탄산음료나 활동량 적은 생활이 문제를 악화시키기도 한다. 하지만 체중 증가를 초래할 만한 행동에 탐닉하지 않고 건강에 각별히 신경 쓰는 대다수 사람의 체중이 증가하는 주요인은 밀이다.

　사실 미국에서 밀 확산이 식품 회사와 제약 회사에 안겨준 놀랄 만한

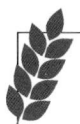

밀가루 똥배 디바

셀레스트는 자신이 더 이상 '매력적'이지 않다고 생각한다. 61세인 셀레스트는 20~30대 시절의 평소 몸무게였던 54~61킬로그램에서 벗어나 계속 살이 쪘다. 40대 중반부터 변화가 일어나기 시작했다. 습관을 크게 바꾸지 않았는데도 83킬로그램까지 늘었다. "내 인생에서 가장 뚱뚱한 겁니다"고 그녀는 투덜댔다.

현대미술 교수인 셀레스트는 참으로 고상한 사람들과 어울리는지라 체중에 유독 신경이 쓰이고 위화감마저 느끼곤 했다. 그래서 모든 밀 음식을 배제하는 식이 요법에 대해 설명하는 내 말을 귀담아들었다.

처음 석 달 동안 약 10킬로그램을 감량하고 나서, 셀레스트는 이 프로그램에 효과가 있음을 확신했다. 지난 5년간 입지 못했던 옷들을 벌써 옷장 안쪽에서 꺼내 입기 시작했으니 말이다.

셀레스트는 다이어트를 밀고 나갔다. 식탐이 없어지더니 즉각 제2의 천성이 되었고, 간식을 먹고 싶지도 않았다. 그녀는 만족스러운 식사로 편안하게 순항했다. 이따금 업무 스트레스로 점심이나 저녁을 거르기도 했는데, 그럴 때는 먹을거리 없이 오래 버티기가 힘들다고 말했다. 그래서 나는 날(raw) 호두·아마씨 크래커 같은 건강에 유익한 간식과 치즈를 추천했고, 그것들을 바로 그녀의 프로그램에 투입했다. 하지만 그녀는 간식도 거의 필요 없음을 금세 깨달았다.

다이어트를 시작한 지 14개월 만에 30대 이후 처음으로 58킬로그램의 날씬한 몸매를 되찾은 그녀의 얼굴에서는 웃음이 그치지 않았다. 가장 살쪘을 당시보다 체중은 약 25킬로그램, 허리둘레는 39인치에서 27인치로 12인치나 줄었다. 이제 6사이즈 드레스도 딱 맞고 예술계 인사들과의 교류도 더 이상 불편하지 않다. 통이 헐렁한 웃옷이나 겉옷으로 축 처진 똥배를 감출 필요도 없다. 그녀는 자신이 가진 옷 중에 가장 잘 맞는 오스카 드 라 렌타(Oscar de la Renta: 도미니카 출신의 세계적 의류 디자이너—옮긴이)의 칵테일 드레스를 자랑스럽게 입을 수 있다. 볼록한 밀가루 똥배는 더 이상 눈에 띄지 않았다.

금전상의 '횡재'는 우리에게 이 '완벽한 돌풍'이 어느 정도 인간의 창조물은 아닌지 의구심이 들게 한다. 1955년 하워드 휴즈(Howard Hughes:

미국의 항공 재벌이자 영화 제작자로 의학 발전에 기여하고자 자선 연구 기관을 설립했다—옮긴이)의 비밀회의에 참석한 영향력 있는 사람들이 다수확·저비용 왜소종 밀을 대량 생산하고, 정부가 인정한 '건강에 좋은 통곡물'을 먹으라는 충고를 교묘하게 퍼뜨렸다? 그래서 대형 식품 회사들로 하여금 수천억 달러 가치의 밀 가공식품(비만은 물론 수십억 달러 규모의 당뇨병, 심장병, 비만 관련 다양한 치료 약물의 '필요'를 만들어낸다)을 팔 수 있도록 사악한 계획을 세웠다? 어처구니없지만 현실 속의 이야기다. 어떻게 된 일인지 이제 설명하겠다.

통곡물, 절반의 진실

영양학계에서 통곡물은 '사랑받는 오늘의 메뉴'이다. 사실 미국 농무부가 인정한 '심장 건강에 좋은' 식재료요, 식이 요법을 조언하는 사람들이 "더 많이 먹어야 한다"고 동의한 이 음식이 우리를 더 배고프고 살찌게 해서 인간 역사상 어느 때보다 허기지고 뚱뚱하게 만들었다.

현대의 미국인 사진 열 장과 20세기 초 미국인 사진 열 장을 무작위로 꺼내보라. 아니면 이전 세기의 어떤 사진이라도 좋다. 확연한 차이를 볼 수 있으리라. 오늘날의 미국인은 뚱뚱하다. 질병통제예방센터에 따르면 현대 성인 34.4퍼센트가 과체중(체질량지수 25~29.9)이고 33.9퍼센트는 비만(체질량지수 30 이상)이다. 표준 체중을 가진 성인은 셋 중 하나에도 못 미친다.[1] 1960년 이래 비만 인구층이 급격히 두터워졌고 지난 50년간 거의 세 배에 육박했다.[2]

미국 역사의 첫 2세기 동안 과체중이거나 비만인 국민은 거의 없었다. (20세기 이전과 비교하는 체질량지수 관련 데이터는 대부분 미국 군대에서 체중과 키를 바탕으로 만든 자료다. 19세기 후반 남성 군인들의 평균 체질량지수는 나이에 상관없이 23.2 미만이었지만 1990년대에는 과체중 범위로 접어들었다.[3] 신병임을 감안한다면 민간인의 상황은 더욱 심각하리라는 것을 쉽게 추측할 수 있다.) 미국 농무부와 여러 전문가들이 미국인에게 뭔가를 먹으라고 충고하기 시작하면서 체중은 빠른 속도로 늘었다. 다시 말해, 1960년대부터 비만이 서서히 증가했지만, 체중이 급상승하며 가속도가 붙은 시점은 1980년대 중반 이후다.

1980년대에 수행한 여러 연구에 따르면 흰 밀가루 가공식품을 통곡물 가루 식품으로 대체하고 나서부터 결장암, 심장병, 당뇨병이 감소했다. 이 결과는 진정 사실이며 반박의 여지가 없다.

통념상 받아들이는 음식에 관한 지혜를 따르면 이렇다. "만약 당신에게 해로운 음식(흰 밀가루)을 덜 해로운 음식(통밀)으로 대체하면, 무수한 '덜 해로운 음식'이 분명 당신에게 '훌륭한 음식'으로 작용할 것이다." 같은 논리로, 타르 함량이 높은 담배는 해롭고 함량이 낮은 담배는 덜 해롭다. 요컨대 '타르 함량이 낮은' 담배는 당신에게 '유익한' 담배라는 말이 된다. 불완전한 유추일지 모르겠으나, 이는 식단에서 밀 확산을 정당화하는 데 사용했던 논리적 근거의 결함을 보여준다. 밀이 광범위하게 유전공학상의 변화를 겪었다는 사실 그리고 우리가 뚱뚱한 사람들의 나라를 창조하는 공식을 고안했음을 곰곰이 생각해보라.

미국 농무부와 다른 '공인된' 전문가들은 미국인 3분의 2 이상이 과체중 또는 비만이며, 이는 활동 부족과 과식 탓이라고 말한다. 우리는 지방 덩어리를 깔고 앉아 리얼리티 쇼를 지나치게 많이 보고, 컴퓨터를 과도하게 오래 하며, 운동도 하지 않는다. 설탕이 든 탄산음료와 패스트푸드, 정크푸드를 참 많이도 먹는다. 한 가지 정도로는 어림도 없다!

결국 그러한 몹쓸 습관이 건강을 담보로 한 대가를 치르게 만든다. 그럼에도 나는 '공식적인' 영양학 지침을 충실하게 실천한다고 말하는 사람들을 많이 만난다. 그들은 정크푸드와 패스트푸드를 피하고 매일 한 시간씩 운동을 하는데도 계속해서 살이 찌고 또 찐다. 많은 사람들이 미국 농무부의 음식 피라미드(매일 곡물 6~11종류를 먹고 그중 4가지 이상은 통곡물로 채우기), 미국심장협회, 미국영양학회, 미국당뇨병협회가 마련한 지침을 따른다. 이들이 내리는 모든 영양학 지침의 밑바탕은 무엇일까? 바로 이것이다. "건강에 좋은 통곡물을 더 많이 먹어라."

이 단체들이 밀 농사를 짓는 농부 그리고 종자 및 화학 회사와 공모라도 한 것일까? 그 이상이다. "건강한 통곡물을 더 많이 먹어라"는 1960년대에 의료 기관이 채택한 "지방 섭취를 줄이자"는 운동의 몹시 자연스러운 귀결이다. 식사를 통한 지방 과다 섭취가 콜레스테롤 수치 및 심장병 위험 상승과 관련이 있다는 역학 조사 결과 때문에 미국인은 지방 섭취 총량과 포화지방 섭취를 줄이라는 권고를 받았다. 그리고 지방 섭취 감소로 생긴 칼로리 부족분을 곡물 음식이 대체하기 시작했다. 통곡물이 도정한 밀보다 낫다는 주장은 이와 같은 움직임에 기름을 부었다. "지방은 줄이고, 곡물은 늘려라"는 메시지가 가공식품 산업에 막대한 이익을 안겨준다는 사실도 입증되었다. 가공식품이 우후죽순처럼 등장했고, 그 대부분은 저렴한 기본 원료만 있으면 충분했다. 흰 밀가루, 옥수수 녹말, 고과당 옥수수 시럽, 설탕, 향료가 오늘날 슈퍼마켓 내부 진열대를 가득 메운 주재료들이다. (가공하지 않은 채소, 고기나 유제품 같은 식료품은 상점 내에서 주변부로 밀려나는 경향이 있다.) 대형 식품 회사들의 수익도 급등했다. 크래프트만 보아도 1980년대 후반 이후 수익이 1800퍼센트 증가해 해마다 481억 달러의 이익을 내며, 그중 상당액을 밀 또는 옥수수 스낵에서 거둔다.

담배 산업이 담배의 중독성으로 말미암아 시장을 창조하고 지탱했듯이 밀 음식도 무기력하고 허기진 소비자들을 자극한다. 식품 판매자의 관점에서 밀은 완벽한 가공식품 재료다. 먹을수록 먹고 싶어지니까 말이다. 미국 정부가 미국인에게 "'건강에 좋은 통곡물'을 더 많이 먹으세요"라고 권하며 열렬하게 선전해주는 덕분에 식품 산업의 상황은 날로 유리해졌다.

허리의 군살을 잡아보라: 내장 지방의 독특한 속성

밀은 인슐린이 주도하는 포만과 허기 사이클을 촉발한다. 여기에 우리 몸을 지방 축적으로 이끄는 행복감과 금단 증상의 기복, 신경학 측면의 기능 왜곡 그리고 중독 효과가 곁들여진다.

혈당과 인슐린의 극단적 주기는 지방, 특히 내장 지방 증가의 원인이다. 주기가 숱하게 반복되면서 내장 지방이 쌓여 겉으로 모습이 드러나는 똥배는 물론 지방간, 두 개의 지방 신장, 지방 췌장, 지방이 낀 대장과 소장을 만든다. 〔심지어 심장에도 지방이 낀다. 하지만 반강체(semi-rigid) 갈비뼈가 버티고 있으므로 볼 수 없다.〕

그래서 당신 또는 당신이 사랑하는 사람의 허리둘레를 둘러싼 미슐

랭(Michelin) 타이어는 복부 또는 복부 기관을 둘러싼 내장 지방의 표면적 징후이다. 이는 몇 달에서 몇 년 동안 고혈당-고인슐린 주기가 되풀이되다 인슐린이 주도한 지방 축적으로 이어진 결과다. 팔이나 엉덩이 또는 허벅지 부위가 아닌 내부 장기에 지방이 쌓이고 부풀어 올라 복부를 둘러싼 채 늘어진 뱃살의 물결이다. (교란된 포도당-인슐린 신진대사가 왜 왼쪽 어깨나 머리 윗부분이 아니라 정확히 복부의 내장을 골라 지방 축적을 일으키는지는 여전히 의학계를 난처하게 하는 질문이다.)

엉덩이나 허벅지 지방은 정확하게 엉덩이 또는 허벅지 지방이다. 그 이상도 이하도 아니다. 우리는 엉덩이나 허벅지 지방 위에 앉고, 그것을 진 바지에 밀어 넣으며, 지방 때문에 생긴 셀룰라이트(cellulite: 피하에 뭉쳐 피부를 우툴두툴하게 하는 지방—옮긴이) 자국에 속상해한다. 셀룰라이트는 사용하고 남은 칼로리 때문에 생긴다. 밀 섭취가 엉덩이와 허벅지 지방을 만들기도 하지만 신진대사 측면에서 이 부위의 축적은 상대적으로 덜 활발한 편이다.

내장 지방은 다르다. 그것은 당신의 파트너가 움켜잡기에 유용한 '러브 핸들(love handles: 허리둘레의 살을 흔히 일컫는 표현—옮긴이)'일지 몰라도 특이한 염증 현상을 유발하는 부위일 수도 있다. 밀가루 똥배의 복부를 채우고 에워싼 내장 지방은 특이하게도 하루 24시간, 매일 매일 돌아가는 신진대사 공장이다. 이 공장이 생산하는 물질은 염증 신호, 비정상적인 사이토카인(cytokine: 면역 세포 상호 간에 세포 반응을 매개하는 펩타이드 물질—옮긴이), 즉 렙틴(leptin: 지방 조직에서 분비하는 체지방을 일정하게 유지하는 호르몬으로 식욕 억제 기능을 한다—옮긴이), 레지스틴(resistin: 지방 세포에서 만들며 신체가 인슐린에 반응하지 못하도록 한다—옮긴이), 종양 괴사 인자(tumor necrosis factor) 같은 세포 간 호르몬 신호 분자들(signal molecules)이다.[4,5] 내장 지방이 많아질수록 혈류로 내보내는 비정상 신호의 양도 늘어난다.

모든 신체 지방은 사이토카인의 일종인 아디포넥틴(adiponectin)을 생성한다. 아디포넥틴은 심장병이나 당뇨병, 고혈압 위험을 줄여주는 보호 분자다. 하지만 내장 지방이 증가하는 만큼 보호 작용을 하는 아디포넥틴 생산 용량이 줄어든다(이유는 불분명하다).[6] 아디포넥틴 부족과 렙틴, 종양 괴사 인자 증가의 조합 그리고 다른 염증의 산물은 비정상적인 인슐린 반응, 당뇨병, 고혈압, 심장병의 가능성을 높인다.[7] 오늘날 내장 지방이 유발하는 질환 목록에는 치매, 류머티즘 관절염, 결장암 등도 포함된다.[8] 이는 허리둘레가 사망률은 물론 다양한 질병의 강력한 예측 변수임을 뒷받침한다.[9]

내장 지방은 비정상적으로 높은 수준의 염증 신호를 만들어낼 뿐 아니라 그 자체로서 염증을 일으키고, 또한 다양한 염증을 일으키는 백혈구(macrophage, 대식세포) 집단을 포함한다.[10] 내장 지방이 생성한 내분비 분자와 염증 분자는 〔장관(intestinal tract: 소화관 중 위를 제외한 소장, 대장, 맹장 등—옮긴이)에서 흘러나오는 혈액의 문맥 순환(portal circulation: 여러 장으로 들어간 동맥이 간 문맥을 거쳐 대정맥으로 합쳐지는 순환—옮긴이)을 통해〕 직접 간으로 흘러가고, 그곳에서 연속적인 염증 신호와 반응해 비정상적인 단백질을 생성한다.

다시 말해, 인간의 몸에서는 모든 지방이 동등하지 않다. 똥배의 지방은 특별한 지방이다. 피자 칼로리 잉여분의 수동적인 저장소가 아니라, 비록 매우 크고 역동적이긴 하나 사실상 갑상선이나 췌장 같은 내

분비샘과 다를 바 없다. (역설적이게도 40년 전의 할머니가 옳았다. 과체중인 사람들에게 '내분비샘'에 문제가 있다고 했으니 말이다.) 다른 내분비샘과 달리 내장 지방 내분비샘은 규칙에 따라 작동하지 않으며 신체 건강에 이롭지 않은 독특한 각본을 따른다.

그래서 밀가루 똥배는 단지 보기에 좋지 않은 정도에 그치지 않고 건강에 몹시 해롭다.

인슐린 끌어올리기

밀이 다른 식품보다 체중에 왜 그토록 나쁘단 말인가?

밀가루 똥배 성장에 필수적인 현상은 고혈당(포도당)이다. 고혈당은 자연스레 혈액 내 고인슐린을 유발한다. (인슐린은 혈당에 반응해 췌장에서 분비한다. 혈당이 높을수록 당을 근육이나 간 등 체세포로 이동하는 데 필요한 인슐린 분비도 증가한다.) 혈당 상승에 맞춰 인슐린을 생산하는 췌장의 능력이 떨어지면 당뇨병에 걸린다. 하지만 고혈당과 고인슐린이 곧 당뇨병이라는 말은 아니다. 당뇨병 환자가 아니어도 자신들의 똥배를 꾸리는 데 필요한 고혈당이 흔히 나타나며, 이는 특히 밀 음식이 포도당으로 빠르게 전환되기 때문이다.

혈액 내 고인슐린은 신체에서 잉여 에너지를 저장하는 수단인 내장 지방 축적을 자극한다. 내장 지방이 쌓이면서 염증 신호가 홍수를 이뤄 근육이나 간 같은 조직이 인슐린에 덜 반응하도록 작동한다. 이를 일컬어 '인슐린 저항성'이라고 하며, 이는 췌장이 당 신진대사에 필요한 인슐린 양을 계속해서 늘려 생산해야 한다는 의미다. 인슐린 저항성의 증가는 인슐린 생산량의 증가로 이어지고, 내장 지방 축적이 늘어남에 따라 다시 인슐린 저항성이 커지는 악순환이 반복된다.

30년 전 영양학자들은 밀이 설탕보다 혈당을 월등하게 상승시킨다는 사실을 입증했다. 앞서 언급했던 혈당지수, 즉 GI는 영양학자들이 음식 섭취 후 90~120분 사이에 혈당이 얼마만큼 증가하는지를 측정하는 척도이다. 이 기준으로 보면 통밀 빵 GI는 72인 반면 일반적인 그래뉴당은 59에 그친다(일부 실험에서는 65에 달하는 결과를 얻기도 했다). 이와 대조적으로 강낭콩은 51, 자몽은 25인 반면 비탄수화물 식품인 연어나 호두는 기본적으로 0이다. 이런 음식을 먹으면 혈당에 영향이 없는 셈이다. 사실상 거의 예외 없이, 밀로 만든 식품만큼 GI가 높은 음식도 흔치 않다. 대추야자나 무화과처럼 당분이 풍부한 건조 과일을 제외하고, GI가 밀 음식만큼 높은 식품은 옥수수·쌀·감자·타피오카 녹말처럼 건조해서 분쇄한 녹말뿐이다. (이것들이 '글루텐 프리(gluten-free)' 음식에 자주 쓰이는 탄수화물과 동일하다는 사실은 언급할 가치가 있다. 여기에 대해서는 나중에 추가로 다룰 예정이다.)

밀 탄수화물, 즉 독특하게 소화되는 아밀로펙틴 A는 사실상 어떤 음식(캔디 바, 그래뉴당, 아이스크림 등)보다 혈당을 급등시키므로 인슐린 분비도 촉진한다. 아밀로펙틴 A가 많다는 말은 고혈압, 고인슐린, 내장 지방 축적의 강화 …… 더 튀어나오는 밀가루 똥배를 의미한다.

높은 인슐린의 자연스러운 여파로 어쩔 수 없이 혈당 감소(저혈당증)가 일어난다는 것을 이해하라. 그러면 왜 그렇게 자주 허기에 저항할 수 없는지 알 테니 말이다. 신체가 저혈당의 위험에서 당신을 보호하려 들기 때문이다. 당신은 혈당을 올려줄 먹을거리를 그러모으고, 그

주기는 두 시간마다 반복된다.

　이제 밀이 엑소르핀 효과에 반응해 도취감에 취하는 두뇌 인자를 작동하고(만약 다음에 '섭취'를 건너뛰면 금단 현상이 일어날 가능성을 배제할 수 없다), 복부의 밀가루 똥배가 점점 불룩해지는 상황은 놀랄 일도 아니다.

남성용 란제리는 2층에 구비되어 있습니다

　밀가루 똥배는 단지 외관상의 문제에 그치지 않고, 진정 건강의 중요성을 보여주는 현상이다. 염증 호르몬(렙틴)을 생성할 뿐 아니라 내장 지방은 남녀 모두의 에스트로겐 공장이기도 하다. 엉덩이가 펑퍼짐해지고 유방이 발달하면서 사춘기를 맞이하는 소녀들에게 여성성을 베푸는 바로 그 에스트로겐 말이다.

　성인 여성은 폐경기까지 높은 수준의 에스트로겐을 유지한다. 하지만 에스트로겐 수치가 높으면 유방 조직을 자극하므로 내장 지방이 만들어낸 잉여 에스트로겐은 유방암 위험을 상당히 높인다.[11] 그래서 여성의 내장 지방 증가는 유방암 위험을 무려 네 배까지 높일 수 있다. 밀가루 똥배에 내장 지방이 있는 폐경 여성의 유방암 발병 위험은 날씬하고 똥배가 없는 폐경 여성보다 두 배가량 높다.[12] 뚜렷한 연관 관계에도 불구하고 '밀에서 자유로운 식습관'이나 '똥배의 내장 지방 축소'가 유방암 발병에 미치는 영향에 대한 연구는 (놀라우리만큼) 전혀 이루어지지 않고 있다. 단순히 그 점들을 잇기만 해도 두드러진 위험 감소를 예측할 수 있는데 말이다.

　남성은 여성 호르몬 에스트로겐이 극히 적다 보니 어떤 형태든 에스트로겐 증가에 민감하다. 남성의 똥배가 커질수록 내장 지방 조직이 생성하는 에스트로겐도 풍부해진다. 에스트로겐은 유방 조직의 성장을 자극한다. 따라서 풍부해진 에스트로겐은 남성의 유방을 확대시킨다(염려하던 '남성 유방', 전문 용어로 '여성형 유방(gynecomastia)'을 형성한다).[13] 내장 지방은 또한 프로락틴(prolactin) 수치를 무려 일곱 배 증가시킨다.[14] 이름에서 알 수 있듯이(프로락틴은 '젖의 분비를 자극한다'는 뜻이다), 프로락틴 수치 상승은 유방 조직의 성장과 젖 분비를 촉진한다.

확대된 남성 유방은 장난기 많은 조카가 낄낄거릴 만한 당혹스러운 체형 문제에 그치지 않으며, 남성의 B컵은 복부 주변의 염증 공장과 호르몬 공장이 에스트로겐과 프로락틴 수치 상승을 불러온다는 증거물이다.

모든 산업이 풍만해진 유방 때문에 쩔쩔매는 남성을 돕기 위해 애쓴다. 남성 유방 축소술은 전국적으로 두 자릿수 성장률을 보이고 있으며 다른 '해결책'으로 특수 의상, 압박 조끼, 운동 프로그램도 등장했다. (시트콤 〈세인펠드(Seinfeld)〉의 크레이머가 제정신이 아니라서 맨지어(mansierre: 드라마에서 개발한 남성의 가슴 보정용 속옷—옮긴이)를 개발한 게 아니다.)

에스트로겐 증가, 유방암, 남성 유방 …… 이 모든 것이 사무실에서 나눠 먹는 베이글에서 비롯된 것일지도 모른다.

셀리악병: 체중 감소 실험

이미 언급했듯이 셀리악병은 밀과 결정적으로 관련이 있는 질병이다. 셀리악병 환자들은 어떤 형태로든 심한 합병증이 나타나지 않도록 식단에서 밀 음식을 빼라는 상담을 받는다. 그들이 경험한 밀 제거 효과는 우리에게 무엇을 가르쳐줄까? 밀 글루텐이 포함된 음식을 제거한 셀리악병 환자들에 대한 임상 연구에서 그동안 주목받지 못했던 체중 감소라는 주옥같은 교훈을 얻을 수 있었다.

예외적인 형태로 나타나는 [장(腸)에 별다른 징후가 없는데도 피곤하고 편두통이 생기는] 셀리악병에 대한 의사들의 관찰 부족으로 이 질병은 증세가 드러난 시점부터 진단까지 평균 11년이 걸린다.[15, 16] 셀리악병 진단을 받을 때쯤이면 환자들은 영양 흡수 기능이 망가져 심각한 영양 부족에 시달린다. 셀리악병에 걸린 아동, 특히 나이에 비해 체중이 미달되고 신체 발달이 늦은 아이들의 경우는 치명적이다.[17]

일부 셀리악병 환자들은 원인이 밝혀지기 전에 몹시 쇠약한 지경에 이른다. 2010년 셀리악병 환자 369명을 대상으로 실시한 컬럼비아 대학교의 연구에 따르면 64명(17.3퍼센트)의 체질량지수가 믿기 어려울 정도인 18.5 이하로 나타났다.[18] (체질량지수가 18.5이면 신장 165센티미터인 여성의 몸무게는 48킬로그램, 신장 177센티미터인 남성의 몸무게는 약 60킬로그램인 셈이다.) 많은 셀리악병 환자들은 설사가 반복되고 수년간 영양 및 칼로리 섭취가 부실해 체중 미달 및 영양실조 상태에 이르고, 이에 따라 몸무게 유지에 골몰한다.

밀 글루텐 제거는 장 내벽을 파괴하는 공격 물질을 없애는 것이다. 일단 장 내벽이 재생되면 비타민과 미네랄 및 칼로리 흡수가 원활해지고, 영양이 회복되면서 체중도 늘기 시작한다. 여러 연구에서, 체중 미달과 영양실조에 시달리는 셀리악병 환자들의 몸무게가 밀 제거 이후 증가했음이 밝혀졌다.

이런 이유로 예부터 셀리악병을 아동과 쇠약한 성인의 역병으로 여긴 것이다. 하지만 지난 30~40년간 셀리악병 전문가들이 관찰한 결과에 따르면, 새로 진단받는 셀리악병 환자들은 점점 과체중이거나 비만인 경우가 많아지고 있다. 최근 10년 동안 새로 셀리악병을 진단받은 환자들의 데이터를 정리했더니 39퍼센트가 과체중(체질량지수 25~29.9), 13퍼센트가 비만(체질량지수 30 이상)이었다.[19] 결국 오늘날 셀리악병 진단을 받은 환자의 절반 이상이 과체중이거나 비만인 셈이다.

진단 시점에서 심각한 영양실조가 아닌 과체중에 초점을 맞출 경우, 셀리악병 환자들이 밀 글루텐을 제거하면 실제로 체중 감량 효과가 크다는 것을 알 수 있다. 아이오와 대학교와 마요 클리닉이 밀 글루텐을 제거한 215명의 셀리악병 환자를 추적한 결과, 진단 당시 비만이었던 사람이 초기 6개월 안에 약 12.5킬로그램을 감량했다.[20] 앞서 언급한 컬럼비아 대학교 연구에서는 진단 당시 체질량지수가 과체중 범위(25~29.9)에 있던 참가자의 50퍼센트 이상이 밀을 제거하자 평균 약 12킬로그램을 감량했을 뿐만 아니라 1년 안에 비만이 절반 수준으로 감소했다.[21] 이 연구에서 위장병학자들을 이끈 컬럼비아 대학교 임상의학과의 피터 그린(Peter Green) 박사는 글루텐에서 벗어난 식단 집단의 체중 감소가 "칼로리 감소 때문인지 식단의 다른 요인 때문인지는 확실치 않다"고 말했다. 어쨌든 지금까지 살펴본 바에 따르면, 밀 제거가 엄청난 체중 감량의 원인임이 명백하지 않은가?

학자들은 아동을 상대로도 비슷한 관찰을 시도했다. 그 결과 밀을 제거한 셀리악병 아동의 근육이 늘었고 정상적인 성장이 재개되었으며, 셀리악병이 없는 아동과 비교할 때 지방도 적었다.[22] (아이들은 성장

중이라서 체중 변화를 추적하기가 복잡하다.) 또 다른 연구에서는 비만이면서 셀리악병을 앓는 아동 절반이 밀 글루텐 제거로 정상적인 체질량지수에 근접했다.[23]

이와 같은 변화가 놀라운 까닭은 셀리악병 환자들의 식단에서 글루텐 제거 외에 다른 제한 조치를 취하지 않았기 때문이다. 당초 체중 감량을 의도한 프로그램이 아니라 밀과 글루텐만을 뺀 실험이었다는 얘기다. 칼로리 측정이나 메뉴 구성, 운동, 그 밖에 체중 감량과 관련한 수단을 감안하지 않고 밀만 뺐다. 탄수화물이나 지방 함량 처방도 없었고 오로지 밀 글루텐만 제거한 결과다. 그렇기에 일부 사람들이 체중 증가를, 경우에 따라서는 급격한 체중 증가를 불러오는 '글루텐 프리' 음식(빵, 컵케이크, 과자)을 먹는다. (뒤에서 살펴보겠지만 체중 감량이 목표라면 체중을 늘리는 식품인 밀을 체중 증가 음식이나 다를 바 없는 '글루텐 프리' 식품으로 대체하지 않는 것이 중요하다.) 많은 글루텐 프리 프로그램에서 실제로 '글루텐 프리' 음식을 권한다. 불완전한 식단 처방이긴 하지만, 이는 다음과 같은 사실을 암시한다. 즉 과체중 셀리악병 환자의 경우는 밀 글루텐 제거로 놀라운 체중 감량을 경험한다는 것이다.

이런 연구를 수행하는 사람들은 체중 감량의 '다른 요인'을 의심하면서도 이것이 체중 증가의 주요 원인 식품인 밀을 제거한 데서 비롯되었을 가능성은 전혀 고려하지 않는다.

흥미롭게도 일단 글루텐 프리 식이 요법을 하면 다른 음식을 제한하지 않아도 글루텐 프리 식단을 먹지 않는 이들보다 칼로리 섭취가 크게 줄어든다. 실제로 글루텐 프리 식단에서는 매일 칼로리 섭취가 14퍼센트 줄었다.[24] 또 다른 연구에서, 글루텐 제거를 엄격하게 지킨 셀리악병 환자들은 식단에서 밀 글루텐을 제거하지 않은 환자들보다 하루에 418킬로칼로리 적게 섭취했다.[25] 이는 하루에 2500킬로칼로리를 섭취하는 사람일 경우 16.7퍼센트의 칼로리 섭취를 줄이는 셈이다. 그러니 몸무게는 어떻게 변하겠는가?

전통적인 영양학계의 선입견 때문에 초기 연구에서 연구자들은 셀리악병 환자들이 효과를 본 식단을 "불균형"식단이라고 여겼다. 글루텐 프리 식단에는 파스타·빵·피자가 없고 고기·달걀·치즈 등 "잘못된 자연식품들"(그렇다. 그들은 실제로 이런 표현을 썼다)을 많이 먹기 때문이라면서 말이다. 다시 말해, 연구자들은 의도했든 의도하지 않았든 '밀 프리 식단으로 식욕을 줄이면서 제대로 된 음식을 먹어 칼로리 부족분을 대체해야 한다'는 식이 요법의 가치를 입증한 셈이다. 일례로, 최근 셀리악병 전문가 2명은 셀리악병에 관한 면밀한 논문을 발표하면서, 글루텐 제거에 따른 체중 감량을 언급하지 않았다.[26] 하지만 데이터가 이 사실을 분명하게 보여준다. 밀을 줄이면, 체중도 줄어든다. 연구자들은 체중 감량을 밀 프리 또는 글루텐 프리 식단과 연결 짓지 않으려는 경향이 있다. 밀 제거 자체를 보지 않고, 밀 제거로 인해 식품 다양성이 결여된 식이 요법이라고 여기기 때문이다. (나중에 살펴보겠지만, 밀을 빼더라도 다양성이 부족한 것은 결코 아니다. 요컨대 밀 프리 생활 패턴을 지탱할 훌륭한 음식은 많다.)

인슐린-포도당 주기의 감소로 엑소르핀이 부족해지고, 이는 허기와 다른 요인을 촉발할 수도 있다. 그렇지만 밀 제거는 칼로리나 지방, 탄수화물, 끼니 구성을 따로 제한하지 않아도 하루 350~400킬로칼로리의 섭취를 줄인다. 작은 그릇에 먹거나, 더 오래 씹거나, 조금씩 자주 먹을 필요 없이 식탁에서 밀을 빼기만 해도 그렇다.

체중 감소와 함께 밀 제거가 셀리악병 환자들에게만 적용된다고 믿을 근거는 없다. 글루텐에 민감성이 있든 없든 마찬가지다.

따라서 내가 수천 명의 환자들에게 했듯이 밀 제거를 셀리악병이 없는 사람들한테 적용해도 같은 현상이 일어날 것이라고 추정할 수 있다. 즉 비만 셀리악병 환자들한테서 얻은 결과와 비슷하게 놀라우면서도 즉각적인 체중 감량을 경험할 것이다.

밀가루 똥배를 빼라

14일에 5킬로그램. 텔레비전 상업 광고에서 자랑하는 '빠르게 살을 빼 주는' 최신 상품처럼 들릴지도 모르겠다.

하지만 나는 수도 없이 목격했다. 다양한 형태의 밀을 제거하면 살이 빠진다는 사실을 말이다. 하루에 1킬로그램이 빠지는 것도 흔하다. 속임수도 없고 처방 식품도, 특별한 공식도 없다. '식사를 대체할' 음료나 '클린징'(하제 역할을 하는 보조제를 먹음으로써 위와 장내 노폐물을 모두 비우는 방식—옮긴이) 처방도 필요 없다.

분명한 것은 이 정도의 체중 감량이 오래 지속되거나 한 차례 소동으로 끝날 수도 있다는 점이다. 하지만 초기의 체중 감량 속도에 놀랄 수도 있다. 아예 단식 상태에 이르기도 한다. 나는 이런 현상에 매혹되었다. 왜 밀 제거가 단식 요법만큼 급속한 체중 감량을 유도하는가? 포도당-인슐린-지방-축적으로 이어지는 사이클 중단과 칼로리 섭취의 자연스러운 감소라는 조합이 그런 결과를 이끄는 것이 아닐까 싶다. 진료 경험을 통해 이런 일을 무수히 보아왔기 때문이다.

밀 제거는 저탄수화물 식이 요법의 일부로 자주 활용된다. 저탄수화물 식이가 체중 감량에 효과적임을 증명해주는 임상 연구도 많다.[27, 28] 내 경험에 비추어보건대, 사실 저탄수화물 식이의 성공은 대부분 밀 제거에서 비롯한다. 필요에 의해 탄수화물을 줄이려면 밀을 줄여라. 밀이 현대 성인의 식단을 거의 지배하고 있으므로 밀 제거는 가장 큰 문제의 근원을 제거하는 셈이다. (나는 탄수화물 음식 중 밀 음식만 식단에 포함했다가 식이 요법에 실패한 경우를 본 적이 있다.)

실제로는 설탕과 다른 탄수화물도 감안해야 한다. 다시 말해, 밀을 제거했지만 설탕이 든 음료를 마시고 캔디 바나 옥수수 칩을 매일 먹는다면 밀 제거를 통해 얻은 체중 감량 혜택이 거의 사라진다. 하지만 합리적인 성인이라면 대개 빅 걸프나 벤 앤드 제리스(Ben and Jerry's) 아이스크림을 먹지 않는 것이 체중 감량의 필수 사항이라는 것을 이미 알고 있을 것이다. 밀은 이 같은 직관에 해당하지 않는다는 점에서 다른 것 같다.

밀 제거는 신속하면서도 근본적인 체중 감량 전략으로 매우 저평가되었으며, 특히 내장 지방 제거 측면에서 그렇다. 나는 밀가루 똥배의 체중 감소 효과를 수천 번이나 목격했다. 밀 제거를 통한 급속한 체중 감소는 시작할 당시의 잉여 체중에 따라 1년에 무려 20~30킬로그램 심지어 50킬로그램 이상을 별다른 노력을 들이지 않고 달성하는 경우가 흔했다. 최근 우리 병원에서 밀을 제거한 30명의 환자들은 5~6개월간 평균 12킬로그램을 감량했다.

놀라운 사실은 식욕을 돋우고 중독적인 행동을 일으키는 이 식품을

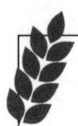

47킬로그램 감량 …… 9킬로그램 더!

처음 만났을 때 제노는 익숙한 몰골이었다. 창백한 잿빛 얼굴, 지치고 무기력에 가까운 표정. 신장 177센티미터에 몸무게 146킬로그램인 그의 불룩한 밀가루 똥배가 허리띠 위로 흘러넘쳤다. 제노는 심장 스캔 결과 관상동맥 죽상경화판(coronary atherosclerotic plaque)과 잠재적 심장병 위험이 크다는 사실을 알고 관상동맥 질환 예방 프로그램 상담을 받기 위해 나를 찾아온 터였다.

예상대로 제노의 허리둘레는 복합적인 비정상 신진대사 증가로 고혈당이 당뇨병 범주에 들어섰고 고중성지방, 저 HDL 콜레스테롤, 그 밖의 요인들이 모두 합해져 관상동맥 죽상경화판 및 심장병 위험을 초래했다.

제노는 별다른 관심을 보이지 않았지만 나는 어떻게든 그를 설득하려고 애썼다. 내가 보기에는 그의 요리사이자 식료품 구입을 담당하는 아내의 협조를 구해야 했다. 처음에 그는 애지중지하는 파스타를 포함해 '건강에 좋은 통곡물'을 모두 배제하고 자신이 싫어하는 견과류, 오일, 달걀, 치즈, 고기 등으로 식단을 대체해야 한다는 생각에 당혹스러워했다.

제노는 6개월 후 다시 진료실로 찾아왔다. 얼핏 보기에도 자신이 달라졌다는 그의 이야기가 과장처럼 느껴지지 않았다. 민첩하고 상냥하고 잘 웃게 되었다는 제노는 자신의 삶이 바뀌었다고 말했다. 6개월간 체중은 29킬로그램, 허리둘레는 14인치가 줄었을 뿐만 아니라 젊음의 에너지도 회복했다. 친구들과 어울리고 아내와 여행하고 싶은 마음도 들었다. 집 밖에서 걷고, 자전거를 타고, 숙면을 취하고, 다시금 낙천적이 된 자신을 발견했다. 이런 사실은 검사 수치로도 확인되었다. 혈당은 정상 범위였고, HDL 콜레스테롤은 두 배로, 중성지방은 수백 밀리그램에서 완벽한 범주로 떨어졌다.

그로부터 또 6개월 후, 제노는 18킬로그램을 더 뺐고, 현재 체중은 99킬로그램이다. 1년 만에 약 47킬로그램을 감량한 것이다. 제노는 웃으며 이렇게 말했다. "제 목표는 결혼할 때 몸무게인 90킬로그램이에요. 이제 9킬로그램만 빼면 돼요."

제거하면 음식과 새로운 관계를 맺게 된다는 것이다. 즉 생리적인 에너지의 필요를 채우기 위해 먹는 것이지, 식욕과 갈수록 입이 궁금한 충동을 배가하는 '버튼'을 작동시키는 특이한 식재료를 섭취하기 때문에 먹지 않는다. 정오에 점심 생각이 별로 나지 않고, 식료품점에서 베이커리 구역을 쉽게 지나치고, 회사 휴게실에서 망설임 없이 도넛을 거절하게 될 것이다. 밀이 든 음식을 먹고 또 먹고 싶다는 열망, 그 무기력함에서도 벗어날 것이다.

감각이 살아난다. 혈당과 인슐린 반응을 과대하게 끌어올리는 식품을 제거하면 허기와 일시적 포만이 교차하는 사이클을, 중독성 있는 엑소르핀의 원천을 없애는 셈이다. 그럼으로써 덜 먹고도 더 만족한다. 과체중이 해소되고 생리적으로 적정한 체중을 회복한다. 복부를 감싸고 있는 괴상하고 눈에 거슬리는 지방도 없어진다. 밀가루 똥배에 작별의 키스를 하라.

글루텐에서 자유로워지되 '글루텐 프리' 식품을 먹지는 말라

무슨 뜻일까?

글루텐은 밀의 주요 단백질로, 앞서 설명했듯이 밀 섭취로 인해 생긴 부작용의 전부는 아니더라도 일정 부분 책임이 있다. 글루텐은 셀리악병이 생긴 장관에 발생하는 근본적인 염증 질환의 주범이다. 셀리악병에 걸린 사람들은 글루텐을 포함한 음식을 꼼꼼하게 따져서 피해야 한다. 이는 밀은 물론 보리, 호밀, 스펠트, 라이밀, 카뮤, 귀리까지 글루텐이 든 곡물은 모두 제거해야 한다는 의미다. 셀리악병 환자들은 가짜 밀 제품인 '글루텐 프리' 음식을 자주 찾는다. 또한 모든 산업은 사람들의 글루텐 프리 욕망에 맞춰 빵부터 케이크, 디저트까지 개발하느라 분주하다.

하지만 많은 글루텐 프리 음식은 밀가루 대신 옥수수·쌀·감자·타피오카 녹말(카사바 뿌리에서 채취한 녹말)로 만들어졌을 뿐이다. 이런 음식은 10~15킬로그램 이상 감량하려는 사람들에게 특히 해롭다. 글루텐 프리 음식이 밀 글루텐 면역 반응이나 신경 반응을 촉발하지는 않더라도, 여전히 체중 증가의 원인인 포도당-인슐린 반응을 일으키는 까닭이다. 밀은 어떤 음식보다 혈당과 인슐린을 현저히 상승시킨다. 하지만 기억하자. 옥수수·쌀·감자·타피오카 녹말은 심지어 밀보다 혈당을 높이 끌어올리는 몇 안 되는 식품들이라는 점을 말이다.

글루텐 없는 식품이 곧 문제없는 음식은 아니란 얘기다. 과체중 셀리악병 환자들이 밀을 제거하고 글루텐 프리 음식으로 대체했는데도 감량에 실패하는 것은 바로 이 때문이다. 내가 보기에 글루텐 프리 음식에 가끔 즐기는 탐닉거리 외의 역할은 없다. 글루텐 프리를 먹든 젤리콩 한 사발을 먹든 신진대사에 미치는 영향엔 거의 차이가 없기 때문이다.

따라서 밀 제거는 단지 글루텐 제거를 뜻하지 않는다. 밀 제거는 밀의 '아밀로펙틴 A' 제거를 의미한다. 아밀로펙틴 A는 실제로 혈당을 설탕이나 캔디 바보다 높이 끌어올리는 복합 탄수화물이다. 그렇다고 밀의 아밀로펙틴 A를 빠르게 흡수되는 탄수화물 형태인 옥수수·쌀·감자·타피오카 녹말가루로 바꿀 수는 없다. 요약하면, 밀 칼로리를 인슐린과 내장 지방 축적을 촉진하는, 요컨대 매우 흡수가 빠른 탄수화물 형태로 대체하지 말아야 한다는 얘기다. 글루텐에서 자유롭고 싶다면 글루텐 프리 식품에서도 자유로워져야 한다.

이 책 뒷부분에서 나는 밀을 대신할 만한 건강식 고르기부터 밀 금단 현상까지 모든 문제를 헤쳐 나갈 수 있는 방법을 상세하게 다룰 것이다. 나는 수천 명의 사람들이 성공한 사례를 보아왔고, 그 현장에서 얻은 관점을 여러분에게 제시할 작정이다.

하지만 밀 제거의 세부 사항을 다루기 전에 셀리악병에 대해 살펴보려 한다. 이 지독한 병을 앓고 있지 않더라도, 그 원인과 치료법에 대한 이해는 밀 및 인간의 식단에서 밀이 차지하는 역할에 대해 유용한 사고의 틀을 제공한다. 셀리악병은 체중 감량의 교훈을 가르쳐줄 뿐 아니라 환자가 아닌 이들에게도 건강에 관한 유익한 통찰을 제공할 것이다.

이제 시나본은 잠시 내려놓고 셀리악병에 대해 이야기하자.

06
이봐 장, 나야 밀: 밀과 셀리악병

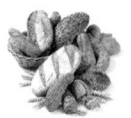

의심이 없는 가엾은 장(腸). 매일 꼬박꼬박 당신이 최근에 먹은 음식물에서 덜 소화된 내용물을 6미터가 넘는 소장으로, 1.2미터가량의 대장으로 밀어 넣고, 결국 은퇴한 사람들의 대화에서 빠짐없이 등장하는 '그것'을 만든다. 내장은 절대 휴식을 취하지도 않고 다만 자기 일을 할 뿐이다. 결코 봉급 인상이나 의료 보험 혜택을 요구하는 법도 없다. 데빌드 에그(deviled eggs: 삶은 달걀을 세로로 자르고 노른자위를 마요네즈 따위와 섞어 흰자위에 넣은 요리—옮긴이), 구운 통닭, 시금치 샐러드는 하나같이 비슷한 소화물, 즉 빌리루빈(bilirubin: 담즙의 적황색 색소—옮긴이) 빛깔을 띤 반고체의 배설물로 바뀌고, 현대 사회에서는 변기 물을 내리기만 하면 처리된다. 물어볼 필요도 없이.

그런데 온전히 행복하게 돌아가는 이 체계를 망가뜨리는 훼방꾼이 침입한다. 바로 밀 글루텐이다.

호모 사피엔스와 가까운 선조들은 수백만 년 동안 수렵과 채집을 통해 얻은 제한된 음식만 먹고 살았다. 하지만 밀이 인류의 식단에 도입되면서 1만 년 만에 새로운 관행이 생겼다. 비교적 짧은 시간(300세대)이므로 온 인류가 이 독특한 식물에 적응하기엔 시간이 충분하지 않았다. 밀에 대한 적응 실패를 알려주는 가장 두드러진 증거는 밀 글루텐이 소장의 건강을 해치는 셀리악병이다. 락토오스 과민성처럼 음식에 적응하지 못한 다른 예들도 물론 많다. 하지만 셀리악병은 반응의 심각성이나 다양한 형태의 발현이라는 측면에서 실로 독보적이다.

당신이 셀리악병을 앓고 있지 않더라도 계속 읽기를 바란다. 이 책은 셀리악병에 관한 것은 아니지만 셀리악병을 말하지 않고 밀이 건강에 미치는 영향을 다루기란 불가능하기 때문이다. 셀리악병은 밀 과민성의 원형이며, 우리가 비교하게 될 다양한 밀 과민성 질환의 표준이다. 또 셀리악병은 꾸준히 증가해 지난 50년간 네 배가량 늘었다. 나는 이런 현상이 밀 자체가 겪어온 변화의 반영이라고 믿는다. 25세에 셀리악병이 없다고 45세에도 없을 거라는 보장은 없으며, 내장 기능을 망가뜨리는 것 외에 다양하고 새로운 방식으로 셀리악병이 나타나고 있다. 그래서 비록 당신의 내장 건강이 만족스럽다 해도, 다른 신체 기관이 셀리악병 같은 방식으로 영향을 받지 않는다고 장담할 수는 없다.

셀리악병 환자 특유의 설사 증세를 다룬 화려한 묘사는 100년에 고대 그리스의 의사 아레테우스(Aretaeus)에서 비롯되었다. 그는 셀리악병 환자들에게 단식을 권유했다. 수세기 동안 셀리악병 환자들이 난치성 설사와 경련, 영양실조로 고생한 이유를 설명하는 이론이 넘치도록 쏟아졌다. 그리고 이는 피마자유, 잦은 관장, 구운 토스트만 먹기 같은 의미 없는 치료로 이어졌다. 홍합만 먹는 1880년대 새뮤얼 지(Samuel Gee) 박사의 치료법이나 하루에 바나나 여덟 개를 먹는 시드니 하스(Sidney Haas) 박사의 식이 요법처럼 다소 성공을 거둔 사례가 있기는 하다.[1]

셀리악병과 밀 섭취 사이의 관계는 1953년 네덜란드의 소아과 의사 빌렘-카럴 딕커(Willem-Karel Dicke)가 처음 제기했다. 셀리악병을 앓는 아동의 어머니를 관찰한 것이 그 계기였다. 어머니가 아들에게 빵을 먹이지 않았더니 아이의 발진이 개선된 것이다. 이걸 본 그는 의구심이 들었다. 제2차 세계대전이 끝날 무렵은 식량이 부족하고 빵이 희귀했다. 딕커는 이 시기에 스웨덴의 구호 비행기가 네덜란드에 빵을 떨어뜨렸을 때 악화된 경우만 제외하고 아동들의 셀리악병 증상이 호전되는 것을 관찰했다. 그 후 딕커 박사는 아동들의 성장과 대변 지방 내용물을 면밀하게 검사했다. 그리고 마침내 밀과 보리, 호밀에 든 글루텐이 생명을 위협하는 고통의 원인이라고 확신했다. 글루텐 제거로 획기적인 치료가 가능해졌고, 바나나와 홍합을 이용한 치료로 큰 효과를 보았다.[2]

비록 셀리악병이 밀 과민성을 가장 흔하게 드러내는 질병은 아니지만, 이 연구는 준비되지 않은 인간의 장이 밀을 만났을 때 어떤 일이 벌어지는지 생생하고 인상적으로 보여주었다.

셀리악병: 빵가루의 강력한 힘을 주의하라

셀리악병은 심각한 병이다. 이 병은 빵가루나 크루통처럼 작고 무해할 것 같은 물질이 사람을 몹시 허약하게 하고, 죽음에 이르게 할 가능성도 있다는 점에서 실로 놀랍다.

약 1퍼센트의 인구에게는 적은 양일지라도 밀 글루텐 내성이 없다. 이 사람들이 글루텐을 섭취하면 소장 내벽, 즉 신체의 다른 부위와 대변을 분리시켜주는 민감한 벽이 망가진다. 경련과 설사에다 소화되지 않은 지방 때문에 변기에 노란색 대변이 떠다닌다. 이 상태가 몇 년간 진행되면 셀리악병 환자들은 영양소를 흡수하지 못하고 체중이 빠지면서 단백질·지방산·비타민 B_{12}, D, E, K·엽산·철·아연 부족 같은 영양 결핍이 생긴다.[3]

밀의 여러 가지 성분이 망가진 장 내벽을 통해 들어가서는 안 되는 혈류 등으로 침투하고, 혈류에서 이 병이 진단된다. 요컨대 혈류에서 글루텐 요소 중 하나인 밀 글리아딘 항체가 발견되는 것이다. 또 망가진 장 내벽 자체 성분인 트랜스글루타미나아제(transglutaminase), 근내막의 항체도 생성된다. 내벽 근육에 있는 이 두 단백질은 셀리악병 진단에 필요한 두 가지 항체 반응(트랜스글루타미나아제 항체, 근내막 항체)의 토대를 제공한다. 그 밖에 주로 장관에 머물며 원래는 '친화적인' 박테리아들이 자신의 생산물을 혈류로 내보내고, 여타 비정상적인 염증과 면역 반응을 유도한다.[4]

불과 몇 년 전까지 셀리악병은 수천 명에 한 명꼴로 나타나는 희귀병이라고 믿었다. 그러다 진단 기술이 좋아지면서 133명당 1명으로 늘었다. 셀리악병 환자의 직계 가족 중 4.5퍼센트, 장 질환이 있는 사람 중 무려 17퍼센트가 셀리악병에 걸릴 가능성이 있다.[5]

진단 기술의 발달로 셀리악병이 더 드러나기도 했지만, 셀리악병 자체의 발병도 증가했다. 상황이 이런데도 셀리악병은 잘 알려지지 않았다. 미국에서 133명당 1명이라 함은 셀리악병 환자가 200만 명이 넘는다는 얘기다. 그러나 그들 중 이 사실을 아는 사람은 10퍼센트도 되지 않는다. 180만 명이 자기가 셀리악병 환자라는 것을 모르는 이유는 셀리악병이 매우 다양한 형태로 발현하는 '위대한 모방자'(이전에는 매독에 수여한 훈장)이기 때문이다. 절반 정도는 전형적인 경련·설사·점진적인 체중 감소를, 나머지 절반은 빈혈·편두통·관절염·신경증·불임, 저신장증(아동)·우울증·만성 피로 등 얼핏 봐서는 셀리악병과 무관해 보이는 다양한 증상과 질환이 나타난다.[6] 어떤 증세도 드러나지 않다가 뒤늦게 신경학적인 결함이나 대소변 실금, 치매, 위장암이 나타나는 사람도 있다.

셀리악병이 드러나는 방식 역시 달라지고 있다. 1980년대 중반까지 아이들은 주로 '성장 불량'(체중 감소, 저신장), 설사, 2세 이전 복부 팽창 증상으로 진단을 받았다. 하지만 최근에는 빈혈, 만성 복통으로 진단받거나 증상이 전혀 없다가 8세 이후에 나타나는 경우도 있다.[7, 8, 9] 캐나다 앨버타 주 에드먼턴의 스톨러리 아동 병원(Stollery Children's Hospital)에서 실시한 대규모 임상 실험에 따르면 1998년부터 2007년 사이 셀리악병을 진단받은 아동이 11배 증가했다.[10] 흥미롭게도 병증이 나타나지는 않았지만 항체 반응으로 셀리악병 진단을 받은 아동 53퍼센트가 글루텐을 제거하자 기분이 훨씬 좋아졌다는 결과도 나왔다.

셀리악병의 변화는 성인들한테서도 비슷하게 관찰되었다. 오늘날 설사나 복통처럼 '전형적인' 증상 호소는 줄어든 반면, 빈혈이나 포진성 피부염 같은 피부 발진, 알레르기를 더 호소하고 증상이 전혀 없기도 하다.[11]

연구자들은 왜 셀리악병이 변화해왔으며 증가하는 추세인지 합의에 이르지 못했다. 현재 가장 각광받는 이론은 '모유 수유 증가'를 원인으로 지목한다. (휴, 그저 웃음만 나올 뿐이다.)

셀리악병이 변화 국면에 접어든 주된 이유는 광범위하게 이뤄지는 항체 혈액 검사로 조기 진단이 가능한 덕분이다. 하지만 병이 근본적으로 변화한 것도 한몫을 한다. 밀 자체의 변화가 셀리악병의 변화 국면을 만들었을까? 왜소종 밀을 개발한 노먼 볼로그 박사가 무덤에서 탄식할지 모르겠으나, 지난 50년 어디쯤에서 실제로 밀 자체의 변화가 일어났음을 증명하는 자료가 있다.

마요 클리닉에서 수행한 이 매력적인 연구는 50년 전부터 미국 거주자의 셀리악병 발병을 포착한 유일한 스냅사진으로, 질문에 대한 답을 구하기에 가장 근접한 곳으로 우리를 데려갈 타임머신이다. 연구자들은 연쇄상구균 감염 실험용으로 50년 전에 채취해 냉동 보관해온 혈액 표본을 구했다. 1948~1954년 와이오밍 주 워렌 공군 기지(WAFB)에서 남성 신병 9000명 이상을 대상으로 채취한 혈액이다. 장기간 냉동 보관한 표본의 신뢰성을 점검하고, 셀리악병을 나타내는 표지들(트랜스글루타미나아제 및 근내막 항체)을 두 집단의 현대인 표본과 비교했다. 2006년부터 채취한 현대인의 첫 번째 '통제' 집단 표본은 50년 전 신병들과 가까운 해에 태어난 5500명(평균 연령 70세)을 대상으로 삼았다. 두 번째 통제 집단은 공군 신병들의 채취 시기쯤에 태어난 남성 7200명(평균 연령 37세)이었다.[12]

비정상 셀리악 항체 표지는 WAFB 신병에 0.2퍼센트, 첫 번째 통제 집단에 0.8퍼센트, 두 번째 통제 집단에 0.9퍼센트 존재했다. 이는 셀리악병이 비슷한 연령대의 남성에게서 1948년 이래 네 배, 현대 젊은 남성들한테도 네 배 증가했음을 뜻한다. (셀리악병은 여성 환자가 더 많으므로 여성은 이보다 발병률이 높을지 모른다. 하지만 최초 연구 대상인 신병은 모두 남성이었다.) 혈액 샘플을 제공한 이후 50년간, 셀리악 표지들에 양성 반응을 보인 신병들은 암으로 인한 사망률도 네 배 높았다.

나는 이 연구를 주도한 조지프 머리(Joseph Murray) 박사에게 셀리악병의 뚜렷한 증가를 예상했는지 물어보았다. 그는 이렇게 대답했다. "아뇨. 처음에는 셀리악병이 내내 그 정도일 줄 아예 생각도 하지 않았어요. 하지만 데이터가 말해주듯이 부분적으로는 진실이죠. 셀리악병은 증가하고 있으니까요. 다른 셀리악병 연구에서는 처음으로 노인 환자가 발생했고, 이는 수유하는 유아뿐만 아니라 어느 연령이든 영향을 받는다는 것을 입증합니다."

비슷한 실험 설계를 통해 핀란드에서 수행한 연구 역시 시간이 지남에 따른 건강 변화를 보여주는 훌륭한 성과를 거두었다. 30세 이상 핀란드인 남녀 7200명이 1978~1980년 셀리악 표지 조사용으로 혈액을 제공했다. 20년 후인 2000~2001년 다른 핀란드인 남녀(역시 30세 이상) 6700명이 혈액 샘플을 제공했다. 두 집단의 트랜스글루타미나아제와 근내막 항체 수준을 측정해보니 비정상 셀리악 표지들의 빈도가 1.05퍼센트(20년 전 집단)에서 1.99퍼센트로 거의 두 배 증가했다.[13]

그러므로 이는 셀리악병(또는 적어도 글루텐 면역 표지)이 뚜렷하게 증가한 것은 검사 능력이 향상되었기 때문이 아니라는 훌륭한 증거인 셈이다. 병 자체의 발병 빈도가 지난 50년간 네 배, 20년만 따져도 두 배 증가했다. 그뿐 아니라 셀리악병 증가가 제1형 당뇨병(췌장에서 인슐린

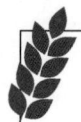

항체별로 살펴보기

여기서 소개하는 세 그룹의 항체 혈액 검사는 오늘날 셀리악병 진단에 광범위하게 활용되며, 최소한 글루텐 면역 반응 여부를 확실하게 진단한다.

항글리아딘 항체. 생존 기간이 짧은 IgA 항체와 오래 생존하는 IgG 항글리아딘 항체를 주로 셀리악병 판정에 사용하고 있다. 널리 이용하고는 있으나 셀리악병 환자 20~50퍼센트를 놓치고 있어 모든 셀리악병 환자를 진단하기는 어려워 보인다.[14]

트랜스글루타미나아제 항체. 글루텐이 장 내벽에 미치는 폐해는 항체 형성을 촉진하는 근육 단백질에서 드러난다. 트랜스글루타미나아제가 그런 단백질이다. 이 단백질의 항체는 혈류에서 관측되며, 자가 면역 반응이 진행되는지 측정하는 데 활용한다. 내장 조직 검사와 비교해 트랜스글루타미나아제 항체 검사는 86~89퍼센트 확률로 셀리악병을 진단한다.[15, 16]

근내막 항체. 근내막 항체는 트랜스글루타미나아제 항체 검사와 마찬가지로 항체 반응을 촉발하는 또 하나의 장 조직 단백질을 판별한다. 1990년대 중반에 도입된 이 검사는 항체 검사에서 정확도가 가장 높으며 셀리악병을 90퍼센트 이상 진단한다.[17, 18]

당신이 이미 밀과 작별했다면 이런 검사 결과가 몇 달 안에 음성 반응으로 돌아서거나 6개월 후면 확실히 음성 또는 감소할 것이라고 보아도 무방하다. 따라서 현재 밀 음식을 섭취하거나 최근에 밀 섭취를 중단한 사람에게만 해당하는 검사다. 다행히, 유용한 다른 검사 방법도 있다.

HLA DQ2, HLA DQ8. 이들은 항체는 아니지만, 인간 조직 적합성 항원(HLA, human leukocyte antigen)을 위한 유전 지표이다. 이 지표가 존재하면 셀리악병일 가능성이 높다. 90퍼센트 이상의 셀리악병 환자들이 장 조직 검사나 HLA 지표(주로 DQ2)로 진단을 받는다.[19]

딜레마: 인구의 40퍼센트가 셀리악병에 취약한 HLA 지표 그리고/또는 항체 지표 중 하나를 가지고 있다. 어떤 병증도 없고, 면역 체계가 망가졌다는 다른 증거도 없다. 하지만 후자의 집단은 밀 글루텐을 제거했을 때 건강이 좋아진다는 보고가 있다.[20] 이는 매우 많은 사람이 밀 글루텐에 민감할 가능성이 있다는 뜻이다.

직장 공격(면역 반응의 항원 투여—옮긴이). 새로 나온 텔레비전 게임 쇼가 아니다. 염증 반응을 유발하는지 알아보기 위해 글루텐 샘플의 위치를 직장으로 바꾸는 검사다. 정확성이 높은 반면, 검사 시간(4시간)이 지나면 효력이 없어진다.[21]

소장 조직 검사. 내시경으로 실시하는 소장 최상부 빈창자(jejunum)에 대한 조직 검사는 다른 모든 검사의 척도가 되는 '절대 기준'이다. 양성이면 확진이 이뤄지고, 음성인 경우 내시경 검사와 조직 검사가 필요하다. 대다수 소화기내과 의사들은 만성 경련과 설사 같은 의심스러운 증상이 있고 항체 검사 결과 셀리악병 판정이 나올 경우 소장 조직 검사를 실시해 확진해야 한다고 권한다. 하지만 일부 전문가들은 근내막 항체 검사 같은 항체 검사의 신뢰성이 높아져 내장 조직 검사가 덜 필요하거나, 혹은 불필요하다고 주장한다(나도 여기에 동의한다).

셀리악병 전문가들은 대체로 근내막 그리고/또는 트랜스글루타미나아제 항체 검사로 시작해 결과가 양성이면 내장 조직 검사를 받으라고 권한다. 간혹 셀리악병으로 매우 의심되는 증상이 나타나는데도 항체 검사가 음성이면, 내장 조직 검사를 고려할 수 있다.

일반적으로 하나 또는 그 이상의 항체 검사에서 비정상이거나, 내장 조직 검사에서 음성이 나오면 글루텐 제거는 불필요하다고 본다. 하지만 이는 완전히 그릇된 생각이라고 나는 믿는다. 글루텐 민감성 혹은 잠복기의 셀리악병 환자들은 시간이 흐를수록 병이 악화되거나 신경 장애, 류머티즘 관절염 등 다른 셀리악병 증세가 진전될 테니 말이다.

또 다른 관점: 만약 당신이 식단에서 호밀과 보리 같은 글루텐 원천 식품과 밀을 제거하라는 처방을 받는다면, 검사는 필요 없을지 모른다. 검사가 필요한 때는 심각한 증상이나 밀 내성의 잠재적 신호가 있을 때뿐이며, 기록을 남기면 있을지도 모를 다른 요인을 제거하는 데 도움을 받을 수 있다. 셀리악병 지표의 존재 여부를 알면 철저한 글루텐 프리를 실천함으로써 해결할 수 있다.

을 전혀 생산하지 못해 발생하며 '소아 당뇨'라고도 한다—옮긴이) 및 다발성 경화증(주로 중추신경계에서 신경을 둘러싼 수초에 염증이 생겨 망가지는 질환—옮긴이), 크론병(입에서 항문까지 소화관 전체에 걸쳐 어느 부위에서든지 발생할 수 있는 만성 염증성 장 질환—옮긴이), 알레르기 같은 자가 면역 체계의 질병

증가와 맞물려 있어 상황이 더욱 어렵다.[22]

속속 드러나는 증거는 현대 밀과 연관된 글루텐 노출 증가로 셀리악병이 증가했음을 부분적으로나마 설명해준다. 네덜란드에서 수행한 한 연구는 현대 밀 36종과 한 세기 이전까지 재배했던 50종의 표본 밀을 비교했다. 그 결과 셀리악병을 초래하는 글루텐 단백질의 구조를 발견함으로써 연구자들은 셀리악병을 촉발하는 글루텐 단백질이 현대 밀의 상위 단계에서 발현되었고, 셀리악병을 촉발하지 않는 단백질은 덜 발현되었음을 밝혀냈다.[23]

요약하면, 예전에는 주로 체중 감소·설사·복통을 토로하는 사람들이 셀리악병 진단을 받은 반면, 21세기에는 뚱뚱하고 변비에 걸린 사람이든 호리호리하고 보통 체중인 사람이든 셀리악병에 걸릴 수 있다는 얘기다. 또한 조부모 세대보다 발병 확률도 높다.

20~50년이란 세월은 와인이나 대출의 관점에서는 긴 시간일지 모르지만, 인간의 유전적 변화 측면에서는 턱없이 짧은 시간이다. 시간의 흐름에 따라 셀리악 항체 발병의 증가를 비교한 두 연구의 시작 시점은 1948년과 1978년이다. 아울러 밀 품종에서 일어나는 유사한 변화는 오늘날에도 세계 대다수 농장에서 왜소종 밀이라는 이름으로 인기를 끌고 있다.

조눌린: 밀은 어떻게 혈류에 침투할까

말랑말랑한 원더 브레드부터 거친 유기농 잡곡 빵까지, 밀을 어떤 형태로 조리하든 그 안에는 밀 글루텐의 글리아딘 단백질이 있으며, 이 단백질은 장의 투과성을 높이는 고유한 업무를 수행한다.

장은 원래 자유롭게 투과할 수 없다. 인간의 장관이 온갖 종류의 이상야릇한 물질이 회합하는 장소라는 것은 화장실에서 치르는 아침 행사 때마다 목격하고도 남을 것이다. 햄 샌드위치나 페페로니 피자가 우리 몸의 구성 성분으로, 즉 배설물로 바뀌는 불가사의는 진정 매혹적이다. 하지만 소화된 음식과 음료 중에서도 선별된 요소들만 혈류 투과를 허용하도록 엄밀하게 통제해야 한다.

만약 유입되어서는 안 될 다양한 화합물이 실수로 혈류에 들어가면 어떤 일이 벌어질까? 바람직하지 않은 현상 중 하나는 '자가 면역'이다. (신체의 면역 반응이 활성화라는 '묘기를 부려' 갑상선이나 관절 조직 등의 정상 기관을 공격한다.) 이는 하시모토 갑상선염(자가 항체가 갑상선 세포에 염증을 유발하는 병—옮긴이)과 류머티즘 관절염 같은 자가 면역 질환으로 이어지기도 한다.

그러므로 장 투과 통제는 연약한 장 내벽 세포의 핵심 기능이다. 최근 연구에서 밀 글리아딘이 '조눌린(zonulin)'이라는 단백질의 장내 배출을 촉진한다는 사실이 밝혀졌다.[24] (조눌린은 장 투과 조절체이다.) 조눌린은 장 세포 사이에 놓인 정상적이고 안전한 장벽의 튼튼한 접합을 해체하는 특이한 능력이 있다. 글리아딘이 조눌린 배출을 자극하면 내장의 단단한 접합이 약해지며, 글리아딘처럼 유입되어서는 안 될 단백질과 다른 밀 단백질 조각들이 혈류로 흘러 들어간다. 티 세포(T-cell: 생체 내에서 면역에 관계하는 세포—옮긴이) 같은 면역 활성화 림프구는 다양한 '자가' 단백질에 염증 반응을 시작하고, 밀 글루텐과 글리아딘이 원인인 셀리악병·갑상선 질환·관절염·천식 등이 시작된다. 글리아딘 밀 단백질은 어떤 문이라도 열 수 있는 능력자여서 침입자들이 들어가서는 안 될 장소에 발을 들여놓도록 길을 열어준다.

'문 열기' 재주를 부려 내장을 망가뜨리는 물질은 글리아딘 말고는 거의 없다. 조눌린을 배출하고 내장 침투를 초래하는 다른 요인으로는 콜레라와 이질을 일으키는 감염원 정도가 있을 뿐이다.[25] 물론 콜레라나 아메바 이질은 배설물에 오염된 음식이나 물을 섭취함으로써 걸리지만, 밀 관련 질환은 그럴듯하게 포장된 프레첼이나 데빌스 푸드 컵케이크를 먹고서 걸린다는 점이 다르다.

어쩌면 당신은 설사를 바랄지도

지금까지 셀리악병의 잠재적이고 장기적인 영향에 대해 읽은 독자는 차라리 설사를 하게 되길 바랄지도 모른다.

셀리악병의 전통적 개념은 설사의 존재 여부를 중점적으로 다룬다. 설사가 없으면 셀리악병도 아니라고 보는 것이다. 하지만 이런 진단으로는 진실을 알 수 없다. 셀리악병은 단순히 설사를 동반한 내장 질환이 아니다. 그 이상이다. 셀리악병은 장관을 뛰어넘어 다양하게 확장된 형태로 모습을 드러낸다.

셀리악병과 관련한 질병은 소아 당뇨(제1형 당뇨병)부터 치매, 강피증(피부가 딱딱해지고 두꺼워지는 병—옮긴이)에 이르기까지 깜짝 놀랄 만큼 광범위하다. 게다가 이들의 관련성은 거의 알려지지 않았다. 그러므로 모든 글루텐을 제거한다 해도 글루텐 민감도 증상이 줄어들지, 아니면 아동의 당뇨 발병을 없애줄지 확실치 않다(난처할 수밖에 없는 전망이다). 셀리악병처럼 이 질환들은 다양한 셀리악 항체 표지에 양성 반응을 보이고, 유전적 소인(HLA DQ2와 HLA DQ8 지표의 존재) 및 밀 글루텐 노출에 따른 염증 현상과 면역에 의해 촉진된다.

셀리악병과 관련해 몹시 곤란한 사실은 셀리악성 장 증세가 없을 수도 있다는 점이다. 다시 말해서, 셀리악병 환자들이 균형감 상실이나 치매 같은 신경 장애를 겪으면서도 셀리악병이라고 특징지을 만한 경련, 설사, 체중 감소가 드러나지 않을 수도 있다. 표출되는 장 질환이 없다는 말은 정확한 진단을 내리기가 거의 불가능하다는 의미다. 장 질환이 드러나지 않는 경우라면, 셀리악병보다는 면역 매개성 글루텐 불내증(immune-mediated gluten intolerance)이라고 하는 편이 좀더 정확하다. 하지만 글루텐 민감성의 비(非)장 질환은 장 셀리악병과 동일한 HLA와 면역 표지를 공유하기 때문에 일반적으로 '잠복 중인' 셀리악병 또는 '장 질환이 없는' 셀리악병이라고 한다. 나는 의학계가 면역 매개성 글루텐 불내증이 셀리악병을 포괄한다는 사실을 인식하기 시작했다고 생각한다. 이제부터 우리는 그것을 셀리악병의 아형(subtype)인 면역 매개성 글루텐 불내증이라고 부를 것이다.

셀리악병 관련 질환, 즉 면역 매개성 글루텐 불내증은 다음과 같은 증상을 보인다.

- **포진성 피부염**: 셀리악병이나 면역 매개성 글루텐 불내증에서 가장 흔하게 나타나는 징후다. 가려우며 주로 팔꿈치나 무릎 또는 등에 일어나는 울퉁불퉁한 발진으로 글루텐을 제거하면 금세 사라진다.[26]
- **간 질환**: 셀리악병과 관련한 간 질환은 간 검사에서 나타나는 가벼운

셀리악병일까, 아닐까? 진실 가리기

웬디 이야기를 해보겠다.

이미 10년도 더 된 일이지만 웬디가 궤양성 대장염으로 무척 고생할 때였다. 36세의 초등학교 교사이자 세 아이의 엄마였던 웬디는 끊임없는 경련과 설사에 시달렸고, 출혈이 잦아 수혈을 한 적도 있었다. 웬디는 대장내시경 검사를 여러 차례 받았고, 세 가지 처방약을 치료에 사용했다. 그중에는 암 치료와 인공 유산에 사용하는 독성이 매우 강한 메토트렉사트(methotrexate: 항종양제―옮긴이)도 있었다.

나는 궤양성 대장염과 별 상관이 없는 가벼운 질환인 심계 항진(심장이 두근거리고 불쾌한 기분이 드는 증상―옮긴이) 치료차 웬디와 상담했다. 양성으로 밝혀졌지만 특별히 받을 치료는 없었다. 그런데 그녀가 궤양성 대장염 얘기를 꺼내더니 약이 효과가 없으며, 담당 소화기내과 전문의가 결장 제거와 회장루 성형이라는 인공 항문 수술을 권유한다고 말했다. 복부 표면에서 소장(특히 소장의 끝부분인 회장)까지 인공 관으로 잇고, 계속 배출되는 대변을 받아낼 주머니를 몸에 부착하는 수술이었다.

웬디의 사연을 들은 후, 나는 식단에서 밀을 빼보라고 강력히 권했다. "효과가 있으리라고 장담은 못합니다. 하지만 결장을 제거하고 인공 항문을 만들어야 하는 상황이라면 시도해볼 만하다고 생각합니다."

"하지만 왜죠?" 그녀가 내게 물었다. "저는 이미 셀리악병 검사도 받았지만, 해당되지 않는다고 했거든요."

"네, 압니다. 하지만 더 잃을 것도 없잖아요. 4주 동안만 해보세요. 해보면 알게 될 겁니다."

웬디는 회의적이었지만 일단 해보기로 했다.

석 달 후, 다시 진료실로 찾아온 그녀에게서는 배변 주머니가 보이지 않았다. "어떻게 되셨나요?" 내가 물었다.

"음, 일단 체중이 17킬로그램 줄었어요." 그녀는 자기 손을 배 위에 올려놓으며 말을 이었다. "궤양성 대장염은 거의 사라졌고요. 경련이나 설사도 없어요. 아사콜 빼곤 약도 다 끊었어요. 정말 좋아졌어요."(아사콜(Asacol)은 궤양성 대장염 치료에 흔히 사용하는 아스피린의 일종이다.)

그 후로 웬디는 밀과 글루텐을 꼼꼼하게 챙겨 피했고, 증상이 없어지자 아사콜 복

> 용도 중단했다. 치료된 것이다. 그렇다. 치료되었다. 설사도, 출혈도, 경련도 없어
> 졌다. 빈혈도 사라졌고, 약은 물론이요, 인공 항문도 필요 없게 되었다.
> 따라서 만약 웬디의 대장염이 셀리악 항체 반응에서 음성이 아닌 양성 반응을 보
> 였더라면, 사실상 밀 글루텐 제거로 치료되었을 것이다. 그것을 뭐라고 해야 할
> 까? 항체-음성 셀리악병? 항체-음성 밀 불내증?
> 웬디처럼 셀리악병 유사 증상이 있는 경우, 인공 항문을 만들면 매우 해롭다. 결장
> 을 거의 상실하거나 평생 결장 제거에 따른 후유증에 시달리기 십상이며, 배변 주
> 머니를 달고 다니는 불편함과 당혹감은 말할 나위도 없다.
> 웬디의 상황에 딱 들어맞는 산뜻한 병명은 없다. 밀 글루텐을 제거하자 놀라운 반
> 응을 보였는데도 말이다. 웬디의 사례는 아직 세상에 알려지지 않은 밀 민감증이
> 많이 존재할 수 있다는 사실을 강조한다. 피해는 심각하지만 치료 방법은 말도 못
> 하게 간단하다.

비정상 결과부터 만성 활동 간염, 원발성 담즙성 간경변증, 담관암까지 여러 가지 양상을 띤다.[27] 간은 위장 체계의 일부이긴 하지만, 다른 면역 매개성 글루텐 불내증 유형처럼 설사 같은 장 관련 증상은 나타나지 않는 편이다.

- **자가 면역 질환**: 셀리악병 환자는 자가 면역 질환이라고 알려진, 다양한 장기를 공격하는 면역 관련 질환을 매우 흔히 겪는다. 셀리악병 환자는 류머티즘 관절염, 하시모토 갑상선염 외에 낭창(결핵성 피부병), 천식 같은 결합 조직 질환, 궤양성 대장염, 크론병 같은 염증성 장 질환에 걸리기 쉽다. 다른 염증 및 면역 장애도 마찬가지다. 류머티즘 관절염은 고통스럽고 몸의 외양을 망가뜨린다. 소염약으로 치료가 가능하며 글루텐 제거로 개선되거나 완전히 회복하는 경우도 있다.[28] 셀리악병 환자는 자가 면역 염증성 장 질환과 궤양성 대장염,

크론병에 대한 위험이 특히 높아 셀리악병이 없는 경우와 비교해 발병 가능성이 68배 높다.[29]

- **인슐린 의존형 당뇨병**: 인슐린에 의존하는 제1형 당뇨병에 걸린 아동은 주로 셀리악 항체 표지에 양성 반응을 보일 가능성이 매우 높고, 셀리악병에 걸릴 위험은 최고 20배에 달한다.[30] 밀 글루텐이 당뇨병의 원인이라고 확정할 수는 없지만, 연구자들은 제1형 당뇨병의 한 하위 집단은 글루텐 노출로 병세가 진전된다고 추측해왔다.[31]

- **신경 장애**: 글루텐 노출과 관련한 여러 가지 신경 질환에 대해서는 이 책 뒷부분에서 아주 자세하게 다룰 예정이다. 아무런 이유 없이 균형 감과 근육의 상호 협조가 결여(운동 실조)되거나 다리 근육과 감각을 상실한(말초신경병증) 사람들에게 이런 신경 장애는 놀라우리만치 높은 발병률(50퍼센트)을 보이는 셀리악 표지이다.[32] 두통, 운동 실조, 치매 같은 뇌 장애를 보이다 결국 죽음에 이르는 글루텐 뇌병증이라는 무서운 질환도 있다. 이때 비정상적인 부위는 MRI에서 뇌 부분의 하얀 물질로 나타난다.[33]

- **영양 결핍**: 철분 결핍으로 생기는 빈혈증은 셀리악병 환자 중 최고 69퍼센트가 걸릴 정도로 흔한 증상이다. 비타민 B_{12} · 엽산 · 아연 및 지용성 비타민 A, D, E, K 결핍도 빈번하다.[34]

위에서 다룬 질병들 외에 셀리악병 그리고/또는 면역 매개성 글루텐 불내증 관련 질환은 흔하지 않은 질병까지 감안하면, 말 그대로 수백 가지에 이른다. 글루텐 매개성 반응은 인간 신체의 모든 장기에 가차 없이 영향을 끼쳐왔다. 눈, 뇌, 부비강(두개골 속에서 코 안쪽으로 이어지는 구멍—옮긴이), 폐, 뼈 …… 어디든지, 글루텐 항체는 늘 존재해왔다.

요약하면 글루텐 섭취가 도달하는 곳은 믿기 어려울 정도로 광범위하다. 글루텐은 어느 장기든 어느 연령대든 영향을 미쳐 타이거 우즈가 거느린 정부보다 다양할 지경이다. 많은 의사들이 그렇듯 셀리악병을 단순히 설사 정도로 치부한다면 치명적으로 돌변할지 모를 지나친 단순화라는 거대한 함정에 빠질지도 모른다.

밀 음식 먹기 vs 번지 점프하기

밀 음식 먹기는 빙벽 등반, 마운틴 보딩, 번지 점프에 버금가는 익스트림 스포츠다. 밀은 자기만의 장기(long-term) 사망률을 지닌 유일한 주식(主食)이다.

조개와 땅콩 등 일부 음식은 급성 알레르기 반응(발진이나 과민증)을 일으킬 가능성이 있으며, 극히 일부이지만 목숨을 위협받을 만큼 위험한 사람도 있다. 하지만 일상 음식 가운데 밀만이 유일하게 오랫동안 섭취했을 때 그 자체만으로 사망률을 측정할 수 있다. 8.8년간 분석한 조사에서, 셀리악병 환자나 셀리악병이 아니더라도 항체 양성 반응을 보인 사람의 사망률이 전체 인구와 비교해 29.1퍼센트까지 상승했다.[35] 20세 이하 집단은 밀 글루텐 노출로 인한 사망률이 가장 컸고, 다음은 20~39세 집단이었다. 또 2000년 이후 모든 연령대에서 사망률이 증가했다. 밀 글루텐 항체가 양성이지만 셀리악병이 없는 경우 사망률은 2000년 이전보다 두 배 이상 높았다.

피망이나 호박, 블루베리, 치즈는 장기 사망률로 이어지지 않는다.

밀뿐이다. 셀리악성 증세가 없더라도 마찬가지다.

밀은 미국 농무부가 섭취를 권장하는 음식이다. 나는 개인적으로 담배를 규제하는 식품의약국이 담배처럼 밀을 함유한 식품에 경고를 할 가능성은 없다고 본다.

상상해보라.

"공중위생국의 경고: 모든 형태의 밀 소비에는 건강에 심각한 위협이 도사리고 있습니다."

2010년 6월, 식품의약국은 담배 제조 회사가 담뱃갑에 사람들을 현혹시킬 만한 '약한(light)', '순한(mild)', '낮은(low)'이라는 표현을 사용해서는 안 된다는 규제안을 통과시켰다. 어떤 담배든 나쁘기는 매한가지라는 이유에서다. 밀 식품에도 그와 비슷한 규제를 눈에 띄게 한다면 흥미롭지 않겠는가? 요컨대 이런 식으로 말이다. "밀은 밀일 뿐이다. 통곡물이든 잡곡이든 고섬유질이든."

대서양 건너편의 친구들이 영국인 800만 명을 특별히 분석한 내용을 발표했다. 그들은 4700명 이상의 셀리악병 환자를 분류해 다섯 가지 통제 항목을 비교했다. 그리고 3년 반의 실험 기간 동안 다양한 암 발병 여부를 관찰했다. 그 기간 동안 셀리악병 환자는 몇 가지 암 발병 확률이 30퍼센트 이상 높았다. 비교적 짧은 관찰 기간이었음에도 셀리악병 환자 33명당 한 명꼴로 암에 걸리는 믿기 힘든 상황이 벌어진 것이다. 대부분 위장 내 악성 종양이었다.[36]

스웨덴에서 셀리악병 환자 1만 2000명 이상을 대상으로 실시한 관찰에서도 30퍼센트가량이 위장암 위험도가 높은 것으로 드러났다. 이들 대다수가 소장의 악성 림프종을 포함한 다양한 위장암 외에 인후

암·식도암·대장암, 간과 담낭 등 담도계의 암, 췌장암에 걸릴 가능성에 노출되었다.[37] 30년 동안의 자료를 정리해보니 셀리악병을 앓지 않는 사람들과 비교했을 때 사망률이 두 배나 높았다.[38]

'잠복 중인' 셀리악병(즉, 면역 매개성 글루텐 불내증) 항체 검사에서 하나 이상의 양성 항체가 발견되었지만, 내시경과 조직 검사에서는 뚜렷한 장 염증이 관찰되지 않았다는 것을 기억하라. 약 8년간 셀리악병 환자 2만 9000명을 관찰한 결과 '잠복 중인' 셀리악병 환자 중 30~49퍼센트가 치명적인 암·심혈관 질환·호흡기 질환에 걸릴 위험이 높았다.[39] 녀석은 잠복 중이지만 그렇다고 죽지도 않는다. 매우 왕성하고 활기차다.

만약 셀리악병이나 면역 매개성 글루텐 불내증 진단을 받지 않는다 하더라도 소장의 비(非)호지킨 림프종(non-Hodgkin's lymphoma)은 치료가 어려워지거나 치명적인 상태에 이를 수 있다. 셀리악병 환자는 셀리악병을 앓지 않는 사람보다 이런 종류의 암에 무려 40배나 높은 확률로 노출되어 있다. 하지만 글루텐을 제거하고 5년 정도 지나면 원래 상태로 돌아간다. 글루텐 제거에 성공하지 못한 셀리악병 환자는 림프종 위험이 무려 77배, 구강암·인후암·식도암 위험은 22배 높았다.[40]

한 번 생각해보자. 밀은 셀리악병 그리고/또는 면역 매개성 글루텐 불내증의 원인이다. 그런데 믿기 힘들 정도로 많은 환자가 진단을 받지 못해 셀리악병 환자 중 10퍼센트만이 발병 사실을 알 뿐이다. 90퍼센트는 모르는 상태라는 얘기다. 게다가 암이라는 결과도 심심치 않게 나온다. 그렇다. 실제로 밀은 암의 원인이 된다. 밀은 의심받지 않는 암의 원인인 셈이다.

적어도 다리에서 번지 점프를 할 때는 약 60미터짜리 줄 끝에 매달려 자신이 어떤 어리석은 행동을 하는지 자각한다. 하지만 '건강에 좋은 통곡물'을 먹으면서 …… 누가 번지 점프처럼 위험성을 자각하겠는가?

립스틱을 바른 채 성찬용 빵을 먹지 말라

글루텐 음식을 먹은 후의 고통과 머지않아 닥칠 혹독한 결과를 알면서도 셀리악병 환자는 밀 음식을 피하느라 애를 먹는다. 쉬워 보이는데도 말이다. 밀은 가공식품에도 첨가되고 처방약, 심지어 화장품에도 들어갈 정도로 어디에나 있다. 밀은 절대 규칙이 되었다. 예외란 없다.

아침 식사를 준비해보라. 온통 밀에 노출된 지뢰밭임을 깨달을 것이다. 팬케이크, 와플, 프렌치토스트, 시리얼, 잉글리시 머핀, 베이글, 토스트……. 무엇이 남는가? 간식을 보자. 프레첼, 크래커, 쿠키……. 밀이 들어가지 않은 간식거리를 찾기란 무척 힘들다. 작은 알약 하나에 밀 소량이 든 신약을 먹고 설사나 경련을 경험할지도 모른다. 추잉 껌 하나를 뜯어보라. 껌이 눌어붙지 않도록 사용한 밀가루가 반응을 일으킬 테니 말이다. 양치질을 하다 보면 치약에 밀가루가 포함되었다는 사실을 알 수 있다. 립스틱을 바르고 입술을 빨면 무심코 밀의 가수분해 단백질을 먹게 된다. 그러면 목이 따끔거리거나 복통이 오기도 한다. 교회에서 먹는 성찬용 빵조차 …… 밀이다!

빵 부스러기 안에 든 소량의 밀 글루텐만 먹어도, 혹은 글루텐이 함유된 핸드크림이 손톱 밑에 조금만 남아 있어도 설사나 경련이 일어나는 사람이 있다. 글루텐을 어설프게 배제했다간 소장 림프종 등 장기간에 걸친 여파로 고생할 수도 있다.

그래서 셀리악병 환자는 식당이나 식료품점 또는 약국에서 글루텐 프리 제품인지를 끊임없이 묻고 또 물으며 성가시게 굴어야 한다. 박봉을 받는 점원이나 격무에 지친 약사들이 놓치는 경우가 허다하고, 빵가루에 튀긴 가지 요리를 내오는 19세의 어린 웨이트리스가 글루텐 프리를 주의하지 않거나 모를 수도 있으니 말이다. 친구와 주변 사람들, 가족마저 당신을 이상한 눈초리로 보더라도 할 수 없다.

그러므로 셀리악병 환자는 밀이 들었는지, 아니면 호밀이나 보리처럼 글루텐이 들어간 다른 식품인지 아닌지 끊임없이 경계를 늦추지 않으면서 세상을 헤쳐 나가야 한다. 셀리악병 공동체 입장에서는 당혹스러울 정도로 밀 함유 식품과 제품 수가 지난 몇 년간 계속해서 증가했다. 이는 관련 질병의 빈도와 가혹함에 대한 이해 부족 그리고 날로 높아지는 '건강에 좋은 통곡물'의 인기를 반영한다.

셀리악 공동체는 셀리악병 환자들이 성공하도록 돕는 몇 가지 방법을 공유한다. 셀리악 소사이어티(www.celiacsociety.com)는 글루텐 없는 음식, 식당, 제조업체 목록과 검색 정보 등을 제공한다. 셀리악병재단(www.celiac.org)에는 유용한 신규 과학 정보가 있다. 한 가지 위험한 점은 일부 셀리악병 단체들이 글루텐 프리 식품 판촉으로 이득을 얻기도 한다는 것이다. 글루텐 프리 식품은 위험성이 도사린 '불량 탄수화물'이므로 주의해야 한다. 그렇지만 이들 단체가 제공하는 많은 자료와 정보는 유용한 편이다. 셀리악흡수장애협회(www.csaceliacs.org)는 가장 상업성이 적고 풀뿌리 노력이 깃든 곳이다. 목록을 작성하고 지원하는 지역 단체들을 조직한다.

셀리악병 '라이트'

셀리악병이 인구의 1퍼센트에 영향을 끼치는 반면, 두 가지 평범한 장 질환인 과민성 대장 증후군(IBS)과 위산 역류(식도 염증이 발생하면 역류성 식도염이라고도 한다)는 더 많은 이들에게 영향을 끼친다. 두 질환은 셀리악병보다 증세가 약하므로 나는 이들을 셀리악병 '라이트(lite)'라고 한다.

과민성 대장 증후군은 흔한 데 비해 이해가 부족한 실정이다. 경련, 복통, 설사나 묽은 변이 변비와 번갈아 나타난다. 과민성 대장 증후군은 정의하기에 따라 인구의 5~20퍼센트에 영향을 미친다.[41] 과민성 대장 증후군이 일정을 뒤죽박죽되게 만드는 혼란스러운 장관(腸管)이라고 생각해보라. 걸핏하면 위내시경과 대장내시경을 반복해서 받는다. 하지만 과민성 대장 증후군이라고 판단할 만한 가시적인 병리 증상이 없는 탓에 묵살되거나 우울증 치료제로 처방하는 사례가 빈번하다.

위산 역류는 위식도 괄약근(산 성분을 위 속에 가둬놓는 원형 밸브)의 죄는 힘이 약해져 위산이 식도 위로 거슬러 올라오는 현상이다. 식도는 산성을 띠는 위 내용물을 견디기에 적합하지 않다. 식도의 산은 자동차 페인트용 산과 동일한 역할을 한다. 요컨대 용해시킨다. 위산 역류는 흔히 입 안쪽에서 쓴맛이 나는 속쓰림 증상을 동반한다.

이들 질환은 일반적으로 두 가지 범주로 구분한다. 셀리악병 양성 표지가 있는 위산 역류와 과민성 대장 증후군, 셀리악병 양성 표지가 없는 위산 역류와 과민성 대장 증후군이 바로 그것이다. 과민성 대장 증후군인 사람 중 4퍼센트가량은 셀리악병 표지를 한 가지 이상 갖고 있다.[42] 위산 역류를 겪는 사람 중 10퍼센트는 양성 셀리악병 표지를

보유한다.[43]

　반대로, 셀리악병 환자의 55퍼센트는 과민성 대장 증후군과 비슷한 증상을 보이고 7~19퍼센트는 위산 역류를 경험한다.[44, 45, 46] 흥미롭게도 셀리악병 환자의 75퍼센트는 밀 제거로 위산 역류에서 벗어나지만, 밀을 제거하지 않은 비(非)셀리악병 환자가 위산 억제 약물을 복용하면서 글루텐 섭취를 계속하면 거의 언제나라고 할 만큼 복용 후 위산 역류를 다시 겪는다.[47] 밀 때문일까?

　밀을 빼면 위산 역류도, 과민성 대장 증후군도 개선된다. 안타깝게도 많은 연구자들이 셀리악병은 없지만 과민성 대장 증후군과 위산 역류를 겪는 이들에게 글루텐이 얼마나 큰 역할을 하는지 의심하면서도 밀 제거의 효과를 측정하지 않는다.[48] 나는 개인적으로 식단에서 글루텐을 뺀 후 과민성 대장 증후군과 위산 역류에서 완전히 또는 일부 벗어난 사례를 수없이 많이 관찰했다. 셀리악병 표지가 비정상이든 아니든 말이다.

셀리악병에서 자유로워지자

셀리악병은 영구 질환이다. 셀리악병이나 면역 매개성 글루텐 불내증은 글루텐을 몇 년 동안 먹지 않더라도, 글루텐에 다시 노출되면 재발한다.

　셀리악병의 민감성은 유전 요인을 무시할 수 없으므로 건강한 식단, 운동, 체중 감량, 영양 보충, 약물, 일일 관장, 치료석(healing stone) 아니면 설령 부모가 사과를 한다 해도 뿌리 뽑을 수 없다. 인간인 이상 셀리악병은 늘 함께하며, 다른 생물의 유전자와 맞바꿀 수도 없는 노릇이다. 다시 말해, 평생 셀리악병을 안고 살아야 한다.

이는 셀리악병 환자나 글루텐에 민감한 사람이 자각하지 못하는 사이 글루텐에 노출되면 설사와 같은 즉각적인 반응이 아니더라도 건강에 문제를 일으킬 수 있다는 의미다.

셀리악병 환자라 해도 전혀 희망이 없지는 않다. 밀이 아니어도 얼마든지 음식을 즐길 수 있으며 때로는 그 이상도 가능하다. 밀과 글루텐 제거, 셀리악병 혹은 그 밖의 것들에 뒤따르는 한 가지 중요하면서도 우리가 간과하는 사실이 있다. 바로 음식에 대한 적절한 인식이 필요하다는 점이다. 생명 유지에 필요하니까, 또 맛과 식감을 만끽하기 위해 음식을 즐기는 것이지, 밀이 일으킬지 모르는 통제 불가능한 충동에 이끌려 먹는 것은 아니지 않은가.

셀리악병을 부담스러워 말자. 해방이라고 여겨라.

07
당뇨병의 나라: 밀과 인슐린 저항성

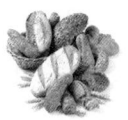

나는 지금껏 그것을 무시하고 때리고 욕을 퍼부었다. 이제 당뇨병이라고 일컫는 그것을 정면으로 응시하자.

수프 본 클럽의 대통령

뉴저지 주 레이크 하이어워사(Lake Hiawatha)에서 살던 어린 시절, 엄마는 이런저런 사람을 콕 집어서 "저이는 '수프 본 클럽의 대통령(president of the soup bone club)'"이라고 이름 붙이곤 했다. 인구가 5000명에 불과한 작은 도시에서 자기가 대단한 사람이라고 여기는 사람에게 엄마가 붙여준 별명이었다. 이를테면 이런 식이다. 한 번은 엄마 친구의 남편이 자기가 대통령이 되면 형편없는 이 나라를 구하겠노라며 얼토당토않은 이야기를 끝도 없이 늘어놓았다(그는 실업자에 앞니는 두 개가 빠졌고

2년 동안 음주 운전으로 두 차례나 적발되었다). 그러자 엄마는 자비롭게도 그를 수프 본 클럽의 대통령으로 임명했다.

밀은 탄수화물 무리 중 최악이요, 우리를 당뇨병으로 인도할 가능성이 높은, 부러워할 것 하나 없는 무리의 앞잡이다. 하찮은 수프 본 클럽의 대통령이자 탄수화물의 대표다. 거나하게 취한 데다 입버릇도 고약하고, 씻지도 않은 상태로 지난주에 입은 티셔츠를 계속 입으면 음식 관련 충고를 내놓는 온갖 단체들이 특별히 '섬유질이 풍부함', '복합 탄수화물', '건강에 좋은 통곡물' 신분으로 격상시켜준다.

혈당을 곧장 상승시키는 밀의 놀라운 능력은 '포도당-인슐린 롤러코스터'로 하여금 식욕을 돋우고, 중독성을 띤 뇌-활성 엑소르핀 관계를 구축하며, 내장 지방을 키우게 한다. 이런 이유로 밀은 당뇨병을 예방·완화·완치하려는 진지한 노력을 근본적으로 가로막는 음식이다. 호두와 피칸(pecan)을 제거하거나 시금치나 오이를 빼도 당뇨병 위험도와는 무관하다. 돼지고기나 쇠고기도 식탁에서 금지하라고 하지만 별 영향이 없기는 마찬가지다.

하지만 밀을 제거하면 총체적인 변화가 도미노 효과처럼 따라온다. 혈당 상승폭이 줄고, 먹고 싶은 충동을 부추기는 엑소르핀도 없어진다. 포도당-인슐린 식욕 사이클도 사라진다. 포도당-인슐린 사이클이 없어지면, 순수하게 생존에 대비하는 생리적 필요를 제외하고 식욕을 거의 부추기지 않는다. 식탐도 물론이다. 식욕이 감퇴하면 칼로리 섭취가 줄고 내장 지방이 사라진다. 인슐린 저항성이 개선되고 혈당은 떨어진다. 당뇨병 환자는 비당뇨병, 당뇨 전 단계인 예비 당뇨병 환자는 비예비 당뇨병이 될지도 모른다. 고혈당, 염증 현상, 당화 반응, 작은 LDL 입자들과 중성지방 등 형편없는 포도당 신진대사와 관련한 모든 현상이 힘을 잃는다.

요약하면, 밀을 제거하는 것만으로 당뇨병 및 당뇨병과 관련한 온갖 건강 문제가 한꺼번에 방향을 바꾼다. 일곱 가지는 아니더라도 서너 가지 약물을, 인생에서 낭비하는 몇 년의 시간을 줄일 수 있다.

잠시 생각해보라. 개인이나 사회적으로 당뇨병에 들이는 비용은 어마어마하다. 50세에 진단받을 경우 평균적으로 당뇨병 환자 한 명당 18만~25만 달러의 직·간접 비용이 들고,[1] 그들은 당뇨가 아닌 사람보다 수명이 8년 짧다.[2] 무려 100만 달러의 4분의 1에 해당하는 금액, 자녀의 성장을 지켜보는 시간의 절반가량을 당뇨병에 희생당하는 셈이다. 당뇨는 상당 부분 음식이 원인인데, 특히 특정 음식들이 원흉이다. 이 수프 본 클럽의 대통령은 '밀'이다.

당뇨병 환자를 대상으로 밀 제거 효과를 정리한 임상 자료는 탄수화물의 범주를 크게 잡고 그 안에 밀을 포함해 밀의 효과만을 따지기에는 적절하지 않다. 지방을 줄이고 '몸에 좋은 통곡물'을 더 많이 먹으라는 전통적인 식단의 충고를 잘 따르며 건강을 무척 의식하는 사람들이 밀 음식으로 탄수화물 칼로리의 약 75퍼센트를 섭취한다. 당뇨병에서 비롯된 의료비 증가, 합병증, 수명 단축을 초래하는 수프 본 클럽과 친밀해지는 것이다. 하지만 이는 개들 중에서 우두머리를 때려눕히면 그 무리가 흩어지는 이치를 기대할 수 있다는 의미이기도 하다.

단맛 나는 물 배출하기

밀과 당뇨병은 매우 밀접하다. 밀의 역사는 곧 당뇨병의 역사라고 해도 무리가 아니다. 밀 있는 곳에 당뇨병이, 당뇨병 있는 곳에 밀이 있으니 말이다. 이들의 관계는 맥도날드와 햄버거처럼 자연스럽다. 하지만 현대에는 당뇨병이 게으른 부자들만의 전유물이 아니라 사회 각 계각층의 사람들이 걸리는 병이 되었다. 당뇨는 우리 모두의 병이다.

당뇨병은 나투프인이 처음 야생 아인콘 밀을 재배하던 신석기 시대에는 사실상 알려지지 않았다. 신석기 나투프인이 의욕에 차서 농사를 짓던 때보다 수백만 년 앞선 구석기 시대에도 알려지지 않았음이 확실하다. 고고학 기록과 수렵·채집 사회에 대한 현대의 관찰 결과를 보면, 식단에 곡물이 올라오기 전에는 당뇨 발병도, 당뇨 합병증으로 사망하는 일도 결코 없었다.[3,4] 인류의 식단에 곡물이 유입되면서 감염과 골다공증 같은 뼈 질환 증가, 유아 사망률 상승, 당뇨병과 수명 단축의 고고학적 증거가 줄을 잇고 있다.[5]

한 예로, 이집트 테베의 네크로폴리스에서 기원전 1534년의 '에버스 파피루스(Ebers papyrus)'가 발견되었는데, 여기에 이집트인이 고대 밀을 식단에 도입한 시기를 되짚어볼 수 있는 당뇨병의 다뇨증에 관한 묘사가 있다. 기원전 5세기 인도의 내과 의사 수슈루타(Sushruta)는 성인 당뇨(제2형 당뇨병)를 마드후메하(madhumeha), 즉 '꿀 오줌'이라고 했다. 이유는 맛이 달달하고(그렇다. 그는 오줌의 맛을 보고 진단했다) 당뇨 환자의 오줌에 개미와 파리들이 모여들었기 때문이다.

수슈루타는 통찰력을 발휘해 당뇨병이 비만과 활동 부족에서 기인한다며, 운동을 겸한 치료를 권유했다.

그리스의 내과 의사 아레테우스는 이 기이한 증상을 당뇨병이라고 명명하며 "사이펀(siphon: 기압 차이를 이용해 높은 곳의 물을 낮은 곳으로 옮기는 데 사용하는 관—옮긴이)처럼 물을 배출하는 병"이라고 설명했다. 여러 세기 후, 수슈루타처럼 소변을 맛본 진단의 토머스 윌리스(Thomas Willis) 박사는 '단맛이 나는'이라는 의미로 당뇨병 뒤에 '단(mellitus)'이라는 형용사를 붙였다(diabetes mellitus). 그렇다. 단물을 사이펀처럼 줄줄 내보내는 질환이 당뇨병이다. 이제 당뇨에 걸린 주변 사람이 지금까지와는 다르게 보일 것이다.

1920년대에 '인슐린' 투약을 계기로 당뇨 치료는 대약진했다. 인슐린은 당뇨 아동들의 목숨을 구했다고 평가받는다. 소아 당뇨는 췌장에서 인슐린을 생성하는 베타 세포(ß-cell)가 타격을 입어 인슐린 생성 장애를 일으킨 질환이다. 억제되지 않고 위험 수준까지 혈당이 상승하면 (요도에 수분 손실을 초래하는) 이뇨제처럼 작동한다. 포도당이 인슐린 결핍으로 체세포에 진입하지 못해 신진대사 장애도 생긴다. 인슐린을 투약하지 않으면 당뇨성 케토산증(diabetic ketoacidosis)이 생기며 혼수상태에서 사망에까지 이른다. 인슐린을 발견한 캐나다 내과 의사 프레더릭 밴팅 경(Sir Frederick Banting)은 1923년 노벨상을 수상했고, 어른이든 아이든 모든 당뇨병 환자들이 인슐린 주사를 맞는 시대를 열었다.

인슐린 발견이 아동 당뇨병 환자의 생명을 확실히 구하기는 했지만, 수십 년 동안 성인 당뇨에 대한 이해는 지지부진했다. 인슐린 발견 이후에도 제1형과 제2형 당뇨병 간의 차이는 불분명했다. 따라서 1950년대에 '성인의 제2형 당뇨병은 후기 단계까지 인슐린 결핍이 없다'는 사실이 밝혀지자 이에 따른 반응은 놀라움 그 자체였다. 사실 성인의 제2형 당뇨병은 인슐린의 양이 매우 많다(정상보다 몇 배 이상). 1980년대에 들어서야 인슐린 저항성 개념이 확립되었고, 그로써 왜 성인 당뇨 환자의 인슐린이 비정상적으로 높은 수준을 기록하는지 알 수 있었다.[6]

불행하게도 인슐린 저항성에 대한 발견이 식단에서의 지방 및 포화지방 축소와 전국적으로 탄수화물의 시대를 연 1980년대의 의학계를 계몽하지는 못했다. 급기야 지방 섭취 과잉으로 인해 위험에 직면했다고 믿는 미국인들의 건강을 구원할 투수로 '건강에 좋은 통곡물'이라는 개념이 등장했다. 어쩌다 보니 지방을 줄이고, 줄어든 지방만큼의 칼로리를 밀처럼 '건강에 좋은 통곡물'로 대체하면 어떻게 되는지를 보여주는 30년간의 실험이 시작된 것이다.

결과는 이렇다. 즉 체중 증가 · 비만 · 내장 지방의 팽창 그리고 여기에 남녀와 빈부를 막론하고 채식가든, 육식가든, 모든 인종과 연령에 관계없이 '꿀처럼 단맛 나는 물을 사이펀처럼 배출하는' 예비 당뇨병 및 당뇨병 환자의 전례 없는 증가를 낳았다.

통곡물의 나라

대체로 성인 당뇨는 나이에 상관없이 사냥이나 경작을 통해 식량을 구할 필요가 없는, 식사를 준비할 필요도 없는 특권층만이 누리는 영역이었다. 헨리 8세를 예로 들면, 그는 통풍(gout: 요산이 과도하게 축적되어 발생하는 병—옮긴이)과 비만에 시달렸으며 54인치의 허리둘레에다 밤이면 마지팬(marzipan: 아몬드와 설탕, 달걀흰자로 만든 말랑말랑한 과자—옮긴이), 빵, 달콤한 푸딩, 에일(ale: 영국의 전통 발효 맥주—옮긴이)로 가득 찬 만찬을 탐닉했다. 19세기 중반 이후부터 20세기에 와서야 모든 계층에서 자당(그래뉴당) 소비가 늘어났다. 일반 노동자들도 설탕을 즐기게 되자 당뇨병은 더욱 범위를 넓혀갔다.[7]

이렇게 19세기에서 20세기로 넘어가는 전환기에 당뇨병 환자는 증가했고, 이후 상당 기간 커다란 변화는 없었다. 20세기 들어 미국의 성인 당뇨 발병률은 대체로 1980년대 중반까지 비교적 일정 수준을 유지했다.

그러다 느닷없이 상황이 악화되었다.

오늘날 당뇨병은 타블로이드 신문에 오르내리는 가십거리만큼 흔한 유행병이다. 2009년에는 미국인 2400만 명이 당뇨를 앓았으며, 이는 불과 몇 년 전과 비교해도 폭발적으로 증가한 것이다. 미국인 당뇨병 환자 수는 비만을 제외하고 어떤 질병보다 빠른 속도로 늘고 있다(비만을 질병으로 본다면). 당뇨 환자로 진단을 받지 않았더라도 당뇨를 앓고 있는 친구나 동료, 이웃이 있을 것이다. 노년층에서 예외적으로 발병률이 높은 점을 감안하면 당신의 부모님도 당뇨병에 걸릴(혹은 걸렸을) 수 있다.

게다가 당뇨병은 빙산의 일각에 불과하다. 당뇨 전 단계(공복 혈당 장애(IFG), 내당능 장애(IGT: 혈당이 정상치보다는 높지만 당뇨병 판정 기준에는 미치지 않는 수준—옮긴이), 대사 증후군 등등)의 사람들이 주변에 서너 명은 있다. 어떤 기준으로 정의하느냐에 따라 미국 성인의 22~39퍼센트라는 엄청난 수가 당뇨 전 단계이다.[8] 2008년 당뇨 및 당뇨 전 단계인 사람들을 모두 합산했더니 그 수가 8100만 명, 즉 18세 이상 성인 셋 중 한 명꼴이었다.[9] 1900년 미국 전역에 거주하던 성인 및 아동 당뇨 환자와

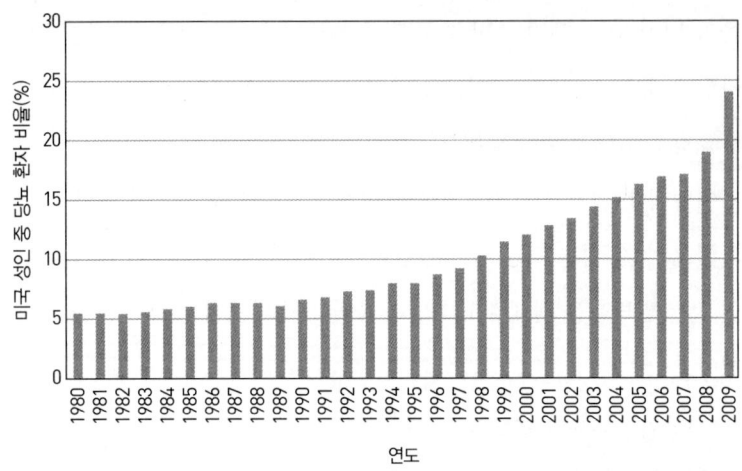

1980~2009년 미국의 성인 당뇨 환자 비율. 1980년대 후반 급격한 상승 추세를 보였으며 2009년과 (그래프에는 없지만) 2010년에 가장 큰 폭으로 상승했다. 〈출처: 미국 질병통제예방센터〉.

비당뇨 환자 전체보다 많은 수치다.

만약 당뇨 전 단계의 기준을 완전히 충족하지 않더라도 식후 높은 혈당, 높은 중성지방, 작은 LDL 입자, 인슐린에 형편없는 반응(인슐린 저항)—이는 심장병, 백내장, 신장병, 결국 당뇨병으로 이어진다—을 보이는 이를 헤아린다면 현대에 이 범주에 해당하지 않는 사람을 찾기란 어린아이를 포함해도 쉽지 않을 것이다.

당뇨 전 단계는 단지 뚱뚱해지거나 약을 먹는 차원이 아니다. 신장병(신장 장애의 약 40퍼센트는 당뇨에 그 원인이 있다)과 사지절단증(어떤 비외상성 질환과 비교해도 당뇨로 인한 사지절단증이 빈번하다) 같은 심각한 합병증으로 이어질 수 있다. 정말 심각하다.

예전에는 흔치 않던 질병이 광범위한 민주화를 이뤄 현대의 무서운 현상으로 자리 잡았다. 그렇다면 당뇨병을 막는다며 널리 퍼뜨리는 충고는 무엇인가? "운동을 많이 해라. 스낵을 줄여라. ……그리고 '건강에 좋은 통곡물'을 많이 먹어라"이다.

췌장의 공격과 배터리

당뇨와 당뇨 전 단계의 폭발적인 증가는 과체중과 비만 인구의 증가와 흐름을 같이해왔다.

사실 당뇨와 당뇨 전 단계의 폭발은 상당 부분 과체중과 비만의 증가에서 기인했다는 설명이 더 정확할지도 모른다. 체중 증가는 인슐린 민감성을 망가뜨리고 내장 비만 축적을 가속화하며 당뇨병의 기본 조건을 빠르게 만족할 가능성이 크기 때문이다.[10] 미국인이 뚱뚱해질수록 당뇨 전 단계와 당뇨 발병 가능성은 높아진다. 2009년 미국의 성인 26.7퍼센트, 즉 7500만 명이 비만 기준(체질량지수 30 이상)을 충족했고 더 많은 인구가 과체중(체질량지수 25~29.9) 범주에 포함되었다.[11] 미국 공중위생국이 '과체중 및 비만 예방과 감소를 위한 행동 지침'에서 정한 비만 인구 목표치 15퍼센트를 달성하지도, 근접하지도 못하는 상태다. (이는 공중위생국이 미국인에게 신체 활동을 늘리고, 지방 섭취를 줄이고, 통곡물 섭취를 늘리라고 반복적으로 강조해온 결과다.)

개인마다 또 유전적 위험 요인마다 차이가 있으므로 체중의 기준치를 확실히 정하기는 어렵다. 하지만 체중 증가가 당뇨 및 당뇨 전 단계와 밀접하다는 것은 얼마든지 추측이 가능하다. 키 168센티미터인 여성이 몸무게 110킬로그램에서 당뇨에 걸릴 수도 있지만, 64킬로그램에서 발병하기도 한다. 이러한 다양성은 유전적으로 결정된다.

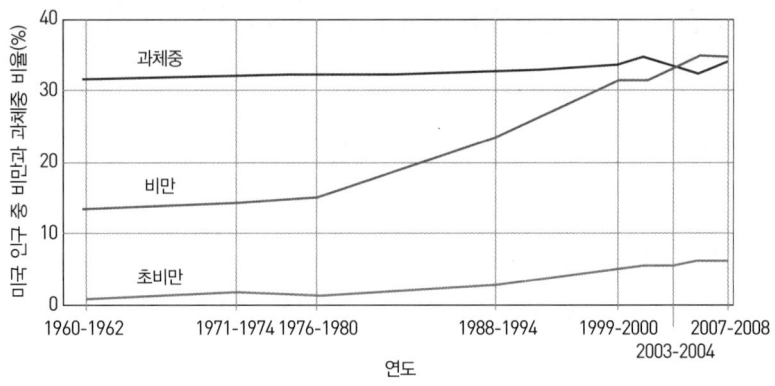

1960~2008년 미국의 비만과 과체중 추세. 과체중은 체질량지수 25~30 미만, 비만은 30 이상으로 정의하며, 초비만은 35 이상이다. 미국인의 과체중 인구 비율은 꾸준한 반면, 비만은 급증했고 초비만 역시 빠른 속도로 증가하고 있다. 〈출처: 미국 질병통제예방센터〉.

    이러한 체중 증가 추세에 뒤따르는 경제적 비용은 실로 막대하다. 보건 비용은 물론이고 개인이 치르는 건강상의 대가도 엄청나다.[12] 일각에서는 향후 20년간 전체 보건 비용의 16~18퍼센트가 비만으로 인한 보건 문제 해결에 들어갈 것으로 내다본다. 유전 질환이나 선천적 기형, 정신질환, 화상, 전쟁 후유증으로 겪는 외상 후 스트레스 장애가 아니라 그저 살이 찌는 문제에 말이다. 점차 비만이 되어가는 미국인에게 쓸 돈이 암 치료 비용보다 많아질 것이다. 이에 그치지 않고 교육비마저 웃돌 것으로 보인다.

    그런데 당뇨, 당뇨 전 단계, 체중 증가와 맥을 같이하는 또 다른 요인이 있다. 바로 밀 소비다. 추구하는 것이 편리이든 맛이나 '건강'이든 1970년 이후 1인당 밀 식품(흰 빵, 밀 빵, 듀럼 파스타) 섭취는 연간 약 12킬로그램이나 늘었을 정도로 미국인은 어쩔 수 없는 밀 중독자다.[13] 미국의 밀 소비량을 전 국민(유아, 아동, 청소년, 성인, 노인까지 모두)의 수로 나누어 1인당 평균 섭취량을 환산하면 연간 약 60킬로그램에 달한다. (밀가루 60킬로그램은 빵 덩어리 200개 정도로, 하루에 빵 덩어리 절반 이상을 먹는 셈이다.) 물론 유아나 아동이 연간 60킬로그램을 먹지는 않으니 실제로는 다수의 성인이 그보다 훨씬 많이 먹는다는 의미다.

결론적으로, 유아도 아동도 청소년도 밀을 먹고, 성인도 어르신도 밀을 먹는다. 연령대별로 선호하는 밀의 형태가 있기는 하다. 어린아이들은 이유식이나 동물 모양의 과자를 즐기고, 그 이후부터는 쿠키와 땅콩버터 샌드위치, 피자와 오레오, 통밀 파스타와 통밀 빵, 버터를 바르지 않고 구운 빵과 리츠(Ritz) 크래커에 맛을 들인다. 하지만 결국 매한가지다. 소비 증가와 더불어 1.2미터 높이의 트리티쿰 아에스티붐 밀이 다수확 왜소종 밀과 인간이 이전에 먹어본 적 없는 새로운 글루텐 구조로 소리 소문도 없이 바뀌고 있을 뿐이다.

생리적으로 당뇨병과 밀의 관계는 완벽하게 맞아떨어진다. 밀 음식이 우리 식단을 지배하며 사실상 그 어떤 음식보다 혈당을 높이 끌어올린다. 이는 당화혈색소(60~90일간의 평균 혈당치 반영)도 상승시킨다. 하루에도 여러 차례 포도당-인슐린 주기가 높은 수준에 도달하면서 내장 지방의 성장을 자극한다. 내장 지방(밀가루 똥배)은 인슐린 저항성과 매우 밀접하므로, 이는 포도당-인슐린 주기가 더 높은 수준에 도달하게끔 이끈다.[14]

당뇨병과 내장 지방이 늘어나는 초기 단계에는 인슐린 생성을 담당하는 췌장 베타 세포가 50퍼센트 증가하고, 인슐린에 저항하는 신체의 거대한 요구에 맞춰 생리학적 적응이 동반된다. 하지만 베타 세포의 적응은 제한적이다.

직장으로 차를 몰면서 크랜베리 머핀을 먹은 후 생긴 고혈당은 '당 독성(glucotoxicity)'을 유발한다. 당 독성은 고혈당이 지속되면 췌장에서 인슐린을 생성하는 베타 세포가 제대로 기능하지 못하는 현상이다.[15] 고혈당이 지속될수록 베타 세포도 손상을 입는다. 그 영향은 꾸준히 진행되며 많은 의사들이 정상치라고 말하는 포도당 수치 100mg/dl는 여기서부터 시작된다. 통밀 빵 두 조각과 저지방 칠면조 가슴살을 먹으면 비당뇨병 성인의 일반적 혈당은 140~180mg/dl이 되고, 이는 결코 대체할 수 없는 소중한 베타 세포 몇 개를 희생시키기에 충분하다.

탄수화물 섭취를 반복하면 중성지방과 지방산 역시 증가하고 지질 독성(lipotoxicity)을 초래한다. 지질 독성이 진행되면서 형편없이 취약한 췌장의 베타 세포에도 손상을 입힌다. 탄수화물에 무게가 실린 식단이 VLDL(very low density lipoprotein: 초저밀도 지단백질. 간에서 당이나 지방으로 합성한 중성지방을 각 장기, 특히 근육이나 지방 조직으로 운반한다―옮긴이) 분자와 중성지방을 증가시키고, 이 상태는 식후 및 식간까지 지속된다. 또 췌장 베타 세포의 지질 독성 감소를 방해하기도 한다.

췌장 손상은 산화 독성(oxidative injury), 렙틴, 다양한 인터류킨(interleukin: 몸 안에 들어온 세균이나 해로운 물질을 면역계가 맞서 싸우도록 자극하는 단백질―옮긴이), 종양 괴사 인자들의 염증 현상으로 한층 악화된다. 내장 지방은 이 모든 염증의 온상이며, 당뇨 전 단계이든 당뇨 단계이든 그 특징은 동일하다.[16]

시간이 흐를수록 당 독성, 지질 독성, 염증성 파괴의 갑작스러운 공격이 반복되고, 베타 세포는 당초 정상 개수에서 절반 밑으로 점점 줄어들면서 약해지다가 사멸한다.[17] 이때 당뇨병이 확실히 자리를 잡는다.

요약하면, 탄수화물 특히 밀 음식의 탄수화물은 혈당과 인슐린을 극단적으로 올리고, 궁극적으로는 인슐린을 생성하는 췌장의 능력을 돌이킬 수 없는 손상으로 이끄는 일련의 신진대사 현상을 일으킨다. 즉, 당뇨병에 걸린다.

탄수화물 맞불 작전

구석기나 신석기 시대 인류의 아침 식사는 야생 물고기, 파충류, 새 등의 사냥감(항상 요리한 것은 아니다), 나뭇잎, 뿌리, 베리류, 곤충 따위로 차려졌을지 모른다. 오늘날에는 밀가루, 옥수수 녹말, 귀리, 액상과당(고과당 옥수수 시럽), 자당으로 이뤄진 시리얼 한 사발로 바뀌었다. 물론 '밀가루, 옥수수 녹말, 귀리, 액상과당, 자당'이라 하지 않고, 이보다 훨씬 기억하기 쉬운 '크런치 헬스 클러스터스(Crunchy Health Clusters)'나 '프루티 먼치 스퀘어스(Fruity Munchy Squares)'라고 일컫는다. 아니면 메이플 시럽을 얹은 와플과 팬케이크 또는 잼을 발라 구운 잉글리시 머핀, 저지방 크림치즈를 곁들인 펌퍼니클 베이글이라고 한다. 웬만한 미국인이라면 아침 일찍부터 하루 종일 탄수화물을 즐긴다.

우리의 신체 활동이 덜 고되어졌으므로 충격적인 일은 아니다. 마지막으로 동물의 가죽을 벗겨본 게 언제였던가? 가축을 도살하거나 겨울에 나무를 베어본 적은 또 언젠가? 강가에서 손빨래를 한 적은? 인간의 편의와 즐거움을 이유로 음식물의 변형이 빠르게 진행되면서 우리는 어떻게도 할 수 없는 질병을 낳았다.

사냥한 야생 수퇘지나 채집한 야생 마늘, 야생 베리를 지나치게 많이 먹었다고 당뇨병에 걸린 사람은 없었다. ……채소 오믈렛, 연어, 케일, 저민 고추, 오이 딥도 마찬가지다. 하지만 많은 사람들이 머핀, 베이글, 아침 식사용 시리얼, 팬케이크, 와플, 프레첼, 크래커, 케이크, 컵케이크, 크루아상, 도넛, 파이를 과도하게 먹고 당뇨병에 걸렸다.

앞서 말했듯이 혈당을 높이는 음식은 거의 당뇨병의 원인 식품이다. 과정은 단순하다. 탄수화물이 췌장에서 내장 지방 축적을 돕는 인슐린 분비를 촉진한다. 내장 지방은 인슐린 저항성과 염증을 초래한다. 고혈당, 중성지방, 지방산은 췌장을 손상시킨다. 오랫동안 과도하게 일한 췌장은 당 독성, 지질 독성, 염증 등 밀려드는 압력에 굴복한다. 완전히 '녹초가 되어' 인슐린에 이상이 생기고 혈당 수치가 높아진다. 이것이 바로 당뇨병이다.

당뇨 치료는 이런 과정을 반영한다. 피오글리타존(pioglitazone), 즉 액토스(Actos: 심혈관 질환 예방약—옮긴이)같이 인슐린 저항을 낮추는 약물이 당뇨 초기에 처방된다. 메트포르민(metformin)도 당뇨 초기에 간의 포도당 생산을 감소시킨다. 그러다 췌장이 수년에 걸친 당 독성, 지질 독성, 염증의 연타에 휘청거리다가 더 이상 인슐린을 생성하지 못하는 상황까지 이르면 인슐린 투약 처방을 받는다.

탄수화물 섭취가 주요 원인인 당뇨병의 예방과 치료를 위해 널리 보급된 표준적인 치료 중에는 …… 탄수화물 섭취를 늘리라고 충고하는 경우도 있다.

나는 몇 년 전 당뇨 환자의 치료에 ADA(미국당뇨병협회)가 권장하는 식단을 적용했다. 탄수화물 섭취를 권고하는 ADA 식단을 따른 결과 환자들이 체중 증가, 혈당 조절 악화, 약물 치료 필요성 증가, 신장병이나 신경 장애 등 당뇨 합병증에 걸리는 등의 문제가 발견되었다. 이그나즈 제멜바이스(Ignaz Semmelweis: 19세기 중반의 산부인과 의사―옮긴이)가 손 씻기만으로 산욕열(childbed fever: 분만 시에 생긴 창상을 경유한 세균 감염으로 발생하는 열성 질환의 총칭―옮긴이) 발병을 거의 사라지게 만들었듯이 ADA의 식단 조언을 무시하고 탄수화물 섭취를 제한하자 혈당 개선, 당화혈색소(hemoglobin A1c, HbA1c) 수치 하락, 놀라운 체중 감소, 기타 고혈압과 중성지방 등 신진대사의 잡다한 문제가 전체적으로 개선되었다.

ADA는 당뇨병 환자들에게 지방과 포화 지방 섭취 줄이기, 탄수화물(되도록이면 '건강에 좋은 통곡물')을 매 끼니마다 45~60그램 또는 매일 135~180그램 섭취하기, 스낵 먹지 않기를 권고한다. 핵심은 지방 공포증과 (칼로리의 55~65퍼센트를 탄수화물로 섭취하는) 탄수화물 위주의 식단이다. ADA가 말하는 식단의 관점을 요약하면 이렇다. 즉, 혈당을 증가시키는 음식과 설탕을 먹어라. 혈당은 약으로 끌어내리면 된다.

'맞불 작전'이 페스트 통제나 수동적-공격적 관계에서 효력을 발휘할 수도 있겠지만, 돌려막기로 카드빚에서 헤어날 수 없듯이 탄수화물을 먹고 당뇨에서 벗어날 수는 없다.

ADA는 영양 측면에서 온 나라의 방향성을 설정하는 데 결정적인 영향을 미친다. 당뇨 진단을 받은 사람이 상담사나 간호사에게 가면 그들은 ADA 식이 요법의 원리를 권한다. 환자가 병원에서 당뇨를 진단받으면 의사도 'ADA 식이 요법'을 지시한다. 전문가들이 내리는 식단 '지침'이 사실상 건강 '법'인 셈이다. 나는 당뇨병을 다루는 간호사나 상담사 중에서 탄수화물이 당뇨의 원인이라는 사실을 이해하고 ADA 충고를 거부하며, 환자들에게 탄수화물 섭취를 줄이도록 권하는 현명

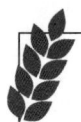

밀과 작별하기, 당뇨와도 안녕

장성한 자녀 셋을 둔 엄마이자 다섯 아이의 할머니인 63세의 모린이 심장병 예방 프로그램 상담을 받으러 내 진료실을 방문했다. 모린은 지난 2년 동안 콜레스테롤 저하제 '스타틴(statin)'을 투여하는 중에도 두 차례의 심도자술(팔이나 다리의 굵은 혈관을 통해 심장에 작은 관을 삽입, 심장 내부의 압력과 산소 포화도 등 심장의 기능을 평가하는 시술법—옮긴이)과 세 차례의 스텐트(stent) 삽입술을 받았다.

모린의 검사 결과에는 리포단백질(lipoprotein: 복합 단백질의 하나로, 지질과 결합한 단백질의 총칭—옮긴이) 분석 항목이 있었다. 낮은 HDL 콜레스테롤 수치가 39mg/dl, 높은 중성지방 수치는 233mg/dl, 작은 LDL 입자는 과잉이어서 LDL 입자의 85퍼센트가 작은 LDL로 분류되는 등 심각한 비정상이었다.

모린은 입원 치료 중이던 2년 전 당뇨를 진단받기도 했다. 미국심장협회와 미국당뇨병협회 양쪽의 '심장 건강에 좋은' 식단을 추천받고, 식품 제한 방식에 대해서도 상담했다. 당뇨병 초기에 메트포르민을 처방받았지만 적절한 혈당 수준을 유지하기 위해 몇 달 후 다른 약, 다음엔 또 다른 약(최근에는 하루에 두 번씩 투여)을 추가했다. 얼마 전 모린의 담당의는 인슐린 투여 가능성을 언급하기 시작했다.

낮은 HDL과 높은 중성지방, 더불어 작은 LDL 수치가 당뇨병에 근접한 수준이었기 때문이다. 나는 모린에게 비정상적인 수치들을 전체적으로 바로잡아줄 식단을 권했다. 핵심은 밀 제거였다. 작은 LDL 수치와 당뇨가 심각했기 때문에 나는 추가로 다른 탄수화물, 특히 귀리·콩·쌀·감자는 물론이고 옥수수 전분과 설탕도 줄이도록 했다. (대부분의 사람에게 이 정도로 심한 제한은 필요하지 않다.)

이 식단을 적용하고 첫 석 달 만에 모린은 112킬로그램에서 13킬로그램을 감량했다. 초반의 감량 덕분에 하루 두 차례의 투약도 중단할 수 있었다. 다음 석 달 동안 7킬로그램을 더 감량했고, 모린은 당초 처방받았던 메트포르민 투약을 줄였다.

1년 후, 모린은 총 23킬로그램을 감량했으며 20년 만에 처음으로 몸무게가 91킬로그램 밑으로 떨어졌다. 포도당 수치는 지속적으로 100mg/dl보다 낮은 수준을 유지했다. 나는 메트포르민 투약도 중지하도록 했다. 그녀는 현재 식단을 지키며 조금씩 체중 감량을 이어가고 있다. 혈당도 안정적인 수준을 유지하고 있다.

1년 동안 23킬로그램을 뺀 모린은 당뇨병과도 작별을 고했다. '건강한 통곡물' 많이 먹기 같은 예전의 식습관으로 돌아가지만 않는다면 근본적으로 치료된 셈이다.

한 사람들도 보았다. 그런 충고는 ADA의 지침에 정면으로 배치되므로 의료 기관은 말썽 피우는 이 직원들을 해고하는 식으로 불편한 심경을 드러냈다. 전통적인 신념, 특히 의학계의 신념을 결코 과소평가해서는 안 된다.

ADA가 추천하는 목록에는 다음과 같은 음식이 포함된다.

- 통곡물 빵(통밀, 통호밀 등)
- 통곡물, 고섬유질 시리얼
- 오트밀, 그리츠, 호미니(hominy: 옥수수 죽), 크림 오브 휘트(Cream of Wheat) 같은 조리된 곡류
- 쌀, 파스타, 토르티야
- 조리한 핀토콩(pinto bean) 같은 강낭콩류와 광저기콩(black-eyed bean) 등의 완두콩류
- 감자, 껍질콩, 옥수수, 리마콩, 고구마, 겨울 호박
- 저지방 크래커, 스낵 칩, 프레첼, 무지방 팝콘

요컨대 밀, 밀 그리고 옥수수, 쌀 또 밀을 자꾸 먹으라는 얘기다.

아무 당뇨 환자에게나 이와 같은 식이 요법의 효과를 물어보라. 이 음식들이 혈당을 200~300mg/dl에서 그 이상으로 올린다고 대답할 것이다. ADA의 충고에 따르면 이 정도는 괜찮다는 말인가? ……하지만 당신의 혈당을 확실하게 추적하고 의사에게 인슐린과 약물로 조절할 수 있는지 물어보라.

ADA의 식이 요법이 당뇨 치료에 기여하는가? "치료 효과가 있다"

는 주장으로 근거 없는 마케팅을 펼치는데, 정말 치료를 말하는 건가?

변호를 좀 하자면, ADA를 후원하는 사람 대다수가 악하다고 생각하지는 않는다. 실제로 많은 이들이 소아 당뇨 치료법의 발견을 지원하는 모금에 크게 기여했다. 그렇다 해도 저지방 식단을 밀어붙인 그들의 실수 때문에 온 미국인이 곁길로 벗어나고 말았다고 나는 믿는다.

오늘날의 당뇨 치료 개념을 말하자면 이렇다. '애당초 병을 일으키는 음식은 늘리고, 끝없이 약물을 주입해 혈당을 조절한다.'

물론 소 잃고 외양간 고치기를 실현할 수 있게 하는 장점이 있긴 하다. 가정용 3류 영화 비디오와도 같은 식이 요법상의 거대한 실수가 불러온 영향을 볼 수 있지 않은가? 조악하게 흔들거리는 영상을 전부 되돌려보자. 탄수화물, 즉 '건강에 좋은 통곡물'의 탄수화물을 제거하라. 그러면 현대의 질병이 모두 그 흐름을 되돌릴 것이다.

또다시 데자뷰

기원전 5세기 인도의 내과 의사 수슈루타는 당뇨이면서 비만인 환자에게 운동을 처방했다. 동료 의사들은 자연의 징조나 별의 위치를 고려해 환자에게 처방하던 시절이었다. 19세기 프랑스의 내과 의사 아폴리네르 부샤르다(Apollinaire Bouchardat)는 1870년 프러시아 군대가 파리를 포위한 넉 달 동안 환자들의 소변 내 당분 감소를 관찰했다. 식량, 특히 빵 공급이 부족하던 시기였다. 포위가 풀린 후 그는 당시 상황을 본떠 환자들에게 빵과 다른 녹말 섭취를 줄이고 당뇨병 치료 기간 중 간헐적으로 금식하라고 권했다. 다른 의사들은 녹말 섭취를 늘리라고 충고하던 관행이 있었는데도 말이다.

20세기 들어 선도적인 의학 교육자이자 존스홉킨스 병원의 설립 멤버인 윌리엄 오슬러(William Osler)는 권위 있는 저서 《의학의 원리와 실제(Principles and Practice of Medicine)》에서 당뇨 환자들에게 탄수화물을 2퍼센트만 섭취할 것을 권고했다. 프레더릭 밴팅 박사는 1922년 독창적인 논문에서 췌장 추출 물질(인슐린—옮긴이)을 당뇨병 아동 환자에게 투여한 최초의 기록을 남겼다. 여기서 그는 병원의 식이 요법으로 탄수화물을 하루 10그램까지만 섭취하도록 엄격하게 제한함으로써 소변의 당을 조절하는 데 도움이 되었다고 썼다.[18]

혈당 검사, 당화혈색소 같은 현대적인 수단을 활용하지 않는 방식, 예컨대 파리가 소변 주위에 모여드는지 여부를 관찰하는 원시적인 방법으로는 치료법을 찾기가 불가능했을지 모른다. 만약 가능했다면, 실제 증거가 될 만한 당뇨의 개선 사례가 있었기 때문 아닐까. '지방은 줄이고, 건강에 좋은 통곡물을 더 먹는' 현대는 우리가 오슬러와 밴팅 같은 기민한 관찰자들이 가르쳐준 교훈을 잊게끔 강요한다. 많은 교훈들이 그렇듯 당뇨 치료에서 탄수화물 제한이라는 개념은 되새겨야 할 가치가 있다.

나는 터널의 끝을 알리는 희미한 빛을 볼 수 있다. 당뇨를 탄수화물 과민성이 낳은 병으로 여겨야 한다는 개념이 의학계에서 힘을 얻기 시작했기 때문이다. 듀크 대학교의 에릭 웨스트먼(Eric Westman) 박사, 캔자스 대학교 체중 관리 프로그램의 전 의료 디렉터이자 북미비만전문의협회 전 대표인 메리 버넌(Mary Vernon) 박사, 코네티컷 대학교의 다산(多産) 연구자 제프 볼렉(Jeff Volek) 등의 의사와 연구자들이 의욕적으로 당뇨는 탄수화물 과민성의 산물이라고 주창한다. 예를 들면, 웨스트먼과 버넌은 과도하게 낮은 혈당을 피하려면 탄수화물을 줄이고 특히 첫날 인슐린 투여량을 절반 수준으로 줄일 필요가 있다고 보고했다.[19] 볼렉 박사 팀은 인간과 동물 모두 급격한 탄수화물 감소가 인슐린 저항성, 식후의 혈당 왜곡, 내장 지방을 줄인다는 사실을 여러 차례에 걸쳐 증명했다.[20, 21]

지난 10년간 수행한 여러 연구들이 탄수화물 섭취를 줄이면 체중 감량과 당뇨 환자의 혈당 개선 효과가 있음을 입증했다.[22, 23, 24] 한 연구에서는 하루에 30그램을 줄였더니, 1년간 평균 5킬로그램을 감량했고 (이전 60~90일 동안의 평균 혈당을 반영한) 당화혈색소는 7.4퍼센트에서 6.6퍼센트로 떨어졌다.[25] 또 템플 대학교의 비만 및 당뇨 연구에서 하루에 탄수화물 21그램을 줄이자 2주 동안 평균 1.6킬로그램을 감량하고, 당화혈색소는 7.3퍼센트에서 6.8퍼센트로 감소하고, 인슐린 반응은 75퍼센트 개선되었다.[26]

웨스트먼 박사는 많은 사람들이 임상 실험에서 배운 내용을 성공적으로 증명해왔다. '건강에 좋은' 식단을 '지배하는' 탄수화물(밀 포함)을 실질적으로 제거하면 혈당 조절을 개선할 뿐만 아니라 성인 당뇨(제2형 당뇨병)에 필요한 인슐린과 당뇨 약물의 필요도 없앤다는 것이다. (즉 치료한다.)

웨스트먼 박사는 최근 철저하게 저탄수화물 식이 요법을 따른 84명의 비만 당뇨병 환자를 연구했다. 이들은 20세기 초 오슬러 박사와 밴팅 박사의 실험과 비슷하게 탄수화물 섭취를 하루 20그램으로 제한하고 밀, 옥수수 전분, 설탕, 감자, 쌀, 과일 등의 섭취를 금지했다. 그러자 6개월 후 허리둘레(내장 비만의 대표 선수)가 5인치 줄었고, 중성지방은 70mg/dl로 떨어졌다. 체중은 약 11킬로그램 감량되었으며 당화혈색소는 8.8퍼센트에서 7.3퍼센트로 하락했다. 참가자의 95퍼센트가 당뇨병 약물 투여를 줄였고, 특히 25퍼센트는 인슐린을 포함한 모든 약물을 끊었다.[27]

다시 말해 (약물을 쓰지 않고) 영양으로 관리하는 웨스트먼의 실험은 환자의 25퍼센트로 하여금 당뇨병에서 벗어나게끔 했고, 적어도 식단만으로 혈당을 관리할 수 있도록 충분히 개선시켰다. 나머지 환자들도 혈당 조절이 개선되었고, 인슐린 등 다른 약물 사용의 필요도 없앴다.

현재까지의 연구는 '탄수화물 감소가 혈당 반응을 개선하고 당뇨병의 증세를 완화한다'는 개념을 증명해주었다. 효과가 큰 경우, 6개월이면 당뇨병 약물을 끊을 수도 있다. 이후에 지나치게 탄수화물을 많이 섭취하는 식단으로 회귀하지만 않는다면 마음 놓고 '치료'되었다고 말할 만한 사례도 더러 나왔다. 다시 한 번 말하겠다. 만약 충분한 췌장 베타 세포가 남아 있고 만성 당 독성, 지질 독성, 염증으로 인해 완전히 사멸하지 않았다면, 거의 다까지는 아니더라도 일부 예비 당뇨병 또는 당뇨병을 완전히 치료할 수 있다. 이는 미국당뇨병협회가 주장하는 전통적인 저지방 식단으로는 결코 달성할 수 없는 일이 일어난다는 얘기이기도 하다.

또 당뇨병 이전으로 되돌리기보다는 식이 요법을 통해 당뇨병 예방을 달성하는 것이 한결 쉽다. 블루베리, 라즈베리, 복숭아, 고구마 같은 탄수화물 식품은 중요한 영양분을 공급하면서도 '불량' 탄수화물 (무엇인지는 말할 필요도 없다)만큼 혈당을 올리지 않는다.

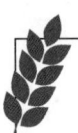

밀과 소아 당뇨(제1형 당뇨병)

인슐린을 발견하기 전까지 소아/제1형 당뇨병 환자들은 발병한 지 불과 몇 달 만에 죽음에 이르렀다. 프레더릭 밴팅 박사의 인슐린 발견은 역사적 의의를 지닌 진정한 돌파구였다. 그렇다면 애당초 왜 아이들은 당뇨병에 걸릴까?

인슐린, 베타 세포, 그 외 '자가' 단백질 항체는 췌장 파괴를 일으키는 자가 면역을 초래한다. 당뇨병을 앓는 아동은 신체의 다른 장기들도 항체를 보유한다. 한 연구에 따르면, 당뇨병 아동의 24퍼센트가 높은 수준의 '자가 항체' 즉, '자신의' 단백질에 저항하는 항체를 지닌 것으로 나타났다(비당뇨 아동은 6퍼센트 수준).[28]

성인 당뇨의 급증과 마찬가지 이유로 아동들의 이른바 '성인 당뇨(제2형 당뇨병)' 발병도 과체중, 비만, 비활동성 증가로 인해 증가하는 추세다. 그런데 동시에 제1형 당뇨병도 증가하고 있다. 미국의 보건 기관들과 질병통제예방센터가 공동 지원하는 '청소년 당뇨 연구'는 1978년에서 2004년 사이에 새로 진단받은 제1형 당뇨병 환자가 매년 2.7퍼센트 증가한다는 사실을 입증했다. 4세 이하 아이들이 그중에서도 가장 빠른 증가세를 보였다.[29] 1990~1999년 유럽, 아시아, 남아메리카의 질병 기록도 비슷한 경향을 나타냈다.[30]

제1형 당뇨병은 왜 증가할까? 우리 아이들이 무언가에 노출되었기 때문이다. 아이들의 비정상 면역 반응이 광범위하게 일어나고 있다. 관계 당국은 그 과정에서 바이러스 감염이 일어난다고 주장하기도, 아니면 어떤 인자들에서 유전적으로 민감한 자가 면역 반응이 모습을 드러낸다고 말하기도 했다.

혹시 그게 '밀'일 수도 있을까?

1960년 이후 다수확 왜소종 같은 밀의 유전적 특질 변화가 최근의 제1형 당뇨병 발병 증가를 설명할 수 있을지도 모르겠다. 이런 변화는 셀리악병을 비롯한 다른 질병의 증가와도 부합한다.

한 가지 분명한 연관 관계가 있다. 셀리악병 아동은 제1형 당뇨병에 걸릴 확률이 약 10배 높다. 제1형 당뇨병 아동은 밀 그리고/또는 셀리악성 항체를 가졌을 확률도 10~20배 높다.[31, 32] 두 질환은 단독으로 존재하기보다 운명을 같이할 확률이 매우 높다.

제1형 당뇨병과 셀리악병 사이의 유착 관계는 시간이 흐를수록 커진다. 당뇨병 아동이 처음 당뇨 진단을 받을 무렵 셀리악병 징후를 보이기도 하는데, 시간이 지날

수록 많은 아이가 셀리악병 징후를 나타낼 것으로 추측된다.[33]

안타까운 질문: 아예 처음부터 밀을 먹지 않으면 제1형 당뇨병의 발병을 피할 수 있을까? 유전적으로 제1형 당뇨병에 취약한 쥐 연구에서, 밀 글루텐 제거로 당뇨 발병률을 64퍼센트에서 15퍼센트로 낮추고[34] 셀리악병으로 인해 발생하는 내장의 손상을 예방한다[35]는 결과가 나타났다. 하지만 유아나 아동을 대상으로 같은 연구를 수행한 것이 아니므로 이 중요한 의문에 여전히 대답을 할 수 없는 형편이다.

나는 미국당뇨병협회의 많은 정책에 동의하지 않지만 다음과 같은 관점에는 동의한다. "제1형 당뇨병을 진단받은 아동은 셀리악병 검사를 받아야 한다." 덧붙여, 나는 그들이 이후에도 매년 재검사를 받아야 하며, 아동기는 물론이고 성인이 된 후에도 마찬가지라고 생각한다. 공식 기관의 권고 사항은 없지만, 나는 당뇨 아동을 둔 부모는 다른 글루텐 식품과 더불어 밀 글루텐을 식단에서 뺄 것을 강력하게 주장한다. 이는 결코 무리한 주장이 아니다.

제1형 당뇨병 환자가 한 명 이상 있는 가족 구성원은 제1형 당뇨병으로 이어질지도 모를 자가 면역 반응이 일어나지 않도록 태어날 때부터 평생 밀 음식을 피해야 할까? 아무도 모른다. 하지만 답변의 필요성이 절실한 질문이다. 현재의 발병 추세로 보건대, 향후 몇 년 후면 한층 시급한 사안이 될 것이다.

그러니 웨스트먼의 '당뇨병 치료' 연구에 버금가는 엄격한 프로그램이 아니더라도 곳곳에서 우리 식단을 지배하며 혈당을 올리는 그 식품을 그냥 빼버리면 어떨까? 내 경험상 혈당과 당화혈색소가 떨어지고 내장 지방(밀가루 똥배)이 줄어들며 온 나라에 퍼진 비만, 당뇨 전 단계, 당뇨병에 걸릴지 모를 위험에서 자유로워질 것이다. 당뇨병을 1985년 이전 수치로 되돌릴 수 있다. 1950년대의 드레스와 바지 사이즈로 회복이 가능하며, 심지어 비행기에서 보통 체격의 타인 옆에 편안하게 다시 앉을 날이 올 수도 있다.

"만약 이것이 맞지 않는다면, 무죄를 선고해야 합니다"

비만과 당뇨병을 일으키는 주범으로서 밀은 내게 O. J. 심슨의 살인 재판을 떠올리게 한다. 증거가 범죄 현장에서 발견되었고 피고인의 의심스러운 행동, 살인자와 희생자의 연결 고리인 피 묻은 장갑, 동기, 기회……. 정황은 충분하지만 교묘하고 영리한 법적 대응으로 심슨은 무죄 선고를 받았다.

밀은 모든 면에서 당뇨를 일으키는 죄인으로 볼 수 있다. 거의 모든 음식을 제치고 혈당을 높이 끌어올리며 당 독성, 지질 독성, 염증을 일으킬 가능성이 높으니 말이다. 내장 지방 축적도 조장하지 않는가? 지난 30년간 체중 증가와 비만 추세 사이에는 꼭 들어맞는 상관관계가 있다. 하지만 미국 농무부, 미국당뇨병협회, 미국영양학회 등 막대한 양의 밀 소비를 주장하는 '드림 팀'의 구제로 밀은 모든 죄에서 사면되었다. 조니 코크런(Johnnie Cochran: O. J. 심슨 측 변호사—옮긴이)도 이보다 더 잘하지는 못했으리라.

'오심'이라고 말할 수 있는가?

그렇다 하더라도 우리는 건강 문제가 걸린 재판에서 피고의 죄를 입증하고 우리 삶에서 밀을 추방함으로써 잘못을 바로잡을 기회가 있다.

08

산성도 떨어뜨리기: 위대한 pH 교란 물질 밀

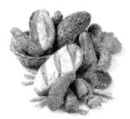

인간의 몸은 pH(수소 이온 지수) 반응에 철저하게 통제받는다. 정상 pH 7.4에서 수치가 0.5 정도만 위 또는 아래로 움직여도 우리는 죽게 된다.

산을 바탕으로 이루어지는 신체 상태는 정교하게 조율되고 유지되며, 연방준비제도이사회(Fed)의 할인율 통제보다 훨씬 엄격하다. 심각한 박테리아 감염의 경우, 감염으로 생성된 산성 물질이 신체가 감당할 수 있는 산 중화 한도를 압도하면 죽음에 이르기도 한다. 마찬가지로 신장병에 걸려 몸 안의 산 부산물 제거 기능이 망가지면 각종 합병증에 노출된다.

평소 신체의 pH 수치는 정교한 통제 시스템이 작동하는 덕분에 pH 7.4로 유지된다. 젖산처럼 신진대사의 부산물은 산이다. 산이 pH를 끌어내리면 우리 몸은 급박하게 이를 보완하려 한다. 신체는 혈류의 중탄산염부터 뼈 속 알칼리성 칼슘염(탄산칼슘, 인산칼슘 등)에 이르기까지 알칼리 저장소에서 이용할 수 있는 알칼리를 죄다 끌어와 반응한다. 정상적인 pH 유지가 매우 중대하므로 신체는 pH 안정화를 위해서라면 뼈 건강을 희생한다. 체내에서 훌륭한 우선순위 체계가 작동하는 까닭에 pH가 정상치를 벗어나기 전에 우리의 뼈는 물렁해지고 말 것이다. 순 알칼리 균형이 만족스러운 수준에 도달하면 뼈도, 관절도 행복해진다.

어느 쪽이든 pH가 극단적이면 위험하지만 몸은 알칼리성으로 약간 치우친 상태를 선호한다. 이는 미묘한 정도여서 혈액의 pH에 반영되지는 않는다. 하지만 소변으로 산성도를 측정하면 뚜렷하게 알 수 있다.

신체의 pH를 압박하는 산은 음식을 통해서도 들어온다. 탄산이 함유된 탄산음료 등 누가 보든 확실한 산성 음식들이 있다. 코카콜라처럼 인산이 든 음료도 있다. 산이 지나치게 들어간 탄산음료는 신체의 산-중화 수용 능력을 한계 수준까지 이르게끔 한다. 예를 들어, 지속적으로 뼈에서 칼슘이 빠져나감으로써 탄산이 많이 든 콜라를 마시는 고등학교 여학생들의 골절은 5배나 증가했다.[1]

이렇듯 엄격하게 통제되는 pH 환경에서 문제는 산의 포함 여부가 그다지 분명하지 않은 음식이 있다는 사실이다. 어떤 음식이든지 신체는 산의 공격을 '막아내야' 한다. 식단의 구성을 살펴보면, 산과 알칼리 중 어느 공격의 영향을 받았는지 가늠할 수 있다.

인간이 먹는 음식에서는 주로 동물성 식품의 단백질이 산을 생성한다. 닭고기, 돼지고기, 아비스(Arby's)의 로스트비프 샌드위치는 평균적인 미국인 식단에서 산의 주요 원천인 셈이다. 신체는 요산, 황산(자동차 배터리나 산성비와 동일한 산)처럼 육류가 생성한 산을 완화할 필요가 있다. 소과 동물의 젖을 발효해서 만든 치즈는 산성이 강한 식품으로, 특히 저지방·고단백질 치즈가 그렇다. 이것을 요약하면 이렇다. 즉 동물성 식품은 신선하든 발효되었든, 덜 익혔든 잘 익혔든, 특별한 소스를 곁들였든 아니든 상관없이 공격적인 산을 만들어낸다.[2]

하지만 동물성 식품은 pH 균형과 관련해 처음 나타났을 때만큼 해롭지 않을 수도 있다. 최근의 한 연구는 단백질 풍부한 고기가 산의 부담을 일부 덜어주는 효과가 있다고 주장한다. 동물성 단백질은 뼈의 성장과 무기질화를 촉진하는 IGF-1(insulin-like growth factor-1, 인슐린 유사 성장 인자) 호르몬을 자극해 뼈를 강화하기 때문이다. (여기서 '인슐린 유사'라는 말은 인슐린과 구조가 유사하다는 의미이지 그 효과가 유사하다는 뜻은 아니다.) 산을 생성하는 특질에도 불구하고 동물성 단백질의 순 효과는 뼈 건강을 증진시키는 쪽에 있다. 고기 섭취로 단백질을 늘린 아동, 청소년, 노인의 경우 뼈 칼슘 함량과 뼈 강도가 개선된 사례도 있다.[3]

반면 채소와 과일은 대표적인 알칼리성 식품이다. 실제로 농작물은 pH를 전부 알칼리성으로 유도한다. 케일부터 콜라비(kohlrabi)까지 채소와 과일을 푸짐하게 먹으면 동물성 식품으로 가중된 산성 물질을 중화시킨다.

뼈를 파괴하는 자

수렵·채집인이 먹었던 고기, 채소, 과일, 비교적 중성 식품인 견과류, 근채류로 꾸린 식단은 결과적으로 알칼리 효과를 낸다.[4] 물론 수렵·채집인이 싸워온 대상은 pH 조절보다는 침입자들의 화살 공격과 괴저(혈액 공급이 되지 않거나 세균 때문에 신체 조직이 죽는 현상—옮긴이)의 참화였다. 그래서 35세를 거의 넘기지 못했던 원시인의 수명이나 건강에 산-염기 조절은 큰 역할을 담당하지 못했다. 그럼에도 불구하고 우리 선조들의 영양 습관은 현대인의 식단 적응에 필요한 생화학적 무대를 마련했다.

약 1만 년 전, 이전까지는 알칼리성이었던 식단의 pH 균형이 곡물, 특히 막강한 영향력을 발휘하는 밀이 도입되면서 산성으로 기울었다. 현대인의 식단은 '건강에 좋은 통곡물'이 풍부하지만 채소와 과일이 부족해 심한 산성으로 기울었으며, 이는 산증(acidosis: 혈액의 pH가 정상 이하로 떨어지는 상태—옮긴이)이라고 일컫는 증상을 초래한다. 시간이 지나면서 산증은 뼈에 큰 타격을 준다.

연방준비제도이사회가 자금 저장고이듯 두개골부터 꼬리뼈에 이르는 뼈는 칼슘염의 저장고다. 바위든 연체동물의 껍데기든 칼슘은 동일하며, 뼈를 단단하고 튼튼하게 유지한다. 뼈의 칼슘염은 혈액과 조직에서 역동적인 균형을 이루며 산의 공격에 대비하는 알칼리 물질의 원천이다. 하지만 돈과 마찬가지로 무한정 공급되지는 않는다.

우리가 성장하고 골격을 갖추기까지 대략 18년이란 세월을 보낸다면, 남은 인생은 체내 pH를 조절하느라 골격을 무너뜨리며 보낸다. 음식 탓에 만성화된 가벼운 대사성 산증은 10대부터 시작해 80대에 이르기까지 나이를 먹어감에 따라 꾸준히 악화된다.[5, 6] 산성을 띤 신체는 pH를 7.4로 유지하기 위해 뼈에서 탄산칼슘과 인산칼슘을 빼낸다. 또 산성을 띠는 몸은 뼈 조직으로부터 영양분을 흡수하는 파골 세포가 좀 더 열심히 속도를 높여 뼈 조직을 해체하고 소중한 칼슘을 내보내도록 자극한다.

우리가 습관적으로 산성 음식을 섭취해 이 산이 중화될 때까지 계속해서 칼슘을 꺼내고 또 꺼내 쓸 때 문제가 발생한다. 뼈에 아무리 칼슘을 많이 저장해두었다 해도 끝없이 공급할 수는 없는 노릇이다. 뼈는 결국 탈염된다. 즉 칼슘이 고갈되고 만다. 이 무렵 가벼운 탈염 증세인 골감소증, 심한 탈염 상태인 골다공증, 그 외 골연화 또는 골절이 생긴다.[7] (골밀도와 근육량은 서로 비슷한 방향성이 있으므로 골연화와 골다공증은 대개 밀접한 연관이 있다.) 덧붙여, 칼슘 보충제 복용은 시멘트 포대와 벽돌을 뒷마당에 아무렇게나 던져놓고는 새 정자가 지어지길 바라는 것만큼이나 뼈 손실을 돌이키는 데 효과가 없다.

지나치게 산성화된 식단은 결국 골절을 불러오고 만다. 전 세계 엉덩이 골절 발생률을 분석한 인상적인 자료에는 눈길을 사로잡는 관계가 드러나 있다. 식물성 단백질을 동물성 단백질보다 많이 섭취할수록 엉덩이 골절 발생이 준다는 것이다.[8] 이 차이는 중요한 사실을 시사한다. 식물성과 동물성 단백질의 섭취 비율이 1:1이거나 이보다 작으면 10만 명당 200건의 엉덩이 골절이, 마찬가지로 식물성 대 동물성 비율이 2:1, 5:1이면 10만 명당 10건 미만의 엉덩이 골절이 일어났다. 요컨대 감소폭이 95퍼센트를 넘어선다. (식물성 단백질 섭취가 가장 높은 경우에는 엉덩이 골절이 실질적으로 사라졌다.)

골다공증으로 생긴 골절은 계단에서 굴러 떨어지는 정도에 그치지 않는다. 재채기 한 번에 척추를 다치거나, 길을 걷다가 살짝만 넘어져도 엉덩이 골절을 입고, 밀대로 반죽을 펴다 팔에 골절상을 입기도 한다.

앞서 살펴보았듯이 현대의 식습관은 우리를 골다공증이나 골연화,

골절로 이끄는 만성적 산증을 낳는다. 50세 남녀 중 미래에 골절이 발생할 것으로 예상되는 비율은 남성이 20.7퍼센트인 데 비해 여성은 53.2퍼센트나 된다.[9] 50세 여성의 유방암 위험이 10퍼센트, 자궁내막암 위험이 2.6퍼센트인 것과 비교된다.[10]

최근까지 골다공증이란 뼈를 지켜주어야 할 에스트로겐이 감소하는 폐경기 여성이 주로 겪는 질환이라고 여겼다. 하지만 오늘날에는 골밀도 감소가 폐경보다 상당 기간 앞서 시작된다는 사실이 밝혀졌다. 9400명을 대상으로 실시한 캐나다 멀티센터 골다공증 연구(Canadian Multicentre Osteoporosis Study)에 따르면, 여성은 25세에 엉덩이·척추·대퇴부에서 대량의 골밀도 감소가 시작되어 40세가 되면 감소폭이 가파르게 증가했다. 반면 남성은 40세부터 적은 비율로 감소하기 시작했는데,[11] 70세부터는 남녀 모두 급격한 뼈 손실이 일어나는 새로운 국면에 접어들었다. 그러다 80세에 이르면 97퍼센트의 여성이 골다공증에 걸리는 것으로 나타났다.[12]

젊더라도 뼈 손실에서 안전하다는 보장은 없다. 사실, 시간이 지남에 따른 뼈 강도의 약화는 우리가 꾸린 식단 때문에 만성화된 낮은 수준의 산증을 생각한다면 필연이다.

산성비, 자동차 배터리, 밀의 공통점은?

다른 식물성 식품과 달리 곡류만이 산성 물질을 생산한다. 밀은 오랫동안 미국인의 식단에서 중요한 위치를 차지했고, 육류 위주 식단의 산 부담을 늘리는 데 충분히 기여했다.

밀은 황산이 가장 많이 들어 있어 어떤 육류와 비교해도 그램당 황산의 양이 많다.[13] (밀보다 황산 함량이 많은 식품은 귀리뿐이다.) 황산은 매우 위험해서 손에 닿으면 심한 화상을 입고, 눈에 들어가면 실명하는 물질이다. (자동차 배터리에 두드러지게 쓰인 경고문을 살펴보라.) 산성비 속의 황산은 석조물을 부식시키고, 나무와 풀을 죽이며, 수생 동물의 생식 활동을 교란한다. 밀 섭취로 생성된 황산이 희석된 상태인 것은 분명하다. 하지만 희석된 상태에서 양이 아무리 적더라도 알칼리를 즉각 중화해 압도적으로 강한 산성을 띤다.

평균적으로 미국인이 섭취하는 산의 38퍼센트를 차지하는 밀 같은 곡류는 pH 균형을 산성으로 옮겨놓기에 충분하다. 동물성 식품을 통해 섭취하는 칼로리를 35퍼센트로 제한한다 해도 밀을 추가하면 순 알칼리성에서 강력한 순 산성으로 바꿀 수 있다.[14]

산 때문에 뼈에서 칼슘이 얼마나 유출되는지 알아보는 방법 중 하나는 소변으로 빠져나오는 칼슘의 양을 측정하는 것이다. 토론토 대학교 연구 팀은 빵을 먹어 글루텐 섭취량을 늘릴 경우 소변으로 나오는 칼슘 수준에 어떤 영향을 미치는지를 연구했다. 글루텐 섭취량의 증가는 소변을 통한 칼슘 손실을 무려 63퍼센트나 늘렸고, 더불어 뼈의 재흡수 표지들(즉 골다공증 같은 질환을 일으켜 뼈를 약화시키는 혈액 표지들)도 증가시켰다.[15]

그러니 육류는 많이 먹으면서 알칼리성 채소(시금치, 양배추, 피망 등)를 충분히 섭취하지 않아 산 균형을 맞추지 못한다면 어떻게 되겠는가? 산이 과도해진다. 고기 섭취로 생겨난 산이 알칼리성 채소를 통해 균형을 맞추지 못하고, 도리어 밀 같은 곡물을 섭취함으로써 산이 강화되면 어떻게 될까? 괴이한 일이 벌어진다. 식단이 갑자기 과도하게 산성을 띠는 것이다.

결론은 이렇다. 즉 만성화된 산 부담이 뼈 건강을 갉아먹는다.

밀, 가발, 컨버터블

외치를 기억하는가? 기원전 약 3300년부터, 그러니까 5000년 이상 미라 상태로 남았다가 이탈리아 알프스 빙하에서 발견된 티롤 얼음 인간 말이다. 외치의 위장관에서 발효되지 않은 아인콘 빵이 덜 소화된 채로 발견된 반면, 고기와 채소는 거의 다 소화된 상태였다. 외치는 추위에 내성이 있는 아인콘 등의 곡물을 식단에 도입한 지 4700년 이후의 시기에 살다가 죽었다. 하지만 그가 살았던 산악 거주 문화권에서는 상대적으로 밀이 식단에서 차지하는 비중이 적은 편이었다. 외치는 거의 1년 내내 수렵과 채집에 주력했다. 사실, 다른 수렵·채집인의 손에 장렬한 최후를 맞았을 때에도 외치는 활과 화살을 메고 사냥하는 중이었을 것이다.

외치처럼 육류를 풍성하게 즐겼던 수렵·채집인의 식단은 산 부담이 상당했다. 외치의 육류 섭취량은 현대인(육류로 칼로리의 35~55퍼센트를 채운다)을 능가하므로 자연스레 황산과 여러 가지 유기산이 다량 생성되었다.

상대적으로 육류 섭취가 많았음에도 나머지를 곡물이 아닌 채소로 채웠기에 수렵·채집인의 식단은 알칼리성 칼륨염(구연산칼륨, 아세트산칼륨 등)을 풍부하게 생산했고, 이것이 산성으로 치우친 pH가 균형을 이루도록 했다. 채소를 넉넉하게 섭취한 덕분에 원시인의 식단은 현대 식단보다 알칼리도가 6~9배 높았을 것으로 추정한다.[16] 이는 소변의 pH로도 확인할 수 있는데, 현대의 pH 4.4~7.0 수준에 비해 원시인은 pH 7.5~9.0으로 알칼리성이 강했다.[17]

그러다 밀과 여러 곡물이 등장하고, 뼈의 칼슘 손실과 더불어 pH 균형이 산성으로 옮아갔다. 외치가 상대적으로 아인콘 밀 섭취를 덜 했다는 사실은 한 해를 대부분 순 알칼리 상태로 유지했음을 의미한다. 반대로 저렴한 밀 식품을 곳곳에서 끝도 없이 공급하는 현대는 산 부담이 가중되어 순 산성으로 심하게 편중되었다.

밀과 여러 곡물에 pH 균형을 산성으로 기울도록 한 책임이 있다고 치자. 만일 오늘날의 식단에서 밀을 제거하고 줄어든 칼로리를 채소, 과일, 콩, 견과류로 채우면 어떻게 될까? 수렵·채집인이 그랬듯이 pH 균형이 알칼리성으로 옮아갈 것이다.[18]

따라서 밀은 굉장한 훼방꾼인 셈이다. 위기의 중년 남성이 그동안 꾸려온 단란한 가정을 파멸시키는 애인과도 같은 존재다. 밀은 끊임없이 뼈에서 칼슘을 빼냄으로써 원하는 대로 순 알칼리를 순 산성으로 이동시킨다.

'건강에 좋은 통곡물' 위주의 산성 식단과 그 식단이 초래한 골다공증을 고쳐보겠다며 내놓는 해결책은 일반적으로 (특히 고관절의 골다공증 골절 위험도를 줄이는) 포사맥스(Fosamax)와 보니바(Boniva) 등의 약물 처방이다. 골다공증 약물 시장은 이미 연간 100억 달러 규모에 다다랐으며 이는 제약업계의 무자비한 표준에 비추어도 엄청난 돈이다.

다시 말하지만, 건강을 파괴하는 이상야릇한 효과를 떨치는 밀은 미국 농무부의 호위를 받으며 거대 제약업계에 막대한 수익 기회를 제공하면서 우리 삶에 끼어들었다.

밀가루 똥배에 어울리는 밀가루 엉덩이

밀가루 똥배가 불룩 나온 사람들이 대부분 한 가지 이상의 관절염에 시달린다는 사실을 눈치챈 적이 있는가? 아직 눈치채지 못했다면 뱃살을 한 덩이씩 안은 사람들이 얼마나 다리를 저는지, 그러다 몇 번이나 엉덩이·무릎·등 따위가 아파서 깜짝깜짝 놀라는지 주의 깊게 살펴보라.

골관절염은 세상에서 가장 흔한 관절염으로 류머티즘 관절염, 통풍, 그 밖의 관절염보다 흔하다. '뼈와 뼈의 연결고리'인 연골을 상실하는 고통은 무릎 연골과 고관절 부위의 인공 관절 수술로 이어져 2010년에만 미국인 77만 3000명이 수술을 했다.[19]

이는 사소한 문제가 아니다. 4600만 명 이상 또는 미국인 7명 가운데 한 명이 의사로부터 골관절염 진단을 받았다.[20] 정식 진단을 받지 않았더라도 관절염으로 고생하는 사람은 부지기수다.

일반적으로 고관절염과 무릎관절염은 단순히 먼 길을 달린 타이어가 닳듯이 관절도 과도하게 마모된 탓이라고 여겨왔다. 몸무게 50킬로그램 여성의 무릎과 엉덩이뼈는 평생을 가고, 몸무게 100킬로그램 여성의 무릎과 엉덩이뼈는 갖은 고생 끝에 나가떨어질 것이라는 견해다. 즉 특정 부위의 과도한 중량(엉덩이, 복부, 가슴, 다리, 팔 등)이 기계적으로 관절을 압박한다고 간주하는 것이다.

그러나 실제로는 그보다 훨씬 복잡하다는 사실이 입증되었다. 당뇨, 심장병, 암에서 유발하는 관절 염증과 동일한 형태로 밀가루 똥배의 내장 지방에서도 염증을 일으킨다. 종양 괴사 인자-α(TNF-α), 인터류킨, 렙틴 같은 염증 매개 호르몬은 관절에 염증을 일으키거나 관절 조직을 퇴행시킨다.[21] 특히 렙틴은 관절을 직접적으로 파괴하는 특성을 지녔음이 밝혀졌다. 과체중(높은 체질량지수)이 심할수록 관절액 속에 든 렙틴의 양이 많고, 이는 훨씬 심각한 연골 및 관절 손상으로 이어졌다.[22] 관절 내 렙틴 수치는 혈액 내 렙틴 수치를 정확하게 반영한다.

그러므로 관절염 위험도는 밀가루 똥배 속성의 내장 지방을 가진 사람에게 훨씬 크게 나타난다. 허리둘레가 두툼할수록 무릎 및 고관절의 인공 관절 수술을 받는 경우가 세 배 이상 높다.[23] 이로써 손이나 손가락 관절 등 비만이 초래한 체중 증가와 무관한 관절에서 관절염이 생기는 이유를 설명할 수 있다.

체중 감소와 내장 지방 감소는 단순히 하중이 줄어드는 차원을 넘어 관절염도 개선한다.[24] 비만인 관절염 환자를 대상으로 실시한 한 연구는 체지방 1퍼센트가 줄어들 경우 10퍼센트의 관절염 증상 및 관절 기능이 개선되는 결과를 보여주었다.[25]

관절염이 널리 확산되고 그로 인해 고통스러워하며 손과 무릎을 비벼대는 사람들의 모습이 흔해지자 인간으로서 죽음과 세금, 치질이 불가피하듯 관절염도 나이를 먹어감에 따라 피할 수 없는 질환이라고 받아들이는 듯하다. 하지만 그렇지 않다. 관절은 원래 80여 년 이상에 이르는 인간사를 함께하며 건사할 능력이 있다. 내장 지방 세포가 생성하는 렙틴처럼 염증을 일으키는 분자나 과도한 산성화로 우리의 몸을

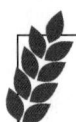
밀 섭취를 중단하고서야 편하게 걸었다

영리하고 아이디어도 번뜩이는 26세의 소프트웨어 프로그래머 제이슨이 '건강 회복'에 도움을 받고 싶다며 젊은 아내와 함께 내 진료실을 찾아왔다.

제이슨은 유아기부터 복합적인 선천성 심장 질환을 치료해왔다고 했다. 나는 즉시 그의 말을 막으며 "잠깐만요, 제이슨. 잘못 찾아오신 것 같네요. 그건 제 전문 분야가 아닙니다"고 말했다.

"네, 압니다. 저는 건강을 되찾는 데 도움을 받고 싶을 뿐입니다. 의사들이 심장 이식 수술을 해야 한다더라고요. 늘 숨 쉬기가 힘들고, 아무래도 병원 치료는 실패한 것 같거든요. 혹시라도 심장 이식 수술을 피할 방법이 있는지, 아니면 수술을 하더라도 그 후에 더 건강하게 지낼 방법이 있는지 여쭤보는 겁니다."

그의 처지를 이해한 나는 진찰 준비를 마쳤다. "알겠습니다. 얘기를 한번 들어보죠." 제이슨은 의자에서 천천히 일어나며 눈에 보일 만큼 움찔하더니 천천히 진찰대 위로 올라갔다. 확실히 아파 보였다.

"왜 그러십니까?" 나는 물었다.

제이슨은 진찰대에 앉더니 한숨을 내쉬었다. "온몸이 아프거든요. 안 아픈 관절이 없어요. 걷기가 힘들 정도입니다. 침대에서 내려오기조차 힘들 때도 있고요."

"류머티즘 전문의한테 진료는 받아봤나요?" 나는 다시 물었다.

"네, 세 분한테요. 하지만 다들 문제가 없다면서 소염제랑 진통제만 처방해주었습니다."

"식단을 바꿔볼 생각도 해보셨나요? 식단에서 밀 음식을 완전히 제거하고 나아지는 경우를 많이 봤거든요."

"밀이요? 빵이나 파스타 같은 걸 말씀하시는 건가요?" 제이슨은 당혹스러워하며 되물었다.

"네, 밀이요. 흰 빵, 통밀 빵, 곡물 빵, 베이글, 머핀, 프레첼, 크래커, 아침용 시리얼, 파스타, 국수, 팬케이크, 와플, 이런 음식 전부요. 제이슨 씨가 먹는 음식에서 많은 부분인 것 같아 보이지만, 그것들이 아니더라도 먹을 게 많아요. 저를 한 번 믿어보세요." 나는 제이슨에게 밀을 배제하고 식단 차리는 법을 자세히 적은 유인물을 주었다.

"한 번 해보세요. 4주 동안만 모든 밀 음식을 끊는 겁니다. 몸이 좋아지면 그게 바

> 로 답입니다. 그래도 달라지는 게 없다면, 환자분께는 해당하지 않는 거겠지요."
> 석 달 후 제이슨은 진료실에 다시 들렀다. 그런데 놀랍게도 관절이 아픈 것 같지 않았다. 쉽게 내 진료실까지 들어선 것을 보면 말이다.
> 그는 밀을 끊었더니 금세 몸이 나아지는 걸 경험했다고 말했다. "닷새 만에 좋아졌으니, 믿기 힘들었죠. 고통이 싹 사라졌어요. 그렇게 될 거라고 안 믿었거든요. 처음엔 우연이라고 생각했어요. 그래서 샌드위치를 먹어봤죠. 5분 만에 고통이 한 80퍼센트쯤 되살아나더군요. 이제는 확실히 알았습니다."
> 더욱 놀라운 점은 처음 그를 진찰했을 때 약한 심부전 증세가 있었는데, 이번에는 심부전의 징조라고 할 만한 것이 하나도 없었다는 사실이다. 관절의 고통에서 자유로워지면서 짧은 거리를 조깅하거나 가볍게 농구 한 게임을 즐길 수 있을 정도로 호흡도 개선되었다. 최근 몇 년간 불가능했던 일들이 가능해진 것이다. 그동안 복용하던 심부전 약도 끊기 시작했다.
> 나는 밀 없는 삶의 가치를 확신하는 사람이다. 하지만 앞서 본 제이슨의 사례에서처럼 걷기도 힘들 만큼 쇠약했던 젊은이의 상태가 이토록 쉬운 방법으로 해결되어 삶을 바꾸었다는 소식을 접할 때마다 지금도 소름이 돋는다.

끊임없이 해칠 때까지는 말이다.

밀로 인해 관절 손상을 유발하는 또 다른 현상도 여러 해 동안 지속된다. 요컨대 당화(glycation)가 그것이다. 여러분은 밀 음식이 혈당을, 즉 혈중 포도당을 단연 높이 끌어올린다는 사실을 기억할 것이다. 밀 음식을 섭취할수록 혈당은 더 높게 더 자주 상승하고, 당화 현상도 빈번해진다. 당화는 무릎이나 엉덩이, 손 관절을 포함한 체세포 조직 단백질과 혈중 단백질에 돌이킬 수 없는 변형을 일으킨다.

연골 세포는 극히 오래 생존하면서도 재생산 능력이 없다. 따라서 관절의 연골은 유독 당화에 민감하다. 한번 손상이 가면 회복되지 않는 탓이다. 스물다섯 살 때와 똑같은 무릎 연골 세포가 여든 살이 되어도 (바라건대) 바로 그 자리에 계속 존재한다. 따라서 이 세포들은 혈당의 모험은 물론이거니와 우리 삶에서 생기는 어떤 생화학적 기복에도 민감할 수밖에 없다. 콜라겐이나 아그레칸(aggrecan) 같은 연골 단백질이 당화되면 비정상적으로 딱딱해진다. 당화가 입힌 손상은 점증적으로 쌓여 연골을 연약하게 하고, 저항력을 잃게 만들어 결국은 무너뜨린다.[26] 관절의 염증, 고통, 파괴 모두 관절염의 뚜렷한 특징이다.

그래서 밀가루 똥배의 성장을 촉진하는 고혈당은 내장 지방 세포 내 염증 활동 및 연골의 당화 현상과 맥을 같이한다. 고혈당은 또 뼈와 관절의 연골 조직 파괴로 이어진다. 몇 년 동안 엉덩이, 무릎, 손이 부어오르고 익숙한 고통으로 사람들을 괴롭힌다.

바게트가 별것 아닌 것 같아도, 우리가 생각하는 것보다 관절에 무리를 준다는 얘기다.

고관절과 연결된 밀가루 똥배

체중 감량이나 뇌의 경우와 마찬가지로, 셀리악병 환자를 관찰하면 밀이 뼈와 관절에 미치는 영향에 관해 몇 가지 교훈을 얻을 수 있다.

골감소증과 골다공증은 셀리악병 환자들에게 흔하다. 장 질환 유무와 관계없이 나타나며 셀리악 항체를 보유한 최고 70퍼센트의 사람들이 골감소증과 골다공증을 겪는다.[27, 28] 골다공증이 셀리악병 환자들한테 흔히 발병되는 만큼 일부 연구자들은 골다공증 환자라면 누구나 셀리악병 검사를 받아야 한다고 주장해왔다. 워싱턴 대학교 본 클리닉(Washington University Bone Clinic)의 연구에서, 골다공증 환자의 3.4퍼센트가 진단받지는 않았지만 셀리악병을 앓는 것으로 드러났다. 이는 골다공증이 없는 사람 중 0.2퍼센트만이 미진단 상태에서 셀리악병을 앓는다는 사실과 견줄 만하다.[29] 골다공증이면서 동시에 셀리악병을 앓는 실험 참가자들의 식단에서 글루텐을 제거하자 골다공증 약을 복용하지 않아도 골밀도가 즉각 개선되었다.

낮은 골밀도의 원인은 특히 비타민 D와 칼슘 등의 영양 흡수 불량, 인터류킨처럼 뼈를 탈염시키는 사이토카인류의 방출을 유도하는 염증 증가에 있다.[30] 따라서 식단에서 밀을 제거하면 염증이 줄고, 영양 흡수도 원활해지는 두 가지 효과를 거둘 수 있다.

골 약화의 심각성을 일깨워줄 만한 한 여성의 이야기가 있다. 이 여성은 57세부터 척추와 팔다리 열 군데의 골절로 21년 동안 고생했는데, 이 모든 일들은 자연스럽게 벌어졌다. 결국 불구가 되고 나서야 그녀는 셀리악병을 진단받았다.[31] 셀리악병이 없는 사람들과 비교했을 때 셀리악병 환자들은 골절 위험이 3배가량 높다.[32]

장 증상이 없으면서 글리아딘 항체 양성 반응을 보이는 사람들에게서 골치 아픈 문제는 골다공증에도 그대로 적용된다. 한 연구에 따르면 골다공증 환자의 12퍼센트가 글리아딘 항체 검사에서 양성 반응을 보였지만 셀리악병이나 밀 과민성 또는 '잠복 중인' 셀리악병의 징후는 전혀 나타나지 않았다.[33]

밀은 골다공증이나 골절 외에 염증성 골 질환을 통해서도 모습을 드러낸다. 류머티즘 관절염, 활동에 장애를 주는 고통스러운 관절염 환자들은 일그러진 손·무릎·엉덩이·팔꿈치·어깨 관절로 고생하고, 동시에 밀 민감성이 나타나기도 한다. 셀리악병이 없고 채식주의자도 아닌 류머티즘 관절염 환자들을 대상으로 한 연구에서, 글루텐을 배제한 식단은 글리아딘 항체 수준을 감소시켰을 뿐 아니라 참가자 40퍼센트에게서 관절염 개선 징후도 확인되었다.[34] 이것으로 밀 글루텐이 관절염의 최초 원인이라고 주장하는 것은 무리일지 모른다. 그러나 류머티즘 관절염 등 다른 질병의 영향을 쉽게 받는 관절에 밀 글루텐이 염증을 부풀리는 역할을 담당한다고는 말할 수 있을 것이다.

내 경험상 셀리악 항체를 동반하지 않은 관절염은 밀을 제거함으로써 반응을 보이곤 했다. 내가 목격한 놀라운 호전 사례를 돌이켜보면 관절 고통의 시달림에서 벗어나 안도하는 사람들의 모습이 뒤따른다. 웬만한 사람들에게서는 전통적인 셀리악 항체가 발견되지 않으므로 주관적인 개선 사례를 배제하고 이를 정량화하거나 입증하기란 힘들다. 하지만 이는 누구든 관절염에서 벗어나게 해주겠다며 대단한 약속을 하는 현상에 어떤 암시를 보여주는 것인지도 모른다.

셀리악병 환자들에게 해당하는 엄청난 골다공증과 관절염 위험이 셀리악병도 없고 글루텐 항체도 없는 이들에게는 과장된 이야기처럼 들릴까? 나는 밀을 섭취하는 누구나 직간접적으로 뼈와 관절에 파괴적인 영향을 받지만, 셀리악 또는 글루텐 항체에 양성인 사람한테는 격렬하게 표출되는 차이가 있을 뿐이라고 생각한다.

62세에 엉덩이와 무릎 관절을 모조리 인공 관절로 대체하느니, 미리 밀 음식을 바꾸는 것이 어떤가?

교란된 산-염기 균형이 건강에 미치는 광범위한 영향은 이제야 드러나기 시작했을 뿐이다. 기초화학 수업을 들어본 사람이라면 pH가 향후 어떤 화학 반응을 일으킬지 결정하는 강력한 요소라는 것을 이해하리라. pH가 조금만 움직여도 반응의 균형에 심대한 영향을 미친다. 우리 몸 안에서도 마찬가지다.

밀 등 '건강에 좋은 통곡물'은 현대 식단에서 산의 비중을 대단히 높인 원인이다. 뼈 건강 때문이 아니더라도 알칼리 위주의 식단을 짜면 노화에 따른 근육 소모, 신장 결석, 염분 민감성 고혈압, 불임, 신장병을 줄일 가능성이 있다는 것을 여러 사례를 통해 알 수 있다.

밀을 제거하라. 그리고 관절염이 줄어들고, 연골을 당화시키는 '고'혈당이 낮아지는 것을 경험해보라. pH 균형이 알칼리성으로 이동하는 효과도 맛보게 되리라. 바이옥스(Vioxx: 진통 소염제—옮긴이)를 먹는 것보다야 확실히 낫지 않겠는가.

09

백내장, 주름, 꼬부랑 등: 밀과 노화 작용

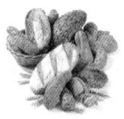

젊게 사는 비결은 솔직해지기, 천천히 먹기, 나이 잊고 살기, 이 세 가지다.
—루실 볼(Lucille Ball: 미국의 코미디언이자 영화배우—옮긴이)

와인과 치즈는 오래될수록 좋다고들 한다. 하지만 인간에게 나이를 먹는다는 것은 선의의 거짓말부터 극단적인 성형 수술을 부추기는 욕망에 이르기까지 우리를 어디라도 데려다놓는다.

늙는다는 것은 무슨 의미일까?

많은 사람이 노화의 구체적 특징을 열거하려고 애쓰지만, 마치 포르노처럼 눈으로 보고서야 깨닫게 된다는 데 대체로 동의할 것이다.

노화 속도는 개인마다 천차만별이다. 여성이든 남성이든 팔팔하고 유연하며 기민한 정신에 주름은 적은 데다 척추가 곧고 머리숱이 풍성하다면 65세라도 45세 정도로 보이곤 한다. 반대로 나이보다 늙어 보이는 경우가 언제인지도 물론 잘 알고 있다. 외모로 표출되는 생물학적 연령은 생활 연령(태어난 실제 생년월일을 기준으로 산출한 나이—옮긴이)과 항상 일치하지는 않는다.

그렇다 하더라도 노화를 피할 수는 없다. 우리는 모두 나이를 먹으니까. 여기서 벗어날 길은 없으며 각자 얼마간 다른 비율로 진행될 뿐이다. 만 나이는 출생증명서만 보아도 금방 나오지만 생물학적 연령을 짚어내는 것은 완전히 다른 차원의 문제다. 신체가 젊음을 잘 유지했는지, 반대로 세월의 힘에 굴복했는지 어떻게 평가할 수 있겠는가?

이를테면, 한 여성을 처음 만나 나이를 물었더니 "스물다섯 살"이라고 답했다고 치자. 당신은 놀라서 움찔할지도 모른다. 눈가 주름이 깊고 손등에는 기미가 꼈으며 미세한 수전증 증세마저도 보이니 말이다. 등은 앞으로 굽었고(노골적으로 말하면 '꼬부랑 할머니 등'이고) 머리는 세었으며 숱도 적어서 한참 피어나는 젊은이라기보다는 양로원에 들어갈 연배로 보이는데 스물다섯 살이라니. 하지만 여자는 막무가내다. 출생증명서도 없고 법적으로 나이를 증명할 만한 자료가 없는 상황에서 본인이 우긴다면, 심지어 새 남자 친구 이름의 머리글자를 손목에 새겨 넣었다면, 과연 여자의 나이를 따져 물을 수 있겠는가?

쉽지 않을 것이다. 순록이라면 가지를 친 뿔의 길이를 재면 되고, 나무라면 베어서 나이테를 헤아리면 되겠지만.

당연히 사람에게는 나이테도, 뿔도 없다. 문신을 새겼든 아니든 이 여성이 정말 70대인지 20대인지 나이를 가늠할 객관적인 생물학적 표지는 없다.

아무도 명백하게 나이를 인지할 만한 표지가 없다 보니 그저 "네 새 친구는 몇 살이니?"라고 물을 뿐이다. 노력이 부족해서가 아니다. 노화 연구자들은 오래도록 생활 연령이 한 살씩 늘어날 때마다 이를 구분할 수 있는 생물학적 지표와 추적 가능한 수단을 연구해왔다. 대략적인 나이 측정 방식으로는 거의 탈진 상태로 운동할 때 들이마시는 최대 산소 섭취량, 통제 하에서 운동하는 동안의 최대 심박수, 동맥의 유연성을 반영하는 동맥 맥파 속도(압맥박이 전달되기까지의 소요 시간) 등이 있다. 이러한 수치는 나이가 들수록 감소하기는 하지만, 그렇다고 나이와 완벽하게 상호 연관된 지표는 아니다.

만일 노화 연구자들이 생물학적 연령을 있는 그대로 알려주는 척도를 찾아낸다면 흥미롭지 않을까? 예를 들어, 55세인 당신이 운동과 건강한 식습관 덕분에 생물학적 나이가 45세임을 알 수 있다면? 또는 20년 간 흡연과 폭음 그리고 감자튀김을 즐긴 탓에 생물학적으로 67세가 되어 이제 건강한 습관을 들일 때가 되었음을 알려준다면? 그러나 노화 지표를 제공한다고 주장하는 정교한 검증 기법이 있다 해도 생물학적 연령이 생활 연령에 얼마나 들어맞는지 알려주는 간단하고도 신뢰 높은 자가 진단법 하나 없는 실정이다.

노화 연구자들은 노화 작용을 조절하기 위해 생물학적 연령 측정에 유용한 표지를 부지런히 찾아왔다. 그들에겐 추적 가능하고 수치로 나타낼 만한 매개 변수가 필요했다. 노화를 지연시키는 연구는 단순히 보이는 것에 의존해서는 안 된다. 시간의 흐름을 추적할 수 있는 몇 가지 객관적인 생물학적 지표가 필요하다.

생물학적 지표가 생물학적 연령을 판정하는 최상의 척도라는 의견과 노화 이론을 서로 절충하기도 하지만 견해 차이 또한 확실하다. 산화 공격이야말로 노화 작용의 핵심이므로 연령 표지에 산화 공격의 누적치를 포함해야 한다고 주장하는가 하면, 유전 암호의 해독 오류와 노화의 결과로 쌓인 세포 잔해가 핵심이므로 세포 잔해 측정이 생물학적 연령 산정에 필요하다고 주장하는 전문가도 있다. 일각에서는 노화는 유전적으로 이미 설계가 끝나 피할 수 없으며 예정된 수순대로 호르몬 감소와 기타 생리적 현상으로 결정된다고 믿는다.

노화 연구자들은 대부분 유연하고 에너지가 넘치며 기억력이 좋은 10대부터 경직되고 피로하며 기억력이 떨어지는 80대 사이에 일어나는 광범위한 노화의 전 과정을 설명해줄 단일 이론은 없다고 여긴다. 생물학적 연령을 정확하게 짚어줄 단 한 가지 수단도 없다. 그들은 인간 노화의 징후는 단일 프로세스를 뛰어넘는 연구를 통해서만 설명할 수 있다고 주장한다.

만일 우리가 노화에 가속도를 붙이는 효과를 관찰할 수 있다면 노화 작용을 한층 잘 이해할 것이다. 급속한 노화를 관찰하기 위해 실험용 쥐를 처다볼 필요는 없다. 당뇨 환자들만으로 충분하다. 당뇨는 인생에서 심장병, 뇌졸중, 고혈압, 신장병, 골다공증, 관절염, 암에 걸리는 시기를 갈수록 앞당기는 노화 현상 전체와 노화의 가속화를 실질적으로 입증하는 연구의 장을 마련했다. 특히 당뇨병 연구는 탄수화물 섭취 후 나타나는, 어쩌면 노인 보호 시설에서 휠체어를 타고 다니는 시기를 앞당길지 모를 고혈당과도 관련이 깊다.

빵 먹는 노인을 위한 나라는 없다

최근 들어 미국인이 사용하는 복잡한 신조어가 많이 생겨났다. 투자 은행에서 일하는 친구 같은 전문가에게 맡길 법한 부채담보부증권(CDO)이라든가 장내 파생상품 계약 같은 용어에 이르기까지 다양하다. 조만

간 우리가 많이 듣게 될 복잡한 신조어가 하나 더 있으니, 바로 AGE이다.

AGE는 최종당화산물(advanced glycation end products)의 머리글자로, 실로 적절한 용어다. 동맥을 뻣뻣하게 하는 죽상동맥경화증, 눈의 수정체가 뿌옇게 흐려지는 백내장, 뇌신경 연결 고리가 망가지는 치매 등 나이 든 사람들에게서 많이 발견되는 각종 질환을 일으키는 물질이 바로 AGE다.[1] 우리가 나이를 먹을수록 AGE는 신장, 눈, 간, 피부, 그 밖의 장기들에서 힘을 얻는다. 루실 볼의 충고대로 25세인 척하는 여성의 주름처럼 AGE의 영향을 일부 목격할 수 있지만, 그 여자를 거짓말쟁이로 만들 만큼 정확한 나이를 알려주는 척도는 아직 없다. 탄력 잃은 피부와 주름, 백내장으로 뿌옇게 변한 눈, 마디가 두드러진 손 등 AGE의 증거를 일부 볼 수는 있지만 그 어느 것도 정량적으로 잴 수는 없다. 그럼에도 AGE는 적어도 질적인 측면에서 조직 검사나 누가 봐도 한번에 알 만한 겉모습으로 생물학적 노화 상태를 알려주는 지표를 만들어낸다.

AGE는 축적될수록 조직을 노쇠하게 만드는 쓸모없는 잔해들이다. 유용한 일이라고는 도무지 하질 않는다. AGE는 에너지를 생성하지도 않고, 윤활제나 의사소통의 기능도 하지 않는다. 효모나 호르몬 옆에 붙어서 도와주지도 않고 추운 겨울밤에 끌어안을 수조차 없다. 눈으로 확인할 수 있는 영향이 전부는 아니다. 축적된 AGE는 혈액에서는 노폐물과 잔여 단백질을 걸러내는 신장 기능의 상실을, 동맥에서는 동맥경화와 죽상경화판의 축적을, 관절에서는 무릎과 엉덩이의 연골 악화 및 경직을 일으킨다. 그리고 마지막으로 AGE 잔해가 덩어리지면서 뇌 기능 세포의 손실을 가져온다. 시금치 샐러드 속 모래나 카베르네 와인의 코르크 부스러기처럼 AGE는 멋진 파티를 망치는 존재다.

AGE는 워낙 다양한 음식에 들어 있어 몸속으로 직접 유입되기도 하지만 이것은 당뇨를 결정짓는 현상, 즉 고혈당의 부산물이기도 하다.

AGE를 생성하는 일련의 과정은 다음과 같다. 즉 혈당을 끌어올리는 음식을 섭취하면 신체 조직의 당 활용 능력이 증진되면서 당-단백질 분자 간 결합이 이뤄지고, 당 분자가 온갖 단백질과 반응할 수 있게 한다. 화학자들은 아마도리 생성물(Amadori product)이나 쉬프 중간물(Schiff intermediate) 같은 복합 반응물이 통틀어 AGE류(AGEs)라고 일컫는 당-단백질 결합물을 생성한다고 말한다. 일단 AGE가 만들어지면, 취소할 수도 되돌릴 수도 없다. AGE는 분자 사슬 형태로 모이며, 고분자 AGE를 생성할 경우 특히 파괴적이다.[2] AGE는 적당한 곳에 자리를 잡은 채 쌓이며, 신체의 소화나 세척 과정에도 버티는 불필요한 잔여물을 만드는 것으로 악명이 높다.

이와 같이 AGE는 혈당이 증가하면 언제든 발동이 걸리는 도미노 현상의 결과물이다. 포도당이 가는 곳(사실상 신체 어디든)이면 AGE도 따라간다. 혈당이 상승할수록 AGE가 축적되고 노화 속도는 빨라진다.

당뇨병은 인슐린과 내복약으로 당을 내보내는데도 온종일 혈당이 100~300mg/dl 사이를 오르내리는, 다시 말해 혈당이 높은 수준에서 머물면 어떻게 되는지 보여주는 실제 사례다. (평상시 공복 혈당은 90mg/dl 미만이다.) 혈당은 가끔 이보다 높이 올라가기도 한다. 이를테면 슬로 쿠커(slow cooker)로 조리한 귀리 한 공기를 먹고 나면 포도당은 쉽게 200~400mg/dl까지 오르기도 한다.

만일 이와 같은 고혈당이 반복되면 건강에 이상이 생기고, 당뇨병으로 이어질 것이다. 아니, 실제로 그렇게 된다. 예를 들어, 당뇨병에 걸리면 관상동맥 질환과 심장병 발병 위험이 2~5배 높고, 44퍼센트는 경동맥이나 심장 외부 동맥의 죽상경화증이 발병하며, 진단을 받고 통상 11년 후면 20~25퍼센트는 신장 기능 손상과 신부전에 걸린다.[3] 사실 고혈당이 몇 년간 계속되면 거의 합병증을 일으킨다.

당뇨로 고혈당이 반복되면 혈액 내 AGE 수준도 높다고 예상할 수 있다. 실제로도 그렇다. 비당뇨병 환자와 비교했을 때 당뇨병 환자는 혈액 내 AGE 수치가 60퍼센트가량 높다.[4]

고혈당에서 비롯한 AGE는 신경병증(다리의 감각 상실로 이어지는 신경 장애)부터 망막변증(시력 장애와 실명), 신장병(신장 질환과 신부전)에 이르기까지 거의 모든 당뇨 합병증의 원인 제공자다. 혈당이 높을수록 고혈당이 지속되는 시간도 길어지고, AGE 산물의 누적치도 증가하며, 장기에 미치는 손상도 커질 수밖에 없다.

고혈당이 지나치게 오래 지속되고 혈당 조절이 형편없는 당뇨병 환자는 특히 합병증에 노출되기 쉬운데, 이는 AGE 생성이 풍부해진 탓이다. 나이가 어리더라도 마찬가지다. (제1형 당뇨병의 혈당을 '엄격하게' 통제하기 전 또는 아동기에 발병한 경우 서른 살 이전에 신부전 및 실명까지 이르는 일이 드물지 않았다. 하지만 포도당 조절 개선으로 이와 같은 합병증은 점차 줄어들었다.) 당뇨병 통제 및 합병증 실험(DCCT, Diabetes Control and Complications Trial)[5] 같은 대규모 연구는 혈당을 엄격하게 감소시키면 당뇨 합병증 위험도 줄어든다는 결과를 보여주었다.

왜냐하면 AGE 생성 속도는 혈당 수치에 달려 있기 때문이다. 요컨대 혈당이 높을수록 AGE 생성량도 증가한다.

나이를 먹으면 어떤 일이 생길까

당뇨 합병증 말고도 AGE 과잉 생성으로 인해 발생하는 심각한 질환이 있다.

- **신장병:** AGE를 실험용 동물에 투여하면 온갖 신장병 증세가 진행된다.[6] AGE는 신장병 환자의 신장에서도 발견된다.
- **죽상동맥경화증:** 동물과 인간에게 경구용 AGE를 투약하면 동맥이 수축되고, 동맥의 긴장도가 비정상적으로 과도해진다(즉 내피 세포 기능 장애가 온다). 지나친 동맥 긴장은 죽상경화증의 토대가 되는 근본적인 손상을 가져온다.[7] 또 AGE는 LDL 콜레스테롤 입자를 간에서 정상적으로 흡수하지 못하도록 막고, 동맥 내벽에 자리한 염증 세포들이 그것들을 흡수하게끔 유도한다. 이 과정이 죽상경화판을 키운다.[8] AGE는 조직에서도 발견되며, 이는 죽상경화판의 진행 정도와 서로 관련이 있다. 다양한 조직에서 AGE의 함유량이 많아질수록 동물의 죽상경화증도 더 많이 진행된다.[9]
- **치매:** 알츠하이머 치매를 앓는 사람의 뇌는 AGE 함량이 보통 사람의 뇌보다 세 배 이상 많고, 치매의 특징인 아밀로이드 플라크(amyloid plaque: 아밀로이드 전구물질인 A-ß 단백질이 손상되고 뒤엉켜 뇌 신경세포 주변에 쌓인 것으로, 신경 사이의 연결 고리를 붕괴시켜 치매를 일으킨다―옮긴이)와 신경 섬유의 꼬임이 나타난다.[10] AGE가 급증한 당뇨병 환자는 일반 당뇨병 환자에 비해 치매도 500퍼센트 더 발병한다.[11]
- **암:** 자료가 드물기는 하지만 암과 AGE의 관계는 AGE와 관련해 가장 중요한 현상으로 입증될 가능성이 있다. 췌장·유방·폐·결장·전립선 등의 암 환자들에게서 비정상적인 AGE 침착이 확인되었다.[12]
- **남성 발기 부전:** 여태껏 남성 독자들의 관심을 끌지 못했다면, 이제 관심을 끌 차례다. AGE는 발기 부전을 일으킨다. AGE는 발기 반응을 담당하는 음경 조직(해면체)에 침착해 음경의 충혈을 방해하는데, 이것이 발기 부전으로 이어진다.[13]
- **눈 건강:** AGE는 수정체(백내장)부터 망막(망막변증), 눈물샘(안구 건조)에 이르기까지 눈 조직을 손상시킨다.[14]

AGE 작용이 일으키는 대부분의 손상은 산화 강도와 염증을 증가시키고, 이 두 과

> 정은 수많은 질병을 유발하는 원인 제공자다.[15] 한편, 최근 발표한 여러 연구에서
> AGE 노출 감소가 C 반응성 단백질(CRP, c-reactive protein)과 종양 괴사 인자
> 같은 염증 지표의 발현을 줄이는 것으로 드러났다.[16]
> AGE 침착은 노화 현상의 다양한 원인을 쉽게 설명한다. 따라서 당화와 AGE의
> 침착을 통제하면 AGE가 쌓여서 빚어내는 다양한 현상을 줄일 수 있다.

혈당이 높은 경우에 비하면 훨씬 느린 속도이긴 하지만 AGE는 혈당이 정상일 때도 생성된다. 그러므로 AGE 생성은 60세인 사람이 60세처럼 보이게끔 정상적인 노화를 일으킨다. 하지만 혈당 조절이 형편없는 당뇨병 환자에게 AGE가 침착하면 노화 속도에 불을 붙인다. 그런 면에서 당뇨 환자는 고혈당이 가속화시키는 노화의 영향을 관찰하는 노화 연구자들에게 살아 있는 모델인 셈이다. 죽상동맥경화증, 신장병, 신경병증을 비롯한 당뇨 합병증은 60~80대 노년층에는 일반적이지만 20~30대 젊은이들에게는 흔치 않은 노화 질환이다. 따라서 당뇨는 당화에 속도가 붙고 AGE가 쌓일 때 사람들에게 어떤 일이 생기는지 가르쳐준다. 아름답지는 않은 일이다.

이야기는 여기서 끝이 아니다. 높은 수치의 혈중 AGE는 산화의 강도를 높이고 염증 지표가 드러나도록 불을 지핀다.[17] AGE 수용체, 즉 RAGE는 염증성 사이토카인(inflammatory cytokines), 혈관 내피 성장 인자(vascular endothelial growth factor), 종양 괴사 인자 등 다양한 염증 및 산화 반응을 조절하는 관문이다.[18] 그러므로 AGE는 대량의 산화 및 염증 반응을 일으키고 심장병, 암, 당뇨병 등으로 이어진다.

AGE 생성은 연속체(continuum)인 셈이다. AGE는 정상 수준의 혈당

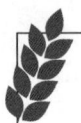

내생 AGE와 외생 AGE

지금까지 체내에서 생성되는 AGE와 주로 탄수화물 섭취로 얻는 AGE에 초점을 맞추었다. 그런데 음식에서 직접 AGE를 섭취하는 두 번째 원천이 있으니, 바로 동물성 식품이다. 상당히 혼란스러울 테니 처음부터 자세히 살펴보자.
AGE는 일반적으로 두 곳에서 비롯한다.

내생 AGE. 앞서 다루었던 체내에서 생성되는 AGE를 말한다. 내생 AGE의 생성 경로는 혈당이 출발점이다. 혈당을 상승시키는 음식은 AGE 생성도 촉진한다. 당연히 혈당을 가장 많이 끌어올리는 식품은 AGE도 가장 많이 생성한다. 다시 말해, 혈당을 높이는 모든 탄수화물이 내생 AGE 생성을 촉진한다는 의미다. 그중에서도 유독 혈당을 끌어올리는 탄수화물이 있다. 내생 AGE 관점에서, 스니커즈 바는 혈당을 완만하게 높이는 데 그치는 반면, 통곡물 빵은 크게 높인다(즉 AGE도 맹렬하게 상승시킨다).

흥미롭게도 오늘날 가공식품 원료로 유난히 각광받는 과당은 체내에서 포도당보다 최대 수백 배 많은 AGE를 생성한다.[19] 고과당 옥수수 시럽에 든 과당은 밀 빵이나 베이커리류에 흔히 첨가된다. 바비큐 소스부터 딜 피클(dill pickle)까지 어떤 형태로든 과당이 들어 있지 않은 가공식품을 찾기란 쉽지 않다. 그래뉴당(자당)이 50퍼센트는 과당, 나머지 50퍼센트는 포도당으로 이루어졌다는 사실도 짚고 넘어가야겠다. 메이플 시럽, 꿀, 아가베 시럽도 과당이 풍부한 감미료다.

외생 AGE. 외생 AGE는 아침, 점심, 저녁 식사로 몸 안에 들어오는 식품에서 찾아볼 수 있다. 내생 AGE와 달리 외생 AGE는 체내에서 생성되지 않고 음식물로 섭취된다.

AGE 함유 식품은 광범위하고 다양하다. AGE가 풍부한 음식은 고기, 치즈 등 단연 동물성 식품이다. 특히 고기와 동물성 음식은 고온에서 열을 가해 굽거나 튀기는데, 그 과정에서 AGE 함량이 1000배 이상 높아진다.[20] 또 조리 시간이 길어질수록 AGE 함량도 많아진다.

동맥 기능 손상에 미치는 외생 AGE의 영향을 인상적으로 보여주는 실험이 있다. 자발적으로 참가한 당뇨병 환자를 두 그룹으로 나누어 닭 가슴살, 감자, 당근, 토마토, 식물성 기름으로 동일하게 식사를 하되 한 가지만 차이를 두었다. 즉 첫 번

> 째 집단의 식사는 10분 동안 찌거나 끓여서 조리하고, 두 번째 집단의 식사는 20분 간 섭씨 230도 정도에서 튀기거나 굽도록 했다. 그 결과 고온에서 오래 조리한 음식을 먹은 집단은 동맥의 이완 능력이 67퍼센트 줄었고, 혈액 내 AGE와 산화 지표도 더 많았다.[21]
>
> 외생 AGE는 포화지방이 풍부한 육류에 들어 있다. 이는 진짜 주범인 AGE가 자주 생기는 까닭에 포화지방이 심장 건강에 좋지 않다는 오해를 받았음을 의미한다. 베이컨, 소시지, 페퍼로니, 핫도그처럼 가공한 육류에는 AGE가 지나치게 많다. 따라서 육류가 근본적으로 나쁜 것은 아니지만 AGE를 높이는 가공 과정을 거치면서 '건강에 좋지 않게' 변질된다고 볼 수 있다.
>
> 이 책의 철학에 따른 음식 처방, 다시 말해 탄수화물을 제한적으로 섭취하면서 밀을 빼는 식단이 아니더라도 유통 기간을 늘리기 위해 가공하거나 고온(섭씨 177도 이상)에서 가열하거나 기름을 듬뿍 넣어 튀긴 육류 등 외생 AGE의 근원 식품을 피하는 것이 현명하다. 가능하다면 잘 익힌 육류를 피하고 덜 익혔거나 적당히 익힌 고기를 택하는 것이 좋다는 얘기다. (그렇다면 회는 완벽한 육류일까?) 기름보다 물을 이용해 요리한다면 AGE 노출을 제한하는 데 도움이 될 것이다.
>
> 지금까지 살펴보았듯이 AGE 과학은 아직 걸음마 단계이며 자세한 것들은 아직 밝혀지지 않았다. 그렇지만 AGE가 건강 및 노화에 장기적으로 미치는 타격은 예상할 수 있으므로 AGE 섭취를 줄이는 방식을 고민한다고 해서 나쁠 것은 없다고 본다. 어쩌면 당신이 100세 생일을 맞았을 때 내게 고마워할 수도 있을 것이다.

(공복 시 90mg/dl 이하)에서도 생성되며, 고혈당에서는 그 속도가 빨라진다. 혈당이 높을수록 AGE 생성 속도도 빨라지는 것이다. AGE 생성을 완전히 막을 만한 혈당치는 절대 없다.

당뇨병 환자가 아니더라도 그런 운명을 피해갈 수 없다는 얘기다. AGE는 당뇨병 환자가 아닌 사람에게도 침착하며 노화를 불러온다. 녀석에게 필요한 것이라야 약간의 혈당 초과분, 그러니까 정상치보다 불과 몇 밀리그램쯤 높은 정도의 혈당이다. 그렇다. 내장을 손상시키고

못된 일을 하는 AGE가 생겨난다. 그리고 시간이 흘러 AGE가 충분히 침착하면 당뇨병 항목에서 살펴본 온갖 질환이 발병한다.

오늘날 미국에는 2580만 명의 당뇨병 환자와 7900만 명의 당뇨 전 단계 환자가 있다.[22] 미국당뇨병협회가 마련한 당뇨 전 단계 기준에는 부합하지 않지만, 혈당을 끌어올리는 탄수화물 섭취 후 고혈당(즉 정상보다 AGE 침착을 더욱 촉진하기에 충분할 정도로 높은 혈당)을 경험하는 미국인은 이보다 많다. (사과나 피자 한 조각을 먹고 혈당이 얼마나 상승했는지 알고 싶다면 약국에서 간단한 혈당 측정기를 구입하면 된다. 혈당 상승치를 측정하고 싶은 음식을 먹고 한 시간 후에 혈당을 재보아라. 대개는 혈당이 솟구치는 모습에 충격을 받을 것이다. 내가 두 가지 통밀 빵으로 수행한 '실험'을 기억하는가? 혈당이 167mg/dl이었다. 이는 결코 특이한 일이 아니다.)

달걀이나 날 호두·올리브유·돼지고기·연어 등은 혈당을 상승시키지 않는 반면, 사과부터 오렌지·젤리빈·일곱 가지 곡물 시리얼에 이르는 모든 탄수화물은 혈당을 끌어올린다. 혈당의 관점에서 앞서 다루었듯이 밀은 당뇨 환자가 아니더라도 완전히 진행된 당뇨 환자와 견줄 만한 수준으로 혈당을 솟구치게 하는 가장 치명적인 음식이다.

기억하라. 밀을 구성하는 '복합' 탄수화물은 검은콩이나 바나나 등 여러 탄수화물의 아밀로펙틴과 구분되는 독특한 종류인 '아밀로펙틴 A'란 사실을 말이다. 밀의 아밀로펙틴은 아밀라아제 효소에 가장 빨리 분해되는 형태로, 혈당을 급속하게 높이는 밀 음식의 특질을 훤히 드러낸다. 밀의 아밀로펙틴은 훨씬 빠르고 효율적으로 소화되어 섭취 두 시간 후면 고혈당에 도달하고, 고혈당은 AGE 생성을 촉진한다. 만일 AGE 생성 콘테스트를 연다면 밀은 사과, 오렌지, 고구마, 아이스크림,

초콜릿 바 등 탄수화물을 함유한 다양한 식품군을 거의 항상 능가한다고 봐도 무리가 없을 것이다.

당신이 즐겨 먹는 양귀비씨 머핀이나 구운 채소 포카치아 등의 밀 음식이 과도하게 AGE 생성을 유발한다는 얘기다. 지금까지 살펴본 내용을 종합해보면 이렇다. 즉 혈당을 높이는 독특한 능력을 지닌 밀은 노화를 촉진시킨다. 혈당 및 AGE 상승 여파로 밀은 피부 노화, 신부전, 치매, 죽상경화증, 관절염 등의 발병을 재촉한다.

위대한 당화 경주

생물학적 연령의 지표를 제공하지는 않지만, 당화가 일으키는 생물학적 노화 속도 측정에 광범위하게 활용되는 실험이 있다. 체내 단백질이 얼마나 빠르게 혹은 느리게 당화 반응을 일으키는지 안다면, 생물학적 노화가 실제 나이보다 빠른지 느린지 가늠하는 데 도움이 될 것이다. AGE는 피부나 내장의 조직 검사로 측정하지만, 당연히 사람들은 조직을 떼어내기 위해 인체에 삽입하는 겸자에 대해서보다는 대체로 관심을 덜 쏟는다. 고맙게도 간단한 혈액 검사로 AGE 생성의 진행률을 측정할 수 있다. 바로 당화혈색소 검사다. 당화혈색소 검사는 당뇨를 조절하기 위해 주로 사용하는 일반적인 혈액 검사이면서 동시에 당화 지표를 알려주는 손쉬운 검사이기도 하다.

헤모글로빈은 산소 운반을 담당하는 적혈구에 있는 복합 단백질이다. 체내 다른 모든 단백질과 마찬가지로 헤모글로빈도 당화를 겪는다. 요컨대 포도당이 헤모글로빈 분자를 변형시킨다. 그 반응은 즉각

적이며 다른 AGE 반응과 마찬가지로 되돌릴 수 없다. 혈당이 높을수록 당화 헤모글로빈 비율도 높아진다.

적혈구는 기대 수명이 60~90일이다. 혈액 내 당화 헤모글로빈 분자의 비율 측정은 고혈당이 이전 60~90일간 얼마나 내달렸는지 그 지표를 제공한다. 또 이 지표는 당뇨병 환자의 혈당 조절이 적절하게 이루어지는지, 아니면 당뇨인지를 진단할 때 유용하게 사용하는 수단이다.

제한된 양의 탄수화물을 섭취하고 정상적인 인슐린 반응을 나타내는 날씬한 사람의 당화 헤모글로빈은 대략 4.0~4.8퍼센트(즉, 당화혈색소 4.0~4.8퍼센트)이다. 이는 당연히 낮은 수준일 뿐만 아니라 정상 속도의 당화이다. 반면 당뇨병 환자의 당화혈색소 수치는 통상 8~9, 심한 경우 12퍼센트 이상으로 정상 수준의 2배를 넘어선다. 당뇨병이 없는 미국인 대다수는 그 중간쯤, 즉 정상 범위보다 확실히 높지만 '공식적인' 당뇨병 진단 기준치인 6.5퍼센트보다 낮은 5.0~6.4퍼센트 범위 내에서 살아간다.[23, 24] 실제로 무려 70퍼센트에 달하는 미국 성인이 5.0~6.9퍼센트의 당화혈색소를 갖고 있다.[25]

건강에 유해하지 않은 당화혈색소 수준은 6.5퍼센트 아래다. '정상' 범위의 당화혈색소가 1퍼센트 증가할 때마다 사망률은 28퍼센트 올라가고, 이는 심장병 및 암 위험의 증가와도 관련이 있다.[26, 27] 이탈리아 빵으로 시작해 자그마한 빵 푸딩으로 마무리 짓는 파스타 뷔페를 찾아다니면 혈당이 서너 시간 만에 150~250mg/dl로 솟구친다. 당화 헤모글로빈이 지속된 시간만큼 당화혈색소가 포도당에 반영된 수치다.

그러므로 당화혈색소(즉 당화 헤모글로빈)는 포도당을 조절하는 운영 지표를 제공한다. 또 헤모글로빈 외에 체내 단백질이 어느 정도 당화

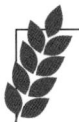

여긴 약간 뿌옇군요

우리 눈의 수정체는 안구의 일부로서 세상을 볼 수 있도록 저절로 돌아가는 경이로운 광학 기기다. 당신이 지금 읽고 있는 글은 이미지화되어 수정체의 도움으로 망막에 모였다가 신경계로 전달되고, 그러면 뇌는 흰 바탕에 쓰여 있는 검정색 글자의 이미지를 해석한다. 수정체는 다이아몬드와 비슷하다. 흠이 없고 수정처럼 맑으며 걸리는 것 없이 빛을 그대로 통과한다. 생각할수록 놀랍기만 하다.

하지만 수정체에 결함이 생기면 빛이 통과하다 일그러진다.

수정체는 크리스털린(crystalline)이라고 일컫는 구조 단백질로 이루어져 있다. 이것은 신체의 다른 단백질들과 마찬가지로 당화의 영향을 받는다. 수정체의 단백실이 당화 반응을 해 AGE가 생성되면, 그 AGE는 서로 결합해 한데 응집한다. 결함 있는 다이아몬드에 나타나는 작은 흠처럼 수정체에도 작은 상처가 생겨 누적되고, 빛이 그 흠에 부딪혀 흩어진다. AGE가 생성되고 시간이 흐를수록 수정체의 흠집이 늘어나면서 수정체가 불투명해져 백내장을 일으킨다.

혈당과 AGE 그리고 백내장의 관계는 명확하게 알려져 있다. 백내장은 실험동물에 고혈당을 유지시키기만 해도 90일 이내에 발병한다.[28] 당뇨병은 특히 백내장을 유발하기 쉬우며(놀라운 일은 아니다) 당뇨병이 아닌 경우와 비교해 5배 이상 발병 위험도가 높다.[29]

미국에서 백내장은 52~64세 성인 남녀의 42퍼센트가량이 발병하고, 75~85세에는 발병률이 91퍼센트에 달할 정도로 흔하다.[30] 사실 눈에서 망막(황반 변성이 일어남), 유리체(안구를 채우고 있는 젤리 상태의 유동체), 각막 등 AGE에 손상을 입지 않는 조직은 없다.[31]

그러므로 혈당을 높이는 어떤 음식이든 수정체의 크리스털린 단백질을 당화할 위험성을 지닌다. 그리고 언젠가는 수정체가 입은 손상이 상처를 복구하고 크리스털린을 재생하는 한계를 넘어서게 된다. 그런 지경에 이르면 앞에 있는 자동차가 안개처럼 뿌옇게 보여 안경을 착용하거나 눈을 가늘게 뜨고 봐야 비로소 분간할 수 있다.

되었는지도 알려준다. 당화혈색소가 높을수록 눈의 수정체, 신장 조직, 동맥, 피부 등에 존재하는 단백질의 당화도 활발해진다.[32] 사실상

당화혈색소는 노화 속도를 알려주는 지수인 셈이다. 즉 당화혈색소가 높을수록 노화도 빨라진다.

따라서 당화혈색소는 단순히 당뇨 환자의 혈당 조절을 피드백하는 수치를 뛰어넘어 그 이상의 의미가 있다. 요컨대 체내의 여러 단백질이 당화하는 속도, 즉 노화 속도를 반영한다. 5퍼센트 언저리에 머문다면 정상 속도로 늙는 셈이고, 5퍼센트 이상이면 생물학적 연령이 빨리 늘어나는 셈이다. 다시 말해 근사한 하늘 요양원에 좀더 가까워진다는 뜻이다.

따라서 혈당치를 극도로 끌어올리는 식품을 자주 섭취하는 것은 당화혈색소가 더욱 올라간다는 것을 뜻하고, 이는 장기 손상과 노화 촉진으로 이어진다. 직장 상사가 싫어서 빨리 늙고 병약해지기를 바란다면 그럴싸한 커피 케이크를 구워주어라.

밀 빼기는 노화 방지 요법이다

혈당을 높인다는 측면에서, 밀 음식은 설탕 등 거의 모든 음식을 능가한다는 사실을 기억할 것이다. 밀을 다른 음식과 대결시키는 것은 마치 링 위에 마이크 타이슨(Mike Tyson: 헤비급 세계 챔피언 프로 권투 선수—옮긴이)과 트루먼 카포티(Truman Capote: 미국의 소설가—옮긴이)를 올린 격이다. 싸워보지도 못하고 혈당은 즉각 KO패를 당하고 말 것이다. 당신이 폐경 이전에 2사이즈(우리나라의 44사이즈—옮긴이)를 입고, 적은 내장 지방에 인슐린 민감도가 뛰어나고, 에스트로겐이 샘솟는 까닭에 장거리 달리기도 거뜬한 데다 혈당마저 좀처럼 올라가지 않는 23세의 여성이 아니라면, 통밀 빵 두 조각만 먹어도 혈당이 150mg/dl 이상으로 뛰어오를 테니 말이다. 그만큼의 혈당이면 AGE 생산 공장을 가동하고도 남는다.

당화가 노화를 가속화한다니, 당화가 없다면 노화도 늦출 수 있을까?

그래서 실험용 쥐로 실험을 해보았다. 그 결과 AGE가 적은 음식을 먹은 쥐들은 건강하고 수명이 길었던 반면, AGE가 풍부한 음식을 먹은 쥐들은 죽상경화증·백내장·신장병·당뇨병에 많이 노출되었을 뿐 아니라 수명도 짧았다.[33]

인간에게도 이러한 개념이 적용될지 최종적으로 입증할 만한 임상 실험, 즉 AGE가 풍부한 식단과 AGE가 적은 식단이 장기의 노화에 미치는 검사는 아직 진행된 바 없다. 임상 실험은 실제로 모든 노화 연구의 실질적인 장애물이다. 이런 경우를 상상해보자. "선생님의 두 팔 중 하나를 실험 대상으로 삼겠습니다. AGE가 높은 식단이나 AGE가 낮은 식단 중 하나를 선택하시면 됩니다. 5년 후 생물학적 연령을 측정하겠습니다." 당신이라면 AGE가 높은 실험군에 참여할 수 있겠는가? 또 생물학적 연령은 어떻게 측정한단 말인가?

당화와 AGE 생성이 갖가지 노화 현상의 바탕에 자리한다면 그리고 특정 음식이 AGE 생성을 다른 음식보다 맹렬하게 유발한다면, 그런 음식을 줄인 식단은 노화 과정을, 적어도 당화를 거쳐 진행되는 노화를 늦춘다고 해야 이치에 닿는다. 당화혈색소 수치가 낮다는 말은 내생 당화로 인해 유발되는 노화가 덜 진행된다는 의미다. 그러면 백내장, 신장병, 주름, 관절염, 죽상경화증, 그 밖에 인간을 괴롭히는 다양한 당화 증상, 특히 밀 섭취에 따른 증상이 한결 줄어들 것이다.

혹시 나이에 걸맞은 외모도 가능할지 모르겠다.

10

내 입자는 당신 입자보다 크다: 밀과 심장병

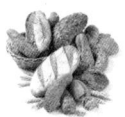

생물학에서는 크기가 모든 것이다.

5센티미터 정도 길이에 불과한 여과섭식성(filter-feeding: 플랑크톤이나 유기물 입자 등의 먹이를 걸러서 먹는 식성—옮긴이) 새우는 바닷물에 부유하는 플랑크톤이나 미세한 조류(藻類)로 만찬을 즐긴다. 뒤이어 그보다 큰 포식자인 물고기나 새가 그 새우를 잡아먹는다.

식물 세계에서, 열대 우림의 약 60미터짜리 케이폭나무처럼 큰 식물은 그 높이가 정글의 수관을 넘어서는 덕분에 광합성에 필요한 태양을 쬐고, 그 아래에서 고생하는 나무와 풀에 그늘을 드리운다.

육식 포식자부터 초식성의 먹잇감까지 줄곧 그런 식이다. 이 간단한 원리는 인간보다 먼저, 지구상에서 최초로 번성한 영장류보다 먼저 다세포 생물이 단세포 생물보다 진화상의 이점을 획득하고 원시 바다를 헤쳐 나오기까지 10억 년 이상을 거슬러 올라간다. 온갖 상황이 펼쳐지는 자연에서 몸집은 클수록 좋다.

바다 및 식물 세계의 '클수록 좋다는 법칙'은 인간의 몸이라는 작은 세계에도 적용된다. 사람의 혈류에는 'LDL 콜레스테롤'이라고 잘못 알려진 LDL 입자들이 크기의 법칙에 따라 새우나 플랑크톤 신세에 놓인다.

이름이 암시하듯 큰 LDL 입자는 상대적으로 크고, 작은 LDL 입자는 (당연히) 작다. 인간의 몸에서 큰 LDL 입자는 생존에 유리하다. 여기서 말하는 크기의 차이는 나노미터(nm) 단위, 즉 10억 분의 1미터 단위를 말한다. 큰 LDL 입자는 지름 25.5나노미터 이상이고, 작은 LDL 입자는 지름 25.5나노미터 미만이다. (말하자면 LDL 입자가 크든 작든 적혈구 세포 하나보다 수천 배 작지만 콜레스테롤 분자 하나보다는 크다는 뜻이다. 대략 LDL 입자 1만 개 정도면 문장의 맨 끝에 찍는 마침표를 가득 메울 수 있을 것이다.)

LDL 입자의 크기가 먹고 먹히는 차이를 만들지는 않는다. 다만 LDL 입자가 심장(관상동맥)이나 목과 뇌(경동맥과 뇌동맥) 따위의 동맥벽에 축적될지 안 될지를 결정할 뿐이다. 쉽게 말해서 LDL 크기는 당신이 57세에 심장 발작이나 뇌졸중을 일으킬지, 아니면 87세에도 카지노 슬롯머신 손잡이를 당길 수 있을지를 결정한다.

사실 작은 LDL 입자는 심장 발작, 혈관 성형술, 스텐트 삽입, 혈관 우회술, 기타 다양한 관상동맥 죽상경화증 징후를 유발하는 매우 일반적인 심장병의 원인이다.[1] 심장병 환자 수천 명을 진료한 내 경험에 비추어볼 때 심각한 경우가 아니라면 거의 90퍼센트는 약하나마 작은 LDL 패턴을 나타냈다.

제약업계는 이런 현상을 '높은 콜레스테롤'이라는 범주로 훨씬 쉽게 설명하면 편리하면서 수익도 창출할 수 있다는 것을 깨달았다. 실상은 콜레스테롤이 죽상동맥경화증과 거의 관련이 없는데도 말이다. 콜레스테롤은 혈류 내에 존재하면서 타격을 주고 죽상경화판 침착을 일으켜 결국 심장 발작과 뇌졸중을 초래하는 다양한 지단백질(지질 운반 단백질 등)을 측정하거나 특징지을 시간이 없을 때 잔류물(remnant: 콜레스테롤이 주를 이루는 지단백질—옮긴이)을 재는 편의상의 측정치일 뿐이다.

그러므로 콜레스테롤의 문제가 아니다. 죽상경화증을 초래하는 입자가 문제다. 오늘날 우리는 오래전에 폐기된 전두엽 절제술로 콜레스테롤을 제거해 직접 지단백질을 특징짓고 양을 측정할 수 있다.

모든 입자의 조상 격인 중요한 입자군은 초저밀도 지단백질(VLDL)이다. 우리의 간은 다양한 단백질(아포단백질 B 등)과 지방(대부분 중성지방)을 한데 모아 VLDL 입자로 만든다. 왜냐고 물어보면 풍부한 지방이 입자의 밀도를 물보다 떨어뜨리기(그래서 샐러드드레싱을 보면 올리브유가 식초 위에 둥둥 떠다닌다) 때문이라고 말할 수 있다. 그런 다음 VLDL 입자가 배출되고 첫 번째 지단백질이 혈류에 진입한다.

크고 작은 LDL 입자는 같은 부모, 즉 VLDL 입자를 공유한다. 혈류에 일어나는 일련의 변화가 VLDL이 큰 LDL로 바뀌느냐 작은 LDL로 바뀌느냐를 결정한다. 흥미롭게도 식단의 구성 역시 작은 LDL과 큰 LDL의 비율을 결정하며 VLDL 입자의 운명을 좌우한다. 우리는 가족 구성원을 선택할 수 없지만 VLDL 입자가 어떤 자손을 둘 것인지, 죽상경화증에 걸릴지 안 걸릴지에는 즉각 영향력을 행사할 수 있다.

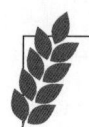

머핀이 우리를 작아지게 한다

"나를 마셔요."

이상한 나라의 앨리스는 묘약을 마시고 키가 약 25센티미터로 줄어들었다. 이제 문을 통과해 미친 모자 장수 그리고 체셔 고양이와 신 나게 뛰어놀 수 있게 되었다.

여러분이 오늘 아침에 먹은 밀기울 머핀이나 열 가지 곡물 베이글 따위가 LDL 입자에는 앨리스의 '나를 마셔요' 묘약과 같다. LDL 입자를 작아지게 만드니 말이다. 즉 밀기울 머핀이나 여러 곡물 음식이 직경 29나노미터 크기의 LDL 입자를 23~24나노미터로 줄어들게 만든다.[2]

25센티미터로 줄어든 앨리스가 작은 문을 통과할 수 있었듯이 작아진 LDL 입자도 보통 크기의 LDL 입자라면 겪지 않을 독특한 재난에 휘말린다.

인간처럼 LDL 입자도 개성이 다양하다. 큰 LDL 입자는 근면하게 봉급을 모으면서 국가가 보장하는 편안한 노후에 모든 기대를 거는 차분한 공무원과 닮았다. 작은 LDL은 평범한 규칙을 따르는 데 실패했을 뿐만 아니라 열광적이고 반사회적인, 코카인에 중독된 입자라고 할 수 있다. 그저 재미로 무차별적인 타격을 입힌다. 실제로, 당신이 죽처럼 부드러운 동맥벽의 죽상경화판에 딱 맞는 못된 입자를 디자인할 수 있다면 그 결과물은 작은 LDL 입자가 될 것이다.

간의 LDL 수용체는 큰 LDL 입자를 흡수해 처리하고, 이어서 LDL 입자 대사라는 정상적인 생리 과정이 일어난다. 반대로 작은 LDL 입자는 간 LDL 수용체가 거의 인지하지 못해 혈류에 오래 머무른다. 그 결과 큰 LDL 입자가 사흘간 머무르는 데 비해 작은 LDL은 평균 닷새를 머무르면서 죽상경화판을 제작할 여유 시간을 확보한다.[3] 큰 LDL 입자나 작은 LDL 입자나 생성되는 속도는 같지만, 작은 LDL이 오래 생존하므로 큰 LDL을 수적으로 압도하기에 이른다. 염증이 일어난 백혈구 세포(대식 세포)도 작은 LDL 입자를 흡수해 동맥벽에 자리를 잡으며, 이 과정이 죽상경화판을 빠른 속도로 키운다.

항산화 물질의 혜택에 관해 들어보았는가? 산화는 단백질을 변형시키고 암이나 심장병, 당뇨를 일으키는 각종 구조물을 낳는 노화 작용의 일부다. 산화 환경에 노출되면 작은 LDL 입자는 큰 LDL보다 25퍼센트가량 산화가 촉진된다. 산화되었을 때 LDL 입자는 동맥경화를 일으킬 가능성이 높아진다.[4]

9장에서 살펴보았듯이 당화 현상은 작은 LDL 입자 자체에서도 나타난다. 큰 입자

> 와 비교했을 때 작은 LDL 입자는 내생 당화에 8배나 취약하다. 산화 LDL 입자처럼 당화된 작은 LDL 입자는 동맥경화 플라크로 성장할 가능성이 크다.[5] 그러므로 탄수화물이 2배로 활동하는 셈이다. 탄수화물이 넉넉한 식단에서 작은 LDL 입자가 생성되고, 동시에 탄수화물은 작은 LDL을 당화시킬 혈당을 끌어올린다. 혈당을 가장 많이 끌어올리는 음식은 풍부한 양의 작은 LDL을 생성함과 동시에 작은 LDL의 당화도 증가시킨다.
>
> 따라서 심장병과 뇌졸중은 콜레스테롤이 높은 탓만은 아니다. 이들 질환은 산화, 당화, 염증, 작은 LDL 입자 …… 그러니까 탄수화물, 특히 밀이 유발한 요인들이 일으킨다고 하는 것이 맞다.

LDL 입자의 짧고 놀라운 삶

독자들이 지루해할지 모를 위험 부담을 안더라도 혈류에 머무르는 지단백질에 대해 몇 가지 짚어보려 한다. 몇 단락이면 충분하다. 이 설명이 끝날 때쯤이면 여러분은 이 주제에 대해서만큼은 의사의 98퍼센트가 아는 내용보다 더 잘 알게 될 것이다.

LDL 입자의 '부모' 지단백질, 즉 VLDL은 간에서 배출된 후 혈류로 유입되고 자손 LDL을 생산하기 위해 애쓴다. 간에서 나온 VLDL 입자는 풍부한 중성지방으로 무장한 채 여러 신진대사 과정에 에너지를 유통시킨다. 식이 요법에 따라 간에서 생성되는 VLDL의 양은 달라진다. VLDL 입자는 중성지방의 함량도 각기 다르다. 표준 콜레스테롤 패널 검사에서 과도한 VLDL은 높은 중성지방 수치, 일반적인 비정상치가 반영된 결과일 것이다.

VLDL은 대단히 사회적인 존재로, 한 무리 내에서 지단백질은 다른 지단백질과 자유롭게 상호작용하며 어울려 지낸다. 중성지방을 함유한 VLDL 입자는 혈류를 돌아다니며 입자를 콜레스테롤 분자와 교환하는 대가로 LDL과 HDL(고밀도 지단백질) 양쪽에 중성지방을 건넨다. 중성지방이 풍부한 LDL 입자는 이제 VLDL이 제공한 중성지방을 제거하는 새로운 반응(간 지방 분해 효소)에 돌입한다.

이것을 정리하면 다음과 같다. 즉 LDL 입자는 지름 25.5나노미터 이상의 크기에서 출발해 콜레스테롤과 교환한 대가로 VLDL로부터 중성지방을 받는다. 그리고 이어서 중성지방을 잃는다. 결과적으로 LDL 입자는 콜레스테롤도 떨어져나가고 중성지방도 제거되므로 그 과정에서 몇 나노미터 작아진다.[6,7]

VLDL에서 나온 과도한 중성지방이 작은 LDL을 한꺼번에 만들어 내보내는 데 그리 오랜 시간이 걸리지 않는다. 중성지방 수치가 133mg/dl 이상이면서 '정상치'의 경계 지점인 150mg/dl 이내의 사람들 80퍼센트가량에 작은 LDL 입자가 생긴다.[8] 미국인 20세 이상을 대상으로 한 대규모 조사에 따르면, 대상자 33퍼센트의 중성지방 수치가 150mg/dl 이상이었다. 이는 작은 LDL을 만들기에 충분한 수치다. 60세 이상으로 범위를 좁히면 수치는 42퍼센트로 올라간다.[9] 관상 심장 질환 환자의 경우 작은 LDL 입자를 보유한 비율이 다른 질환에서의 비율을 압도하며, 이는 작은 LDL이 가장 빈번하게 나타나는 유형이다.[10]

일반적으로 공복 시 혈액 표본에는 중성지방과 VLDL만 존재한다. '식후에' 자연스럽게 따라오는 중성지방 증가를 감안한다면 대개 몇 시간 동안 중성지방 수치가 2~4배 상승하고 작은 LDL 입자는 훨씬 큰 폭으로 늘어난다.[11] 여기서 공복이 아닐 때 잰 중성지방 수치가 높으면 심장병 위험이 자그마치 5~17배 상승한다. 따라서 공복이 아닐 때 측

정한 중성지방, 즉 비공복 시의 중성지방이 심장병을 예고하는 결정적인 지표임을 알 수 있다.[12]

따라서 VLDL은 작은 LDL 입자가 샘솟도록 하는 중대한 지단백질의 시작점이다. 간에서 VLDL 입자의 생성을 높이는 물질 그리고/또는 VLDL 입자의 중성지방 함량을 높이는 물질이라면 무엇이든지 그 과정을 가속화한다. 식후 몇 시간 동안 VLDL과 중성지방을 높이는 음식이면 그 무엇이라도 작은 LDL을 폭발적으로 증가시킨다.

영양의 연금술: 빵을 중성지방으로 변신시키기

그렇다면 VLDL과 중성지방을 높인 후, 죽상경화판을 촉진하는 작은 LDL 입자의 형성을 유발하기까지 전 과정을 주도하는 것은 과연 무엇일까?

답은 간단하다. 바로 탄수화물이다. 탄수화물의 대표는? 당연히 밀이다.

영양학자들은 오랫동안 이 간단한 사실을 고려하지 않았다. 우리에게 해를 끼친다며 두려워하는 식이 지방이 중성지방으로 이루어졌으니 논리적으로 기름진 고기와 버터 등 지방 음식을 많이 먹으면 혈액 내 중성지방 수치가 증가한다고 보았다. 이는 사실로 입증되기는 했다. 하지만 그 영향은 일시적이며 미미한 수준에 불과하다.

최근에는 지방 섭취의 증가가 실제로 많은 양의 중성지방을 간과 혈류로 운반하지만, 동시에 체내에서 이루어지는 자가 중성지방 생산을 중단시킨다는 사실이 밝혀졌다. 인간의 몸은 식사를 통해 유입되는 소

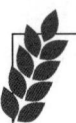

리피토(Lipitor: 콜레스테롤 저하제―옮긴이)일까, 아닐까: 밀의 역할

앞서 언급했듯이 밀을 섭취하면 LDL 콜레스테롤이 상승한다. 그리고 밀을 제거하면 LDL 콜레스테롤(모두 작은 LDL 입자를 거친 것들이)이 줄어든다. 하지만 처음에는 그렇게 보이지 않을지도 모른다.

여기가 혼란을 초래하는 지점이다.

여러분의 의사가 대략적인 심장병 위험을 측정할 때 사용하는 표준적인 지질 패널(lipid panel) 검사는 계산을 통해 나온 LDL 콜레스테롤 값이다. 결코 측정값이 아니다. 다음 방정식(일명 프리데발트 공식(Friedewald calculation))을 활용해 LDL 콜레스테롤을 산출하면 누구나 알 수 있다.

LDL 콜레스테롤 = 총 콜레스테롤 − HDL 콜레스테롤 − (중성지방 ÷ 5)

방정식 우변의 세 가지 요인(총 콜레스테롤, HDL 콜레스테롤, 중성지방)은 실제 측정치다. LDL 콜레스테롤만 계산을 통해 나온 값이다.

문제는 이 공식이 여러 가정을 바탕으로 고안되었다는 점이다. 예를 들어, 이 공식으로 신뢰할 수 있는 LDL 콜레스테롤 값을 산출하려면 HDL이 40mg/dl 이상, 중성지방이 100mg/dl 이하여야 한다. 이 수치에서 벗어나면 계산한 LDL 값은 의미가 없다.[13, 14] 특히 당뇨병은 극단적인 경우가 흔해서 계산의 정확성과 거리가 멀다. 50퍼센트의 부정확성은 특이한 일도 아니다. 유전자 변종 역시 계산의 정확도를 낮추는 요인이다(아포 E 변종 등).

또 다른 문제: 만약 LDL 입자가 작으면 계산한 LDL이 실제보다 작게 산출된다. 반대로 LDL 입자가 크면 산출한 LDL은 실제보다 과하게 평가된다.

이런 상황을 한층 혼란스럽게 하는 것은, 만일 당신이 식이 요법에 약간의 변화를 주어 달갑지 않은 작은 LDL 입자를 건강하고 큰 입자로 바꾸었다면, 실제 측정치는 떨어졌음에도 계산한 LDL 값은 올라간 것으로 산출되는 경우가 많다는 사실이다. 작은 LDL을 줄임으로써 진정으로 이득을 얻었다 해도, 당신의 의사는 LDL 콜레스테롤이 높게 산출되었기 때문에 스타틴 약물을 권할지도 모른다. (이것이 내가 LDL 콜레스테롤을 '허구의 LDL'이라고 하는 이유다. 이렇게 비판해도 끊임없이 기업가 정신을 발휘하는 제약업계가 스타틴 판매로 연간 270억 달러의 이익을

> 거둬들이는 현실을 막지는 못하겠지만 말이다. 실제로는 작은 LDL이 줄어들었으니 기쁜 일이지만, LDL 콜레스테롤은 높게 나왔으니 나쁜 소식일 수 있다. 계산을 통해 나온 LDL 콜레스테롤은 FDA가 승인한 지표이긴 해도 이것이 과하게 산출된 LDL 콜레스테롤 값이란 사실을 알려주지는 않는다.)
> 당신이든 의사든 정확한 값을 파악하는 유일한 방법은 LDL 입자 수(핵자기 공명(NMR, nuclear magnetic resonance: 자기장 내에서 원자핵 고유의 회전이 외부 고주파 자기장과 공명하는 현상. 이를 이용해 생체 조직이나 조성 분포를 분석할 수 있다―옮긴이)이라고 일컫는 실험 방식 또는 지단백질 분석법 활용)나 아포단백질 B 등 LDL 입자를 어떤 방식으로든 실제 측정하는 것뿐이다. (LDL 분자 하나마다 아포단백질 B도 하나씩 존재하므로 아포단백질 B는 실제 LDL 입자 수와 같다.) 그다지 어렵지도 않다. 다만 이 주제를 이해하고 별도의 교육을 받을 의향이 있는 보건의가 필요할 뿐이다.

량의 중성지방을 압도할 정도로 대량의 중성지방을 생산하므로 고지방 섭취의 순 효과는 중성지방 수치를 거의 또는 전혀 변화시키지 않는다.[15]

이와 달리 탄수화물에는 사실상 중성지방이 들어 있지 않다. 사워도(sourdough) 프레첼, 양파 베이글 하나, 통곡물 빵 두 조각에는 중성지방이 무시해도 좋을 정도로 적게 들어 있다. 하지만 탄수화물은 혈류에 중성지방이 홍수를 이루게 하는 간의 지방산 합성을 촉진하도록 인슐린을 자극하는 독보적인 능력이 있다.[16] 유전적 감수성에 따라 탄수화물은 중성지방을 수백 mg/dl에서 심지어 수천 mg/dl 범위까지 높일 수 있다. 신체는 탄수화물이 계속 유입되기만 하면 몇 년이라도 중성지방을 높은 수준(300, 500, 1000mg/dl 이상)으로 하루 24시간, 날마다 유지하면서 매우 효율적으로 중성지방을 생산한다.

사실 설탕을 중성지방으로 전환하는 연금술과도 같은 간의 지방 신합성(de novo lipogenesis: 탄수화물이 지방으로 전환되는 합성—옮긴이) 프로세스는 영양학자들이 식품과 식품의 영향을 리포단백질과 신진대사 관점에서 바라보도록 혁명적인 길을 열어준 최근의 발견이다. 이러한 신진대사의 연속 단계가 시작되려면 혈류 내 높은 인슐린 수치가 필수적이다.[17, 18] 높은 인슐린 수치는 간에서 지방 신합성을 일으키고, 탄수화물이 후에 VLDL 입자로 합해지는 중성지방으로 전환되도록 우리 몸을 자극한다.

오늘날 미국인이 소비하는 전체 칼로리의 절반쯤은 탄수화물 섭취에서 비롯된 것이다.[19] 21세기 초는 탄수화물 소비의 시대로 역사에 남을 것이다. 이러한 식이 유형은 과잉 생성된 지방이 간으로 침투하는 극단적인 수준으로까지 탄수화물의 지방 전환이 이루어질 수 있다는 의미다. 이른바 무알코올 지방간 질환(NAFLD, nonalcoholic fatty liver disease), 무알코올 지방증(NAS, nonalcoholic steatosis)이 생겨나는 이유다. 이들 질환이 전염병에 버금갈 정도로 확산되자 위장병학자들은 편리하게 약어를 사용하기에 이르렀다. NAFLD와 NAS는 알코올 중독자나 경험할 법한 돌이킬 수 없는 질병인 간경변증을 일으키므로 무알코올성 포기각서(nonalcoholic disclaimer)라고 해도 좋다.[20]

오리와 거위는 간을 지방으로 꽉 채울 수 있다. 이런 적응 능력 덕분에 먹이 없이도 장거리 비행이 가능하며, 매년 철새 이동을 할 때면 간에 저장해둔 지방을 끌어와 에너지로 사용한다. 가금류에게는 진화적 적응(evolutionary adaptation)의 일부인 셈이다. 축산업자들은 이 사실에 착안해 거위나 오리의 간을 지방으로 가득 채워 이득을 챙긴다. 이 동물들에게 곡물의 탄수화물을 먹임으로써 푸아그라(foie gras: '살찐 간'이라는 뜻으로, 인위적으로 살찌운 거위나 오리의 간—옮긴이)나 당신이 통곡물 크래커 위에 바르는 기름진 파테(paté: 고기와 간 등을 짓이겨 토스트 등에 발라 먹는 음식—옮긴이)가 만들어진다. 하지만 인간의 지방간은 탄수화물을 더 많이 섭취하라는 부추김으로 인해 생긴, 비뚤어지고 생리학적으로 바람직하지 않은 결과물이다. 한니발 렉터(Hannibal Lecter:《양들의 침묵》에 등장하는 살인마—옮긴이)와 식사할 게 아니라면 당신의 간 같은 푸아그라를 원치는 않으리라.

탄수화물은 지방 저장을 촉진하는 식품이며 풍요로운 시기의 산물을 저장하는 수단이다. 일리 있는 말이다. 만약 당신이 원시인이라면 갓 잡은 수퇘지와 야생에서 딴 열매를 해치우느라 물릴 지경일 테고, 만에 하나 앞으로 며칠에서 몇 주 안에 수퇘지나 기타 사냥감을 잡지 못할 경우에 대비해 남은 칼로리를 저장할 것이다. 이 과정에서 인슐린은 잉여 에너지가 지방으로 저장되게끔 도와준다. 더 자세히 설명하면, 잉여 칼로리를 중성지방으로 전환해 간을 채우고 혈류로 흘려보냈다가 사냥에 실패했을 때 끌어와 쓸 수 있도록 에너지를 저장한다. 하지만 풍요로운 현대에는 칼로리의 흐름이, 특히 곡류 등 탄수화물이 끝도 없이 유입되므로 결코 멈추지 않는다. 오늘날은 매일매일이 풍성한 날이다.

내장 지방이 과하게 쌓임으로써 상황이 악화되었다. 내장 지방은 중성지방의 저장고이지만 중성지방이 지방 세포에 들고나며 그 중성지방이 혈류로 흘러들어가 끝없이 이어지는 흐름을 만들어낸다.[21] 그렇게 간이 혈액 내 높은 중성 수치에 노출되도록 함으로써 추가적인

VLDL 생산을 초래한다.

당뇨는 '건강에 좋은 통곡물'이 풍부한 식단 등 탄수화물 함량이 높은 식단의 영향을 알 수 있는 간편한 실험의 장을 제공한다. 성인 당뇨(제2형 당뇨병)의 원인은 대개 탄수화물을 지나치게 섭취했기 때문이다. 거의는 아니더라도 많은 경우 고혈당과 당뇨병 자체는 탄수화물 섭취를 줄이면 완화된다.[22]

당뇨병은 낮은 HDL, 높은 중성지방, 작은 LDL이라는 '지질 3인방'의 특성과 관련이 있으며, 이는 탄수화물을 과도하게 먹었을 때 나타나는 특징과 그대로 들어맞는다.[23]

그러므로 식이 지방은 VLDL 생성에 대단치 않은 영향을 미칠 뿐이지만 탄수화물은 훨씬 큰 공헌을 한다. 풍부한 '건강에 좋은 통곡물'로 채운 저지방 식이 요법이 중성지방 수치를 높이는 것으로 악명 높은 이유가 여기에 있다. 이런 식단을 지지하는 사람들은 무해한 듯 주석을 달곤 하지만 말이다. (나도 여러 해 전에 저지방 식이 요법을 해보았다. 동물성이든 아니든 모든 지방 섭취를 칼로리의 10퍼센트 이하로 제한한 엄격한 식이 요법이었다. 지방과 고기 섭취를 줄인 만큼 '건강에 좋은 통곡물'로 대체하라고 권한 딘 오니시(Dean Ornish) 박사와 관련 연구자들은 내게 중성지방 350mg/dl을 선사했다.) 일반적으로 저지방 식단은 중성지방을 150, 200, 300mg/dl 수준까지 상승시킨다. 유전적으로 취약해 중성지방 대사에 어려움을 겪는 사람에게 저지방 식단은 중성지방을 천 단위까지 치솟게 하는 원흉으로, 췌장 손상은 물론 지방간 질환(NAFLD, NAS)을 일으키기에 충분하다.

저지방 식단은 유익하지 않다. 탄수화물 함량이 높은 통곡물을 풍성하게 먹으면 줄어든 지방 칼로리가 고혈당 · 고인슐린 · 내장 지방 축적과 VLDL 및 중성지방 증가로 대체되고, 이 모든 것들이 한꺼번에 영향을 미쳐 작은 LDL 입자의 비율을 높이는 피할 수 없는 결과를 낳는다.

만일 밀 등의 탄수화물이 VLDL → 중성지방 → 작은 LDL 입자로 이어지는 도미노 현상을 일으킨다면 탄수화물의 대표 선수인 밀을 줄였을 때는 반대 현상이 일어나야 마땅하다.

네 오른 눈이 너로 실족하게 하거든…

> 만일 네 오른 눈이 너로 실족하게 하거든, 빼어 내버리라. 네 백체 중 하나가 없어지고 온몸이 지옥에 던져지지 않는 것이 유익하며
>
> ─마태복음 5:29(개역개정─옮긴이)

캘리포니아 대학교 버클리 캠퍼스의 로널드 크라우스(Ronald Krauss) 박사와 동료들은 탄수화물 섭취와 작은 LDL 입자 사이의 관계를 입증해 낸 선구자이다.[24] 일련의 연구에서, 이들은 식단에서 차지하는 탄수화물의 비율이 20퍼센트에서 65퍼센트로 증가하고 지방 함량이 줄어들자 작은 LDL 입자가 폭발적으로 증가하는 것을 증명했다. 작은 LDL 수치가 0인 사람들조차 식단에서 탄수화물 함량이 증가하자 작은 LDL이 생성되었다. 반대로 작은 LDL 입자가 많은 사람들이 단 몇 주 동안 탄수화물을 줄이고 지방 섭취를 늘리자 LDL 입자는 확연하게(약 25퍼센트) 감소했다.

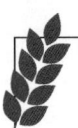

'스타틴'이라고 하셨나요?

척은 약물을 쓰지 않고 콜레스테롤을 낮출 수 있다고 들었다며 나를 찾아왔다.

'높은 콜레스테롤'이라고 일컫지만, 척은 자신이 받은 리포단백질 검사에서 밝혀졌듯이 작은 LDL 입자의 과잉이 엄청났다. 핵자기 공명(NMR)에서 작은 LDL 입자가 2440nmol/L로 측정되었다. (매우 바람직하지 않은 수치다.) 이로 인해 높은 LDL 콜레스테롤 수치가 190mg/dl, 낮은 HDL 콜레스테롤이 39mg/dl, 높은 중성지방이 173mg/dl에 다다랐다.

밀을 식단에서 뺀 지 3개월 후(줄어든 밀 칼로리를 날 호두, 달걀, 치즈, 채소, 고기, 아보카도, 올리브유 등 진짜 음식으로 대체했다), 척의 작은 LDL은 320nmol/L로 감소했다. 또 LDL 콜레스테롤이 123mg/dl으로 떨어져 수치상으로도 이를 입증했다. HDL은 45mg/dl로 상승했고 중성지방은 45mg/dl로 하락했으며 뱃살부터 시작해 빠진 살이 약 6.4킬로그램이었다.

정말 사실이다. 놀랍고도 급격한 '콜레스테롤' 감소가 현실로 나타났다. 스타틴이라는 약물은 필요 없었다.

코네티컷 대학교의 제프 볼렉 박사 팀 역시 탄수화물 감소와 리포단백질의 영향을 증명한 많은 연구 결과를 발표했다. 그중 한 실험에서는 전체 칼로리의 10퍼센트를 줄이도록 밀가루 식품, 설탕이 든 탄산음료, 옥수수 녹말이나 옥수숫가루로 만든 음식, 감자, 쌀을 포함한 탄수화물 섭취를 금했다. 실험 참가자들은 쇠고기, 가금류, 생선, 달걀, 치즈, 견과류, 씨앗, 저탄수화물 채소와 샐러드드레싱은 무제한으로 섭취해도 좋다는 지침을 받았다. 그랬더니 12주 동안 작은 LDL 입자가 26퍼센트 감소했다.[25]

작은 LDL 입자의 관점에서 밀의 영향과 기타 탄수화물(사탕, 탄산음료, 칩 등)의 영향을 구분하기란 거의 불가능하다. 그 이유는 음식이 제각기 다른 수준으로 작은 LDL 생성을 촉진하기 때문이다. 하지만 혈당을 가장 많이 높이는 음식이 인슐린 역시 가장 많이 높인다는 사실을 자연스럽게 예상할 수 있다. 인슐린 상승에 이어 가장 맹렬하게 간의 지방 신합성을 자극하고 내장 지방 축적을 키우며, VLDL/중성지방/작은 LDL을 높인다는 사실도 예상할 수 있다. 이미 알고 있듯이 밀은 거의 모든 음식을 통틀어 가장 많은 혈당을 끌어올리는 식품임에 틀림없다.

따라서 밀을 줄이거나 빼버리고, 줄어든 칼로리를 채소나 단백질 그리고 지방으로 대체한다면 놀라울 만큼 확실하게 작은 LDL이 감소할 것이다.

'심장에 좋은' 음식이 심장병을 일으킬 수 있을까

믿었던 동료와 연인이 갑작스럽게 비밀 요원을 배신하는 이야기, 알고 보니 처음부터 적을 위해 일해온 이중간첩 이야기인 〈미션 임파서블〉은 누구나 좋아할 것이다.

만약 밀의 비도덕적인 측면을 다루면 어떨까? 밀은 심장병과의 전쟁에서 구원 투수처럼 그려졌던 음식이다. 하지만 최근의 연구에서 이것이 잘못임이 드러났다. 〔안젤리나 졸리는 복잡하게 얽힌 첩보 활동과 배신을 다룬 영화 〈솔트(Salt)〉를 찍었다. 이와 비슷하게 몸에 좋은 음식을 먹는다고 믿는 중년 비즈니스맨. 하지만 알고 보니 아니었다는……? 이런 내용을 담은 러셀 크로(Russell Crowe)의 〈밀(Wheat)〉은? 물론, 농담이다.〕

원더 브레드가 "건강해지는 12가지 방법"이라고 주장하는 사이 다양한 빵과 밀 제품이 '심장에 좋은' 음식이라고 위장한 채 등장했다.

그러나 맷돌로 갈았든 발아 곡물이든 사워도든 유기농이든, 그것도 아니라면 '공정 무역'이나 '수제품' 또는 '집에서 구운' 것일지라도 밀은 밀이다. 글루텐 단백질, 글루테닌, 아밀로펙틴의 조합인 밀은 특유의 염증 반응 패널, 신경학적으로 활성화된 엑소르핀, 과도한 포도당 수치를 불러일으키는 음식이다.

밀 음식을 따라다니는 건강에 좋다는 미사여구에 현혹되지 말라. 합성 비타민 B가 첨가된 '비타민이 풍부한' 밀 음식이라도 밀은 밀일 뿐이므로. 맷돌로 간 유기농 통곡물 빵에 아마씨유에서 추출한 오메가-3를 첨가했다 한들 밀이라는 사실에는 변함이 없다. 규칙적으로 장운동을 하게 하거나 화장실을 나설 때 만족스러운 미소를 짓는다 하더라도 여전히 밀은 밀이다. 비록 교황이 축성한 성체라 해도 (성스럽든 아니든) 밀이라는 사실은 그대로다.

당신도 이쯤이면 이해했으리라. 바로 이것이 식품 산업계가 공통적으로 활용하는 책략을 노출하는 지점이기에 집중 공략하는 것이다. '건강에 좋은'이라는 말을 식재료마다 붙여 '건강에 좋은' 머핀, 크래커, 빵이라고 한다. 예를 들어, 식이섬유는 실제로 어느 정도 건강에 유익하다. 아마씨와 아마씨유에 포함된 리놀렌산도 마찬가지다. 하지만 건강에 해를 끼치는 밀의 특질을 상쇄할 만한 '심장에 좋은' 성분은 없다. 식이섬유와 오메가-3를 첨가한 '심장 건강에 좋은' 빵이라도 고혈당, 중성지방, 내장 지방 축적을 유발하기는 마찬가지다. 작은 LDL 입자와 엑소르핀을 방출하고 염증 반응도 똑같이 일으킨다.

밀을 참을 수 없다면 부엌에서 뛰쳐나와라

혈당을 높이 끌어올리는 음식은 간에서 VLDL의 생성을 촉진한다. LDL 입자 간 상호작용으로 활용도가 더욱 커진 VLDL은 혈류에 더 오랜 기간 머무를 수 있는 작은 LDL 입자의 생성을 촉진한다. 고혈당은 LDL 입자의 당화를 가속화하는데, 특히 이미 산화된 입자들이 그렇다.

LDL 입자의 지속, 산화, 당화……. 이것들이 한데 모여 동맥 죽상경화판의 생성과 성장을 촉진하는 잠재 능력을 강화한다. VLDL · 작은 LDL · 당화를 촉진하는 최고 책임자요, 우두머리이자 지배자는 과연 누구일까? 당연히 밀이다.

밀이 드리우는 이토록 어두컴컴한 구름 속에도 실낱같은 희망은 있다. 만약 밀 섭취가 작은 LDL의 이례적인 증가, 또 이와 관련한 모든 현상의 원인 제공자라면 밀을 제거함으로써 이를 뒤집어야 하며 실제로도 이런 일이 벌어진다.

밀 음식을 제거함으로써 작은 LDL 입자는 환상적으로 감소한다. 줄어든 밀 칼로리를 당 또는 즉각 당으로 전환되는 식품으로 대체하지 않고 건강한 식단을 유지한다면 말이다.

이런 식으로 생각해보자. 즉 혈당을 높이는 어떤 요인이든 작은 LDL 입자를 유도한다. 그리고 단백질 · 지방 등 혈당 상승을 막아주는 음식 먹기, 밀 등의 탄수화물 줄이기를 실천하면 작은 LDL 입자가 감소한다고 말이다.

LDL 콜레스테롤 말고 LDL 입자를 통해 얻은 통찰에 주목하라. 심장 건강에 관한 일반적 통념을 깨뜨리지 않는가. 사실 널리 활용하는 계산된 LDL 콜레스테롤 가설은 다른 허구, 즉 지방 섭취를 줄이고 '건강

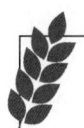
중국 연구: 밀의 애정 관계

코넬 대학교의 콜린 캠벨(Colin Campbell) 박사는 중국인의 식습관과 건강을 연구하기 위해 이 분야에 20년간 공을 들였다. 캠벨 박사는 자료를 바탕으로 "동물성 식품을 가장 많이 먹는 사람들이 만성 질환에도 가장 취약했다. ……식물성 식품을 가장 많이 먹는 사람들은 가장 건강하면서도 만성 질환이 비껴가는 편이었다"고 주장했다. 그의 중국 연구는 모든 동물성 식품이 건강에 역효과를 불러일으키며 인간은 식물성 식품 위주로 섭취해야 한다는 근거로 활용되었다. 이러한 그의 주장은 《중국의 음식, 라이프스타일 그리고 사망률(Diet, Life-Style, and Mortality in China)》(1990)에서 확인할 수 있다. (이 책을 바탕으로 캠벨은 2004년 《건강·음식·질병에 관한 오해와 진실(China Study)》.)

그런데 건강과 숫자에 매료된 한 사람이 그의 권고에 의문을 품었다. 한때 채식주의자였다가 이제는 생식을 지지하는 23세의 데니즈 밍거(Denise Minger)가 바로 그였다. 밍거는 몇 달 동안 많은 자료를 검토하며 광범위한 재분석을 시도했다. 그리고 2010년 1월부터 자신의 블로그에 분석 내용을 올리기 시작했다.

이어서 놀라운 결과가 하나하나 밝혀졌다.

몇 달에 걸친 재분석 후, 밍거는 캠벨의 최초 결론에 결함이 있으며 그가 주장하는 결론의 상당 부분이 자료를 선택적으로 해석한 탓이라고 판단했다. 하지만 가장 놀라운 발견은 밀에 관한 것이었다. 다음은 밍거가 직접 쓴 글이다.

> 내가 처음 중국 연구의 기초 데이터 분석을 시작할 때만 해도 그토록 칭송받는 캠벨의 책을 감히 비판하는 글을 올릴 의도는 없었다. 나는 데이터 중독자(data junkie)일 뿐이다. 나는 캠벨의 주장이 데이터와 얼마나 일맥상통하는지 알아보려 했으며, 이는 단지 내 호기심을 채우기 위한 목적이었다.
> 나는 10년 넘게 채식주의자 중에서도 비건(vegan)이었고, 더 이상 비건은 아니지만 식물식(plant-based diet)을 선택한 사람들을 존경해마지 않는다. 중국 연구 분석과 관련한 나의 목표는 선입견과 특정 신조의 개입 없이 영양과 건강에 관한 진실을 규명하는 것이다. 원가를 선전하려는 의도 따위는 없다.
> 나는 캠벨의 이론이 완전히 틀리지는 않지만, 정확히 말하면 불완전하다고 생각한다. 건강을 가꾸고 유지하는 것과 관련해 자연식품과 가공되지 않은 식품의 중요

성을 능숙하게 잘 설명했음에도 동물성 식품과 질병 간의 관계에 초점을 맞추느라 궁극적으로 공중 보건과 영양학 연구에 긴요하고 우리의 삶과 밀접하면서도 강력한 영향력을 지닌 다른 식품과 질병 패턴의 존재를 탐구(인지조차)하지 않았다.

누락한 죄

밍거는 상관계수 값 r를 언급했다. r 값이 0이면 두 변수 간에 어떤 명백한 결합이나 관계도 공유하지 않는 '완전히 임의적' 관계라는 의미이고, r 값이 1이면 두 변수가 찰싹 달라붙어 완벽하게 일치한다는 뜻이다. r가 마이너스 값이면 두 변수가 마치 헤

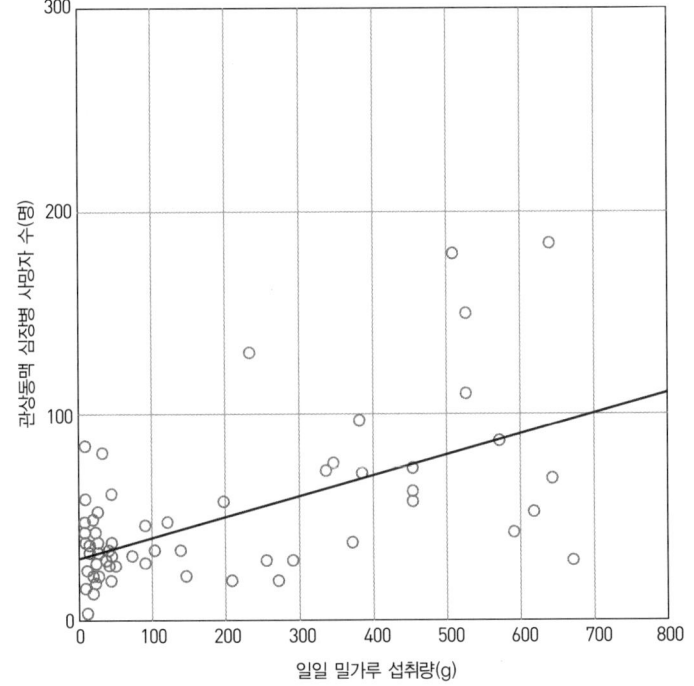

10만 명당 관상동맥 심장병 사망자 수와 일일 밀가루 섭취량과의 상관관계. 이는 중국 연구 초기 자료의 일부로서 밀가루 섭취와 관상동맥 심장병 사망자 수 사이의 선형 관계를 증명한다. 밀가루 섭취량이 많아질수록 심장병 사망률이 높아지는 경향이 있다. 〈출처: 데니즈 밍거, rawfoodsos.com〉.

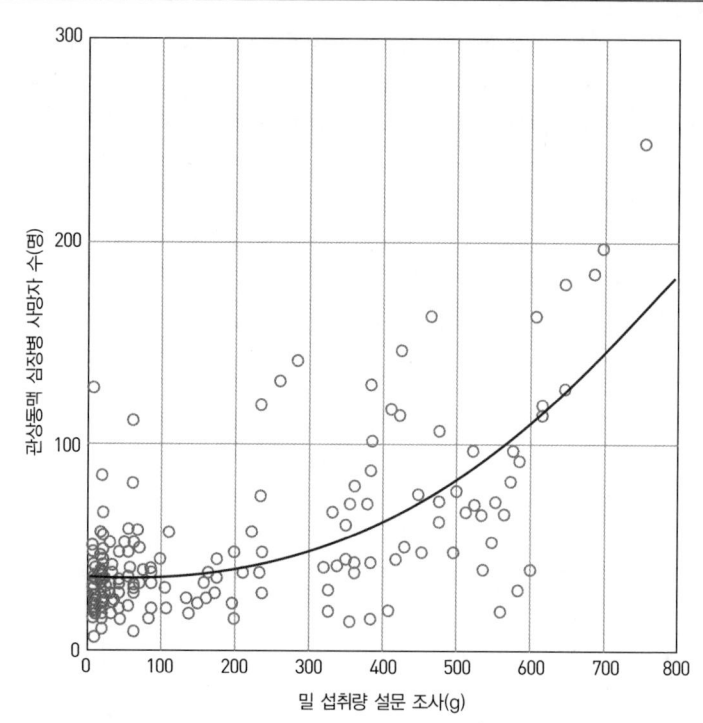

10만 명당 관상동맥 심장병 사망자 수와 일일 밀가루 섭취량과의 상관관계. 이는 중국 연구에서 나중에 추출한 데이터다. 밀 섭취량이 증가할수록 관상동맥 심장병 사망자 수가 증가하며, 특히 하루에 400그램(고작 1파운드에도 못 미친다) 이상 섭취할 경우 사망률이 급격하게 상승한다. 초기 데이터보다 훨씬 심각한 상태임을 알 수 있다. 〈출처: 데니스 밍거, rawfoodsos.com〉.

어진 배우자처럼 반대 방향으로 작용함을 뜻한다. 밍거의 설명을 계속 읽어보자.

중국 연구 결과의 왜곡보다 심각한 점은 캠벨 박사가 세부 사항을 누락했다는 것이다. 그는 동물성 식품을 심장병(동물성 단백질과의 상관계수는 0.01, 어류 단백질과의 상관계수는 −0.11)의 원인으로 지목하면서도 밀과 심장병 및 관상동맥 심장병 간의 상관계수는 0.67, 식물성 단백질과 이들 질환 간의 상관계수는 0.25라는 사실을 왜 누락했을까?

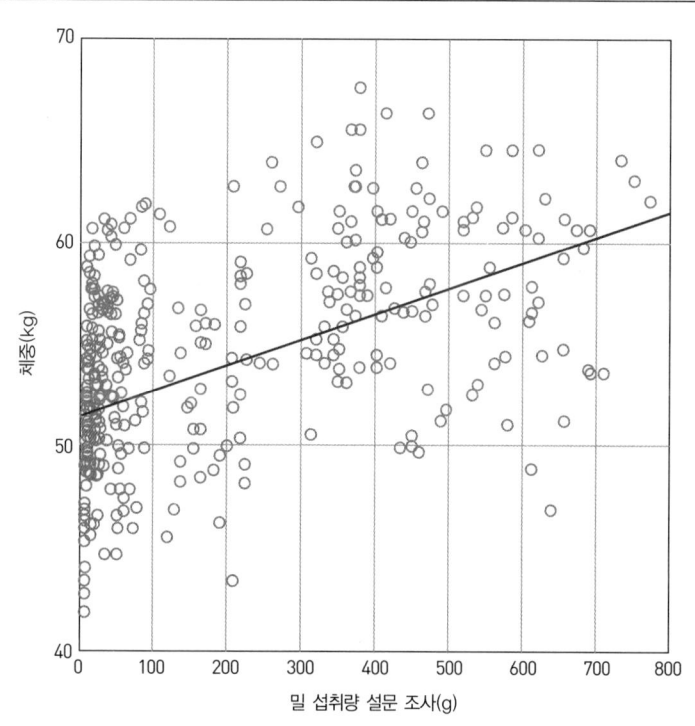

체중과 일일 밀 섭취량과의 상관관계. 밀을 많이 먹을수록 체중도 늘어난다. 〈출처: 데니즈 밍거, rawfoodsos.com〉.

캠벨은 밀과 다양한 질환이 어마어마한 상관관계에 놓여 있음을 왜 주목하지 않았을까? 자궁경부암은 0.46, 고혈압성 심장 질환은 0.54, 뇌졸중은 0.47, 혈액 및 조혈 기관 질환은 0.41, 앞서 언급했듯이 심근경색 및 관상동맥 심장병과는 0.67인데도? '역학의 그랑프리(〈뉴욕 타임스〉에서 캠벨의 중국 연구를 가리켜 쓴 표현—옮긴이)'는 서구 세계의 주요 사망 원인과 그들이 좋아하는 글루텐 함유 곡물과의 관계를 우연히 드러냈을 뿐이란 말인가? '생명의 양식'은 진정 죽음의 양식인가?

1989년 중국 연구 II 설문지(데이터가 더 많음)에서 밀 변수를 제거하고 퍼텐셜 비선 형성을 반영하자 결과는 훨씬 급격해졌다.

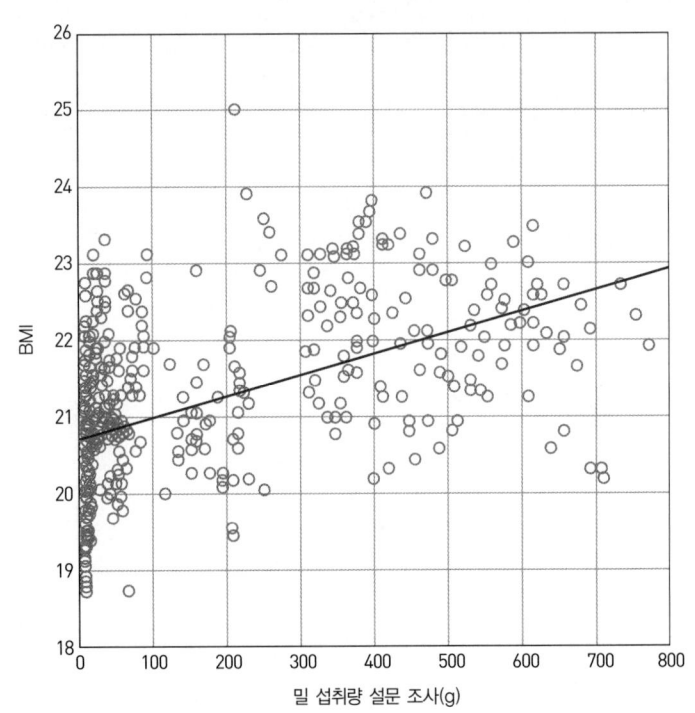

체질량지수(BMI)와 일일 밀 섭취량의 상관관계. 일일 밀 섭취량이 많아질수록 BMI도 증가한다. 체중을 대신해 BMI를 사용한 결과를 보건대 밀 섭취와 관련한 신체 사이즈 증가는 키가 아니라 체중임을 알 수 있다. 〈출처: 데니즈 밍거, rawfoodsos.com〉.

여러 가지 음식 가운데 밀이 가장 강력한 체중 예측 변수였다(킬로그램 단위; r=0.65, p<0.001). 이는 단순히 밀을 먹는 사람들이 키가 크거나 체질량지수와의 상관관계가 긴밀하기(r=0.58, p<0.001) 때문만은 아니다.

심장 질환이 발생하기 쉬운 지역과 서구화된 국가들 간의 유일한 공통점은 무엇일까? 바로, 밀가루 소비량이 무척 많다는 점이다.

밍거의 인상적인 자료를 살펴보려면 그녀의 블로그 Raw Food SOS(http://rawfoodsos.com)를 방문하길 바란다.

에 좋은 통곡물' 섭취를 늘리면 건강에 유익하다는 가설에 힘을 불어넣었다. 리포단백질 분석 등의 기술 덕분에 심화된 통찰력으로 관찰하자 그런 조언이 의도와 상반된 결과를 가져왔다는 게 밝혀졌지만 말이다.

11

머릿속에 든 모든 것: 밀과 뇌

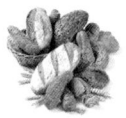

좋다. 밀이 내장을 교란하고 식욕을 돋우며 '똥배' 나온 당신을 놀림 감으로 만든다고 치자. 그런데 그게 그렇게 나쁜가?

밀은 아편과 유사한 펩티드(peptide: 두 개 이상의 아미노산이 결합한 화합물―옮긴이) 형태로 뇌에 영향을 미친다. 하지만 이런 현상을 일으키는 폴리펩티드 엑소르핀은 뇌를 드나들다가 시간이 흐르면서 사라진다. 엑소르핀은 뇌로 하여금 더 많이 먹도록 하고 칼로리 섭취를 늘리며, 남은 것이라곤 없는 과자 상자 바닥에서 맛이 간 크래커라도 필사적으로 긁어모으게 한다.

다행스럽게도 이러한 영향은 전부 되돌릴 수 있다. 밀 섭취를 중단하라. 그러면 그 여파가 사라지고 뇌는 회복되어 다시 10대 자녀의 2차 방정식 풀이를 도울 수 있다.

하지만 뇌에 미치는 밀의 영향은 그쯤에서 멈추지 않는다. 가장 충격적인 밀의 영향은 뇌 조직 자체에 발휘하는 위력이라고 할 수 있다. '그저' 생각이나 행동에 그치지 않고 대뇌·소뇌·기타 신경계 구조에 위력을 발휘하며 운동 실조부터 실금에 이르기까지, 발작부터 치매에 이르기까지 영향을 미친다. 중독 현상과 달리 이런 증상은 온전히 돌이킬 수 없다.

어디에 발을 디디는지 주의하라: 밀과 소뇌의 건강

내가 눈가리개로 당신의 눈을 가리고 구석구석 이상한 각도, 걸려 넘어지기 쉬운 물건이 아무렇게나 놓여 있는 익숙하지 않은 장소에 데려다놓았다고 상상해보라. 몇 발짝 못 가 신발장에 얼굴을 처박게 될지도 모른다. 소뇌성 운동 실조(cerebellar ataxia)로 고통 받는 이들이 이런 일을 겪는다. 더구나 그들은 눈을 크게 뜬 채로 고투한다.

지팡이나 보행기를 사용하고, 보도의 틈에 걸려 넘어져 다리나 엉덩이에 골절상을 입는 이런 사람을 흔히 볼 수 있다. 무언가가 세상을 향해 나아가야 할 그들의 능력을 망가뜨려 소뇌 부위에서 주관하는 핵심 기능, 즉 균형 및 조정의 통제력을 잃고 만 경우다.

소뇌성 운동 실조를 겪는 사람 대다수는 신경과 전문의와 상담하지만, 대개 그 원인을 알지 못한 채 특발성(idiopathic) 질환이라는 진단을 받는다. 치료 처방도 없으며 개발된 치료법도 없다. 신경과 전문의는 단순히 보행기를 권하고, 걸려 넘어질 위험이 있는 물건을 집에서 치우라고 충고하고, 결국에는 요실금이 생길 테니 성인용 기저귀를 마련하라고 조언하는 정도다. 소뇌성 운동 실조가 진행되면 환자는 해를 거듭할수록 자기 머리를 빗지 못하거나 양치질을 못하고, 화장실에도 혼자 가지 못할 정도로 악화된다. 자신을 돌보는 가장 기본적인 활동조차 다른 사람이 해주어야 하는 지경에 이른다. 그쯤 되면 극도로 쇠약해져 폐렴과 욕창 같은 합병증에 쉽게 노출된다. 즉, 끝이 가까워진다.

셀리악병 환자 가운데 10~22.5퍼센트는 신경계 침범(nervous system involvement)을 경험한다.[1,2] 지금까지 분석한 모든 형태의 운동 실조 중 20퍼센트에서 글루텐에 비정상적으로 반응하는 혈액 지표가 발견되었다. 설명할 수 없는, 즉 명확한 이유 없이 운동 실조에 걸린 사람 중에서는 글루텐에 비정상적인 반응을 보이는 혈액 지표가 50퍼센트 정도 관측되었다.[3]

문제점: 밀 글루텐에 의해 촉진되는 운동 실조 환자 대다수는 내장 질환의 징후나 증상이 나타나지 않으며 글루텐 민감성이 작동한다는 신호를 보내는 셀리악병 같은 경고도 없다.

셀리악성 복부 경련이나 설사를 일으키는 파괴적인 면역 반응도 뇌 조직에 저항하라는 지시를 받는다. 신경학적 손상이 바탕에 깔린 글루텐과 뇌의 관계는 오래전, 그러니까 1966년부터 의심받아왔으며 사람들은 그것이 셀리악병을 동반한 영양 결핍 때문이라고 여겼다.[4] 최근에는 신경 세포에 대한 직접적인 면역 공격이 뇌와 신경계 침범의 원인으로 드러났다. 글루텐이 촉진하는 항글리아딘 항체는 소뇌에만 있는 푸르키네 세포(Purkinje cell: 소뇌 피질을 구성하는 뉴런 중 하나—옮긴이)를 묶는다.[5] 푸르키네 세포 같은 뇌 조직은 재생 능력이 없다. 한 번 손상을 입으면 영원히 망가진다.

균형 및 조정 능력의 상실 말고도 밀이 유발하는 소뇌성 운동 실조는 매우 이상한 현상을 보인다. 난해하기 이를 데 없는 신경학 용어로 안구진탕(nystagmus, 눈동자가 무의식적으로 씰룩씰룩 양옆으로 움직임), 근육간대경련(myoclonus, 무의식적으로 근육이 경련을 일으킴), 무도병(chorea, 팔다리가 제멋대로 움직임)이 그렇다. 소뇌성 운동 실조 환자 104명을 대상으로 한 연구에서, 기억력과 언어 능력 장애가 추가로 밝혀졌으며, 이는 밀의 파괴력이 높은 차원의 사고 및 기억을 담당하는 소뇌 조직까지 미친다는 것을 보여준다.[6]

밀이 유발하는 소뇌성 운동 실조 징후는 일반적으로 48세부터 53세 사이에 나타난다. 뇌 MRI 촬영을 하면 60퍼센트가량이 푸르키녜 세포에서 돌이킬 수 없는 파괴 현상이 나타나 소뇌가 위축된 모습을 볼 수 있다.[7]

이런 사람들은 밀 글루텐을 먹지 않아야만 신경 기능이 제한적으로 회복되는데, 이는 뇌 조직의 갱생 능력이 부실한 탓이다. 대체로 글루텐 유입을 끊으면 증상 악화가 금세 멈춘다.[8]

밀 노출로 생긴 운동 실조 진단의 첫 번째 장애물은 1차 진료를 담당하는 의사다. 여러 요인을 통틀어 가장 큰 장애물이 의사인데, 이는 의학계에서 대체로 밀이 몸에 좋다는 개념을 계속해서 신봉하기 때문이다. 일단 진단을 한다 해도 장 셀리악병 진단보다 조금 더 복잡한데, 그 이유는 특히 일부 항체(구체적으로는 IgA 형태)가 밀 유발성 뇌 질환에 포함되지 않은 탓이 크다. 사람들도 대개 뇌 조직 검사를 선뜻 받아들이지 않는 데다 진단을 할 줄 아는 정통한 신경과 전문의도 있어야 한다. 진단은 밀 또는 글루텐 제거가 안정 또는 호전을 보이는지, 더불어 의사의 추정 및 양성 HLA DQ 지표를 조합해서 판단한다.[9]

소뇌성 운동 실조의 고통스러운 현실은 거의 모든 경우 자기 발에 걸려 넘어지거나 벽에 부딪히고, 아니면 바지가 축축해지기 시작해서야 비로소 그것을 인식한다는 사실이다. 이런 증세가 나타나면 소뇌는 이미 줄어들었거나 손상되었을 가능성이 높다. 이 시점에서는 밀과 글루텐 섭취를 멈춘다 해도 요양원에서 벗어나게 해주는 정도에 그칠 것이다.

이 모든 사태가 당신이 그토록 먹고 싶어 하는 머핀과 베이글 때문이다.

머리부터 발끝까지: 밀과 말초신경병증

소뇌성 운동 실조는 밀이 유발하는 뇌의 면역 반응 탓인데, 이와 유사한 질환이 다리나 골반 및 다른 장기의 신경에서도 발생한다. 이를 말초신경병증(peripheral neuropathy)이라고 한다.

말초신경병증의 흔한 원인은 당뇨병이다. 수년간 높은 혈당이 지속되면서 여러 가지 신경계 이상이 걷잡을 수 없게 나타난다. 이를테면, 다리 신경의 장애가 일어나 감각이 무뎌지며(그래서 당뇨병 환자들은 자신이 압정을 밟았는지도 모르는 경우가 있다), 혈압과 심박 조절 능력이 떨어지거나 장을 비우는 속도가 더뎌지기도(당뇨성 위 마비(diabetic gastroparesis)) 한다.

이와 견줄 만한 수준의 신경계 혼란이 밀에 노출됨으로써 발생한다. 글루텐 유발성 말초신경병증이 시작되는 연령은 평균 55세이다. 소뇌성 운동 실조가 그렇듯 이들 환자 대다수는 셀리악병 진단에 필요한

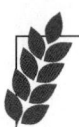

밀이 춤추며 사라지다

내가 처음 메러디스를 만났을 때, 그녀는 울고 있었다. 메러디스는 사소한 심장 관련 궁금증(양성으로 밝혀진 이형 심전도(ECG, electrocardiogram)) 때문에 나를 찾아왔다.

"온몸이 아파요! 다리가 제일 심하고요. 의사들이 온갖 약을 처방해줬어요. 부작용이 심해서 정말 싫은데도요. 두 달 전부터는 몹시 허기지고, 먹는 걸 그만둘 수가 없어요. 7킬로그램이나 쪘어요!"

교사인 메러디스는 발이 아파 더 이상 수업 시간에 서 있을 수 없다고 말했다. 최근에는 불안정하고 균형을 잡지 못해 자신의 보행 능력이 의심스러워지기 시작했다. 바지 입기처럼 간단한 일마저 서툴러졌고 고통 때문에 아침에 옷을 입는 시간도 점점 길어졌다. 56세밖에 안 되었는데도 지팡이에 의존해야 했다.

나는 신경과 전문의가 뭐라고 진단했는지 물었다. "아무 설명도 안 해줬어요. 다들 마땅한 이유가 없다고 해요. 그냥 이렇게 살아야 한대요. 의사들이 진통제를 처방하지만 상태는 점차 나빠지겠지요." 이 대목에서 메러디스는 다시 울기 시작했다.

나는 메러디스를 보자마자 밀이 떠올랐다. 진료실에 들어올 때 그녀는 확실히 걷는 게 어려워 보인 것 말고도 얼굴이 붉고 부어 있었다. 그녀는 위산 역류와 복부 경련, 복부 팽만으로 과민성 대장 증후군 진단을 받은 고통스러운 이야기도 덧붙였다. 약 27킬로그램 과체중이며 약간의 종아리 및 발목 부종도 겪었다.

그래서 나는 메러디스에게 과감하게 밀을 식단에서 빼라고 권했다. 당시 그녀는 도움이 된다면 뭐라도 해보겠다며 필사적이었다. 나는 또 경사진 러닝머신에서 적당히 속도를 높여가며 걷도록 하는 스트레스 테스트를 강행했다.

메러디스는 2주 후 다시 찾아왔다. 나는 러닝머신은 할 만한지 물었다. "그럼요! 그때 선생님과 얘기하고 즉각 밀을 완전히 뺐거든요. 효과가 나타나기까지 일주일 정도 걸렸어요. 통증이 사라지기 시작했죠. 2주 전과 비교하면 통증이 90퍼센트쯤 줄었어요. 거의 사라진 거나 다름없어요. 진통제 하나를 이미 끊었고, 나머지도 이번 주면 끊을 수 있을 것 같아요." 이젠 지팡이도 더 이상 필요 없었다.

그녀는 위산 역류와 과민성 대장 증후군도 완벽하게 사라졌다고 했다. 추가로 2주 만에 4킬로그램을 감량했다. 또한 시속 6킬로미터에 경사도 14퍼센트의 러닝머신 운동을 어렵지 않게 해냈다.

장 질환을 겪지 않는다.[10]

소뇌의 푸르키네 세포는 재생 능력이 없지만 말초신경은 일단 문제를 일으키는 밀과 글루텐을 제거하면 제한적이나마 재생되며 많은 사람들이 적어도 부분적으로 신경병증의 개선을 경험한다. 한 연구에서, 항글리아딘 항체에 양성 반응을 보이고 글루텐에 민감한 말초신경병증 환자 35명을 대상으로 실험을 했다. 그랬더니 밀과 글루텐을 뺀 식이 요법을 적용한 25명은 1년에 걸쳐 호전되었으나, 밀과 글루텐을 빼지 않은 10명의 통제군은 악화되었다.[11] 공식적인 신경 전도(nerve conduction) 연구에서도 역시 밀과 글루텐을 뺀 집단은 신경 전도가 호전되었고, 밀을 섭취한 집단은 악화되었다.

인간의 신경계는 신경세포와 신경망이 거미줄처럼 복잡하게 얽혀 있어 밀 글루텐 노출로 불거진 말초신경병증은 어떤 신경 다발이 영향을 받았느냐에 따라 다양한 양상을 보인다. 빈약한 다리 근육 통제력 및 양쪽 다리의 감각을 상실하는 감각 운동 축삭성 말초신경병증(sensorimotor axonal peripheral neuropathy)이 가장 흔하다. 이보다 덜 흔하기는 하지만 신체의 한쪽만 영향을 받는 경우(비대칭 신경병증)나 혈압, 심박, 내장, 방광 등의 자율 기능을 담당하는 신경계 일부가 영향을 받는 자율신경계 이상도 발생한다.[12] 자율신경계가 영향을 받으면 혈압 조절이 안 되고 방광이나 장을 비우는 능력이 감퇴하며 심박 수가 부적절할 정도로 빨라져 의식을 잃거나 서 있을 때 어지러움을 느끼게 된다.

어떤 방식으로 표출되든 관계없이 말초신경병증은 진행되며, 밀과 글루텐을 완전히 제거하지 않는 한 악순환이 이어질 것이다.

통곡물 뇌

누구나 동의하리라 생각한다. 사고, 학습, 기억처럼 '고차원적인' 역할을 수행하는 뇌에 불청객이 들어와서는 안 된다는 사실을 말이다. 자기 자신과 모든 경험의 총합을 나타내는 우리의 정신은 철저하게 개인적인 영역이다. 누가 사적인 자기만의 정신 영역으로 접근하려는 행상이나 참견하기 좋아하는 이웃을 좋아하겠는가? 텔레파시라는 개념이 매혹적이긴 하되 누군가가 우리의 생각을 읽는다면 정말 오싹한 일이다.

밀에 성역이란 없다. 소뇌도 대뇌피질도 성역은 아니다. 밀이 우리의 정신을 읽을 수는 없지만, 그 안에서 벌어지는 일에 확실히 영향을 미칠 수는 있다.

밀이 뇌에 미치는 영향은 단지 기분이나 활력, 수면 정도가 아니다. 그 이상이다. 소뇌성 운동 실조에서 살펴보았듯이 실질적인 뇌 장애가 일어나기도 한다. 하지만 기억과 고차원적 사고를 담당하는 핵심이자 우리 자신 및 고유한 개성과 기억 그리고 뇌 '회백질' 저장소인 대뇌피질은 밀과 면역 전쟁을 벌이다 뇌병증(encephalopathy), 즉 뇌병에 걸린다.

글루텐 뇌병증은 팔다리 통제 및 언어 구사의 어려움, 시력 감퇴 등 뇌졸중 유사 증상과 편두통으로 나타난다.[13,14] 뇌 MRI 사진을 보면 대뇌 조직 혈관 주변에 뚜렷한 손상 증거가 있다. 글루텐 뇌병증은 소뇌성 운동 실조의 경우와 균형 및 조정 면에서 증상이 동일하다.

한 가지 충격적인 점은 마요 클리닉 연구에서, 최근 셀리악병을 진단받은 13명의 환자가 치매 진단도 함께 받았다는 사실이다. 그 13명에게 전두엽 조직 검사(그렇다. 뇌 조직 검사 맞다)나 사후 뇌 검사를 실시했지만 밀 글루텐 노출과의 관련성 외에는 다른 병리적 원인을 알아내지 못했다.[15] 환자들은 사망 전 또는 조직 검사 전에 기억력 상실이나 혼란 또는 간단한 계산을 못한다거나 성격이 급격하게 변하는 증상 등이 가장 흔하게 나타났다. 그 13명 가운데 9명은 뇌 기능 장애가 진행되어 사망했다. 그렇다. 그들을 파멸로 이끈 치매는 밀에서 시작되었다.

정신과 기억 능력 악화를 밀 때문이라고 할 수 있는 치매 환자는 몇 퍼센트 정도일까? 아직 수긍할 만한 답변은 없다. 하지만 이 문제를 의욕적으로 탐구해온 영국의 한 연구진은 밀 글루텐이 유발한 치매 등 61건의 뇌병증 사례를 분석했다.[16]

밀은 기억 및 정신에 침투하는 면역 반응을 유발하며 치매 또는 뇌 기능 장애와도 밀접하다. 밀, 글루텐, 뇌 손상의 관계를 규명하는 연구는 여전히 초기 단계이며 해답을 구하지 못한 의문점이 많다. 우리가 아는 것이라곤 매우 심각하다는 정도다. 나는 앞으로 밝혀질 사실들을 생각하면 몸서리가 쳐진다.

글루텐 민감성은 발작의 원인이기도 하다. 밀에 반응하는 발작은 젊은 사람, 특히 10대들에게 나타나는 경향이 있다. 이 발작은 전형적으로 관자놀이 근처에 있는 뇌엽, 즉 귀 바로 밑의 측두엽에서 일어나는 증상이다. 측두엽 발작을 일으키는 사람은 후각이나 미각의 교란을 경험하고 이유 없이 두려움에 압도되는 등 기이하고 이상한 기분을 느끼며, 입맛을 다시거나 손을 움직이는 등의 행동을 반복한다. 이는 해마(hippocampus: 기억 형성을 담당한다)라는 측두엽 부위의 칼슘 침착으로 나타나며 발작 치료 약물에도 꿈쩍하지 않는다. 이 기이한 측두엽 발작 증상은 셀리악병 및 글루텐 민감성(항글리아딘 항체에 양성이며 장 질환이

없는 HLA 지표)과 밀접하다.[17]

셀리악병 환자 중 1~5.5퍼센트는 발작 진단을 받을 가능성이 있다.[18, 19] 밀 글루텐이 유발하는 측두엽 발작은 글루텐을 제거하면 개선된다.[20, 21] 한 연구에 따르면 훨씬 심각한 대적간 발작(grand mal)을 겪는 간질 환자들은 셀리악병이 없으면서도 항글리아딘 항체 수치가 증가하는 형태의 글루텐 민감성이 2배가량(통제군의 10.6퍼센트와 비교할 때 19.6퍼센트) 높다는 것이 입증되었다.[22]

밀이 인간의 뇌에 침투해 사고와 행동 및 구조에 변화를 일으키고 이따금 발작을 초래하는 능력마저 지녔다니 정신이 번쩍 들지 않는가.

밀일까, 글루텐일까

글루텐은 셀리악병이나 소뇌성 운동 실조 또는 치매가 있든 없든 관계없이 확실히 파괴적인 면역 현상을 유도하는 밀의 구성 요소다. 하지만 뇌와 신경계를 비롯해 밀이 초래하는 여러 작용은 글루텐이 유발하는 면역 현상과 무관하다. 이를테면 엄청난 유혹과 집착, 환각제 차단 약물로 통제되는 밀의 중독적 특질의 직접적 원인은 글루텐이 아니며 글루텐의 분해로 생성된 물질, 즉 엑소르핀 때문이다. ADHD나 자폐증 아동 및 정신분열증 환자들의 행동에 왜곡을 가져오는 밀 성분이 분명하지 않다 하더라도 이러한 현상이 밀의 엑소르핀에서 비롯한 것이지 글루텐이 초래한 면역 반응은 아닐 가능성이 높다. 대개 항체 반응으로 진단하는 글루텐 민감성과 달리 엑소르핀의 영향력을 측정할 지표가 현재로서는 없기는 하지만 말이다.

글루텐의 영향에 글루텐 외의 영향이 덧붙여질 수도 있다. 밀 엑소르핀이 식욕이나 충동 그리고 포도당-인슐린 반응에 미치는 정신적 영향 및 아직 밝혀지지 않은 밀의 기타 작용들이 면역 반응과 개별적으로 또는 짝지어 문제를 일으킬지도 모르는 일이다. 진단되지 않은 장 셀리악병을 겪는 누군가는 자신의 소장에 해를 끼치거나 당뇨 수준으로 혈당을 끌어올리고, 마음의 동요를 일으키는 음식이 이상하리만치 먹고 싶을 수도 있다. 셀리악병이 없는 사람이라도 밀에서 비롯한 신경 장애를 겪거나 내장 지방이 축적되기도 한다. 또 어떤 사람은 밀 글루텐이 유발하는 신경계 면역 이상이나 장 질환이 없는데도 무기력하고 과체중인 데다 당뇨를 앓을 수도 있다. 밀 섭취가 초래하는 복잡하게 얽힌 건강 문제는 실로 강력하다.

밀은 신경계에 엄청나게 다양한 방식으로 영향을 끼쳐 '진단'을 복잡하게 한다. 면역계에 도사리는 위험성은 항체 혈액 검사로 측정할 수 있다. 하지만 면역 이외의 가능성은 어떤 혈액 검사로도 드러나지 않으므로 이를 확인하고 정량화하기가 훨씬 어렵다.

'밀 뇌'의 세계는 이제 겨우 빛을 보기 시작했다. 그 빛이 더 밝아질수록 상황은 더 암담할 것이다.

12

베이글 페이스: 피부에 닿는 밀의 파괴력

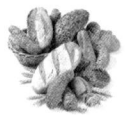

 만약 밀과 밀의 영향력이 뇌, 내장, 동맥, 뼈 등 여러 기관(organ)을 제압한다면 신체 기관 중 가장 넓은 부위를 차지하는 피부에도 그 힘이 닿을까?

 확실히 그러하다. 그 여파는 크리스피 크림(Krispy Kreme)의 도넛 종류보다 다양하면서도 유별난 힘을 발휘한다.

 겉으로 조용한 것처럼 보여도 피부는 무척 역동적인 기관이며, 생리활동의 주요 무대이자 수십억 외부 생물체의 공격을 막아내는 방수 방어벽이다. 땀을 내어 체온을 조절하며 매일 혹과 상처들을 견디고 지속적인 방어 체계를 구축하기 위해 자가 재생한다. 피부는 한 개인을 세상과 구분 짓는 물질적인 장벽이다. 사람의 피부는 10조 개의 박테리아에 삶의 터전을 제공하고, 수많은 박테리아는 이곳을 포유동물 숙주와 조용하게 공생하는 보금자리로 여기며 살아간다.

피부과 의사라면 누구나 피부가 신체 내부 상황을 외부로 중계한다고 말한다. 홍조만 봐도 알 수 있다. 홍조는 운전 중 모욕을 준 상대방이 당신의 상사임을 깨달았을 때 확 피어나는 얼굴의 혈관 확장(vasodilatation 또는 capillary dilation) 현상이다. 하지만 피부는 우리의 감정 상태를 반영하는 데 그치지 않는다. 피부는 체내의 물질적 상황을 알려주는 증거이기도 하다.

밀은 AGE를 생성해 주름, 탄력 저하 등 피부 노화에 위력을 발휘한다. 하지만 노화 촉진 말고도 할 얘기는 많다.

밀은 우리 몸에 자신의 존재를 드러내며(신체 반응을 가리킨다) 피부로도 말한다. 마치 소화된 밀 부산물이 관절염을 일으키고 혈당을 올리며 뇌에 영향을 미치는 것처럼 피부에도 사소한 트러블부터 생명을 위협하는 궤양, 괴저까지 다양한 문제를 일으킨다.

통상 피부 변화만 단독으로 일어나지 않는다. 만약 밀 때문에 생긴 이상이 피부 표면에 드러난다면, 대개 원치 않는 그런 반응이 피부에서만 일어난 것이 아니라는 의미다. 비록 당사자는 자각하지 못하더라도 내장부터 뇌까지 다른 기관이 관련되었을지 모른다.

여드름 난 얼굴

여드름(좌창): 청소년 및 청년층에게 졸업 파티보다 더 괴로운 가장 흔한 고민거리.

고대 의사들은 여드름을 발진과 유사하지만 가렵지 않다고 보았다. 하지만 19세기 의사들은 여드름을 '단단한 마맛자국(stone-pock)'이라고 했다. 특히 부끄러움이나 죄의식 같은 정서상의 갈등부터 일탈적 성행위 등 온갖 것이 원인이라고 여겼다. 치료법은 주로 강력한 하제 및 관장제, 불쾌한 냄새를 풍기는 유황 목욕, X-선 장기 노출 등 무시무시했다.

이쯤 되면 청소년기가 지나치게 고달픈 것 아닌가?

마치 10대들에게 난처할 이유가 더 필요하기라도 한 양 여드름은 12세부터 18세 사이에 불쑥불쑥 찾아온다. 당혹스러운 호르몬의 맹공격을 동반하는 여드름은 서구 문화권에서는 거의 일반적인 현상으로서 10대의 80퍼센트, 16~18세에는 최고 95퍼센트까지 나며, 간혹 얼굴을 흉하게 바꿀 정도로 심한 경우도 있다. 성인도 예외가 아니어서 25세 이상 인구의 50퍼센트가 간헐적으로 한 차례 고통을 겪곤 한다.[1]

여드름이 미국 10대 사이에서 대체로 보편적이긴 하지만 모든 문화권에서 그런 것은 아니다. 일부 문화권에서는 여드름이 전혀 생기지 않는다. 파푸아뉴기니의 키타반 섬 주민, 파라과이의 아체(Aché) 수렵채취인, 브라질 푸루스 계곡 원주민, 아프리카의 반투족과 줄루족, 일본의 오키나와인, 캐나다의 이누이트족은 신기하게도 여드름 때문에 성가시고 당혹스러울 일이 없다.

이 문화권 사람들은 독특한 유전성 면역 덕분에 여드름의 상처를 비켜가는 것일까?

증거를 살펴보면, 유전 문제가 아니라 음식 문제임을 알 수 있다. 지리적·기후적 요건 때문에 그 지역 산물에만 의존하는 식문화를 보면 특정 음식물이 식단에 추가되거나 빠지면서 생기는 효과를 살펴볼 수 있다. 뉴기니에 거주하는 키타반인처럼 여드름이 나지 않는 사람들은 채소, 과일, 덩이줄기, 코코넛, 물고기를 먹는 수렵채취인의 식단으로 살아간다. 파라과이의 아체 수렵채취인도 비슷한 식단에 육지 동물과 재배한 카사바, 땅콩, 쌀, 옥수수를 추가한 정도이며 역시 완벽하게 여드름을 피해갔다.[2] 지구상에서 가장 장수하는 일본의 오키나와인은 1980년대까지 놀라울 정도로 채소, 고구마, 대두, 돼지고기, 물고기를 풍부하게 섭취했다. 이들은 사실상 여드름이 무엇인지조차 몰랐다.[3] 이누이트족의 전통 식단은 물개, 물고기, 카리부(caribou: 북아메리카 순록—옮긴이), 각종 해조류, 베리, 식물 뿌리로 구성되었으며 마찬가지로 이들에게도 여드름이 나지 않았다. 아프리카 반투족과 줄루족의 음식은 계절과 지형에 따라 다르지만 구아바, 망고, 토마토 등 토착 야생 식물이 풍성하고, 거기에 직접 잡은 물고기와 야생 사냥감이 추가되었다. 다시 말하지만, 이들에게도 여드름이 없었다.[4]

이처럼 여드름이 나지 않는 문화권에서는 밀, 설탕, 유제품을 거의 또는 전혀 먹지 않는다. 서구의 영향 아래 밀이나 설탕 같은 가공 전분이 오키나와인, 이누이트족, 줄루족 등에게 유입되면서 이들에게도 여드름이 즉각 돋아났다.[5, 6, 7] 따라서 여드름이 없는 문화권이라고 해서 특별히 유전자의 보호를 받는 것은 아니며 단지 여드름을 유발하는 음식이 식단에 없었기 때문임을 알 수 있다. 밀, 설탕, 유제품이 도입되면서 클리어라실(Clearasil: 여드름 치료제—옮긴이) 판매가 급증했다.

아이러니하게도 20세기 초의 '상식'은 이랬다. "여드름은 팬케이크나 비스킷 등 녹말 음식 섭취로 인해 생기거나 악화된다." 하지만 이 개념은 1980년대에 초콜릿 바와 '가짜' 캔디 바가 미치는 영향을 비교한 한 번의 잘못된 실험 이후 신뢰를 잃고 말았다. 그 연구는 어떤 바를 먹었든 관계없이 65명의 참가자에게서 관찰된 여드름에는 차이가 없다고 결론지었다. 하지만 가짜 캔디 바는 코코아 함량만 적을 뿐 칼로리, 설탕, 지방 함량이 사실상 같았다는 것을 간과했다.[8] (코코아를 사랑하는 사람들로서는 열광할 이유를 찾은 셈이다. "코코아는 여드름의 원인이 아니다. 코코아 함량이 85퍼센트인 다크 초콜릿을 즐겨라.") 그러나 피부학계는 오랫동안 반복해서 인용되는 이 연구에 근거해 여드름과 음식 사이의 관계라면 콧방귀를 뀌는 자세를 버리지 않는다.

사실 현대 피부학계는 오늘날의 10대와 성인 대다수가 만성적이며 때로는 흉하기까지 한 여드름으로 고생하는 이유를 잘 모른다. 프로피오니박테리움 여드름(Propionibacterium acnes)과 염증, 과도한 피지 생성 등 감염 중심으로 논의하면서도 여드름 발진을 억누르는 치료만 할 뿐 원인을 파악하지 못하고 있다. 그래서 피부과 전문의들은 국부 항균 크림 및 연고, 경구 항생제, 항염증 약물을 망설이지 않고 처방한다.

최근의 몇몇 연구에서는 다시금 인슐린 수치 상승이 여드름을 촉진한다며 탄수화물을 여드름 생성 요인으로 지목했다.

인슐린이 여드름 생성을 촉진한다는 사실이 빛을 보기 시작했다는 얘기다. 인슐린은 피부 내에서 인슐린 유사 성장 인자-I, 즉 IGF-I을 배출하도록 활성화시킨다. 그러면 IGF-I(IGF-I과 IGF-II를 포함한다—옮긴이)이 표피 바로 아래 피부층을 이루는 진피 조직과 모낭의 성장을 촉진한다.[9] 인슐린과 IGF-I은 피지선에서 기름진 보호막, 즉 피지의 생성도 돕는다.[10] 피부 조직의 성장과 피지 과잉은 여드름이 붉어지며 위로 자라는 특성을 띠게 한다.

여드름을 일으키는 인슐린의 역할을 보여주는 간접적인 증거는 또 있다. 과대 인슐린 반응과 고혈당이 특징인 다낭성 난소 증후군(PCOS, polycystic ovarian syndrome: 무배란성 월경 이상과 난소 이상을 동반하는 질환—옮긴이)을 앓는 여성은 여드름이 두드러지기 쉽다.[11] 다낭성 난소 증후군 여성의 인슐린과 당을 낮추는 메트포르민 같은 약물은 여드름도 감소시킨다.[12] 경구 당뇨약은 웬만하면 아이들에게 투약하지 않지만, 혈당과 인슐린을 낮추는 경구 당뇨약을 복용한 젊은이들에게서 여드름 감소를 관찰할 수 있었다.[13]

인슐린 수치는 탄수화물 섭취 이후에 가장 높다. 섭취한 탄수화물의 GI가 높을수록 췌장에서 인슐린이 많이 배출된다. 물론 밀의 GI가 단연 독보적이므로 거의 모든 식품을 통틀어 혈당을 가장 높이 끌어올린다. 또 밀은 인슐린도 크게 높이는 식품이다. 특히 설탕이 든 도넛과 쿠키 형태의 밀, 즉 GI가 높은 밀과 자당을 더한 식품이 여드름의 원인이다. 몸에 좋은 것처럼 솜씨 좋게 꾸민 복합 곡물 빵 역시 매한가지다.

유제품의 역할도 여드름 생성을 돕는 데 인슐린의 역량과 견줄 만하다. 보건 당국이 대부분 유제품의 지방 함량에 집착해 저지방이나 탈지유를 추천하지만, 정작 지방은 여드름을 일으키지 않는다. 유제품에만 포함된 단백질이 당 함량에 비례해 인슐린을 끌어올리는 주범이며, 인슐린 생성을 자극하는 독특한 특성을 고려하면 우유를 먹는 10대한테 심각한 여드름이 20퍼센트나 많다는 사실도 설명이 된다.[14, 15]

과체중이거나 비만인 10대는 일반적으로 시금치나 피망을 과잉 섭취해서도, 연어나 틸라피아(tilapia: 아프리카 원산의 민물고기—옮긴이)를 지나치게 먹어서 그런 것이 아니다. 그 대신 아침 식사용 시리얼 같은 탄수화물을 먹었기 때문이다. 이는 당연히 과체중이거나 비만인 청소년은 날씬한 청소년보다 여드름이 많이 난다는 뜻이며 실제로도 그렇다. 아이들은 뚱뚱할수록 여드름도 많이 날 가능성이 있다.[16] (날씬한 아이라고 여드름이 없다는 얘기는 아니다. 하지만 통계상 체중이 불어남에 따라 여드름도 느는 경향이 있다.)

추론 과정에서 예상했겠지만, 인슐린과 혈당을 떨어뜨리는 영양학적 조치를 취해야 여드름이 줄어든다. 최근의 한 연구에서, GI가 높은 음식과 낮은 음식을 섭취한 대학생을 12주 동안 관찰했다. 그 결과 GI가 낮은 경우 여드름 병변이 23.5퍼센트 적었고, 통제 집단에 비해서도 12퍼센트 감소했다.[17] 탄수화물 섭취를 줄인 대상자 가운데 가장 큰 효과를 본 사람은 여드름 병변이 거의 50퍼센트 감소했다.

요약하면 이렇다. 즉 혈당과 인슐린을 높이는 음식은 여드름 생성을 촉진한다. 밀은 혈당도, 이어 인슐린도 다른 음식과 비교해 거의 최고로 끌어올린다. 10대에게 건강에 좋다며 먹이는 통곡물 빵이 실제로는 문제를 악화시키는 셈이다. 그 자체로 생명을 위협하지는 않더라도 여드름은 야간 시력을 떨어뜨리고, 생각이나 행동에 손상을 입히고, 태아에게 무시무시한 선천성 기형을 유발하는 이소트레티노인(isotretinoin: 여드름 약―옮긴이)처럼 독성이 내재된 온갖 약물에 의존하도록 이끈다.

반대로, 밀을 식단에서 빼면 여드름이 줄어든다. 유제품과 칩, 타코스, 토르티야 같은 탄수화물 가공식품만 없애도 여드름 생성을 자극하는 인슐린 기계를 작동 불가능하게 만들 수 있다. 만약 당신이 이 일을 해낸다면 10대 아이들이 매우 고마워할 수도 있으리라.

저의 발진을 보시렵니까?

포진 형태의 피부 염증으로 알려진 포진성 피부염(DH, dermatitis herpetiformis)은 밀 글루텐 면역 반응 자체가 장관 밖으로 드러나는 또 하나의 방식일 뿐이다. 가렵고, 포진처럼 보이는(혹과 비슷하게 생겼다. 이는 포진 바이러스와는 무관하다는 뜻이기도 하다) 발진이 계속되고, 결국 변색된 흔적과 흉터를 남길 수 있다. 가장 흔히 나타나는 부위는 팔꿈치, 무릎, 엉덩이, 두피 또는 등이고 주로 신체 양쪽에 대칭성을 보이는 편이다. 빈도는 덜하지만 구강 또는 음경이나 질에 염증을 일으키고 손바닥 위에 특이하게 멍든 것처럼 나타나기도 한다.[18] 특유의 염증 반응을 판정하려면 대개 피부 조직 검사가 필요하다.

흥미롭게도 포진성 피부염 환자들은 대부분 셀리악성 장 징후를 겪지 않지만, 셀리악병의 특징인 장 염증과 파괴를 경험하는 경향이 있다. 포진성 피부염을 앓는 사람들은 밀 글루텐을 계속 섭취할 경우 장 림프종(intestinal lymphoma), 자가 면역 염증 질환, 당뇨병 등 전형적인 셀리악병의 합병증에 노출될 공산이 크다.[19]

분명한 사실은 밀과 기타 글루텐 함유 식품을 엄격하게 제거하면 염증성 포진염이 치료된다는 점이다. 며칠 이내로 발진이 개선되는 사람도 있고, 몇 달에 걸쳐 점진적으로 증상이 사라지는 이들도 있다. 특히 병이 오래가거나 밀 글루텐 섭취를 계속해 포진성 피부염이 재발하는 경우(안타깝게도 매우 흔하다)에는 경구 약물 답손(dapsone)으로 치료한다. 한센병 치료에도 사용하는 답손은 두통, 쇠약, 간 손상 때로는 발작이나 혼수상태에 이를 정도로 부작용이 매우 큰 독성 약물이다.

그렇다. 결과적으로 우리는 밀을 먹어 가려움에 시달리고 짜증을 내며 발진으로 외모를 망가뜨리는 셈이다. 그러고는 독성 약물을 먹고, 그 덕분에 계속해서 밀을 섭취한다. 자연스레 우리 자신을 위험도 높은 장 계통 암, 자가 면역 질환에 노출시킨다. 정말이지 말이 되는가?

포진성 피부염은 여드름 다음으로 흔하게 피부가 밀 글루텐에 반응한 증세다. 하지만 그 밖에도 밀 글루텐이 유발하는 피부 질환의 범위는 놀랄 만큼 다양하다. 일부는 셀리악 항체 증가와 관련이 있기도 하고 더러는 무관한 경우도 있다.[20] 이런 질환은 대부분 약물, 바이러스, 암 등 다른 요인의 영향도 받는다. 밀 글루텐도 약물, 바이러스, 암과 마찬가지로 발진을 일으킬 가능성이 있는 셈이다.

밀 글루텐과 관련 있는 발진 및 피부 증상을 살펴보면 다음과 같다.

- **구강 궤양**: 혀의 붉은 염증(설염), 구순 구각염(입 끝부분에 아픈 종기들이 생김), 구강 작열감 등이 흔히 밀 글루텐과 관련 있는 구강의 발진 형태로 나타난다.
- **피부 혈관염**: 붓거나 타박상 같은 피부 병변이 혈관에 염증을 일으킨다. 조직 검사로 판정한다.
- **흑색 가시세포증**: 주로 목 뒤쪽, 겨드랑이, 팔꿈치, 무릎 등의 피부가 벨벳같이 부드럽게 변하며 검게 착색된다. 흑색 가시세포증은 당뇨병에 걸리기 쉬운 성인이나 아이들에게 놀랄 만큼 흔히 나타난다.[21]
- **결절성 홍반**: 샤이니 레드(shiny red) 빛깔에 따끔거리면서 아픈 2.5~5센티미터 크기의 병변으로 대개 정강이에 나타나지만 어느 부위에든 생길 수 있다. 결절성 홍반은 피부 지방층의 염증으로 인해 생긴다. 치료하면서 갈색 흉터가 남는다.

- 건선: 붉고 껍질이 일어나는 발진이 생기며 주로 팔꿈치, 무릎, 두피에 간혹 몸 전체에 나타나기도 한다. 밀 및 글루텐이 들어 있지 않은 식품을 여러 달 먹으면 개선 가능성이 있다.
- 백반증: 일반적으로 고통이 없으며 무색소성(백색) 반점이 나타난다. 일단 백반증에 걸리면 밀 글루텐을 제거해도 제각기 다른 반응을 보인다.
- 베체트병: 입과 성기에 궤양이 발생하고 주로 10대나 젊은 성인을 괴롭힌다. 베체트병은 피로·관절염 등으로 정상 생활을 어렵게 하며, 뇌 침범에 따른 정신 이상 등 다양한 형태로 발병한다.
- 피부근염: 근육 약화와 혈관 염증을 동반하며 부풀어 오른 붉은 발진이 나타난다.
- 어린선양 피부병: 대개 구강과 혀 부위에 이상한 비늘 모양의 발진(ichthyosiform은 '물고기 같은'이란 의미다)이 나타난다.
- 괴저성 농피증: 얼굴과 팔다리에 심각하고 흉한 궤양이 생기며, 상처가 깊어지거나 만성 질환이 될 수 있다. 스테로이드와 사이클로스포린 같은 면역 억제제로 치료한다. 괴저, 사지 절단, 사망으로 이어질 수 있다.

이들 질환은 모두 밀 글루텐 노출과 관련이 있으며, 밀 제거로 개선 또는 치료한 사례도 있다. 대개는 밀 글루텐이 원인이라고 여기지 않아 이들 질환 중 어느 정도가 밀 글루텐 때문인지 아니면 다른 요인 때문인지 그 비율은 알려지지 않았다. 원인은 규명하지 않으면서, 스테로이드 크림과 유사 약물로 맹목적인 치료만 하는 형국이다.

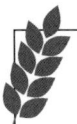

7년 묵은 가려움

커트는 콜레스테롤이 높다며 나를 찾아왔다. 담당 의사가 작은 LDL 입자 과잉, 낮은 HDL 콜레스테롤, 높은 중성지방 때문에 "콜레스테롤 수치가 높다"고 진단한 상태였다. 나는 당연히 복합적인 상황을 고려해 당장 밀 섭취를 중단하도록 권했다.

커트는 내 처방을 실행에 옮긴 지 석 달 만에 약 8킬로그램을 감량했다. 모두 똥배에 있는 살이었다. 여기서 재미있는 일은 발진이 개선되었다는 점이다.

커트는 내게 자신의 오른쪽 어깨에 생긴 적갈색 발진이 팔꿈치와 등 위쪽까지 퍼져 7년 넘게 고통을 당했다고 고백했다. 3명의 피부과 전문의와 상담하고 조직 검사도 세 차례 받았지만 확실하게 진단을 내린 의사는 없었다. 하지만 "발진 치료에는 스테로이드 크림이 '필요'합니다"는 처방만큼은 셋이 똑같았다. 가끔 몹시 가려울 때는 의사의 말을 따랐고, 일시적이나마 그 크림 덕을 보기도 했다.

하지만 밀을 뺀 식단을 4주 정도 실천하자 발진이 완벽하게 없어졌다며 오른팔과 어깨를 내게 보여주었다.

7년이라는 세월, 세 차례에 걸친 조직 검사, 세 차례의 오진. 하지만 애플파이를 '빼는' 간단한 방식으로 모든 게 해결되었다.

믿거나 말거나, 위에서 나열한 무시무시한 병들은 일부에 불과하다. 밀 글루텐과 관련이 있지만 여기서 언급하지 않은 피부 질환은 훨씬 많다.

밀 글루텐이 유발하는 피부 질환은 사소한 트러블부터 외모를 해치는 질병까지 그 범주가 다양하다는 것을 알 수 있다. 비교적 흔한 구강 궤양과 흑색 가시세포증 외에 밀 글루텐 노출이 일으키는 피부 발현은 드문 편이다. 하지만 전체적으로 볼 때 이런 질환은 사회 활동에 지장을 초래하고 정신적으로 고통을 주는 것은 물론, 신체 외관을 망가뜨리는 인상적인 병증들이다.

이제 인간과 밀 글루텐이 양립할 수 없다는 느낌이 들지 않는가?

누가 네어(Nair: 제모제 이름—옮긴이)를 필요로 하는가

유인원이나 다른 영장류와 비교할 때, 현대 호모 사피엔스는 상대적으로 털이 적은 편이다. 그래서 우리는 털이 거의 없다고 자랑스러워한다.

나의 아버지는 "가슴에 털을 나게 한다"며 매운 고추를 먹으라고 권하곤 했다. 만약 그 대신 "정수리의 머리카락이 빠지니까" 밀을 먹지 말라고 충고했더라면 어땠을까? 그랬다면 남성미를 풍기는 '가슴 털'에 신경 쓰지 않고 탈모에 관심을 두었을 텐데 말이다. 매운 고추는 정말이지 가슴은 고사하고 다른 어디에도 털을 나게 하지 않았다. 반면 밀은 탈모에 일조한다.

머리카락은 많은 이들에게 외모와 개성을 보여주는 개인만의 특징으로서 아주 친근한 신체의 일부다. 어떤 사람에게 탈모는 시력이나 다리를 잃는 것만큼이나 충격적인 문제이기도 하다.

독성 약물이나 위험한 병의 후유증으로 탈모가 불가피한 경우도 있다. 이를테면, 항암 화학 요법에서 활발하게 증식하는 암세포를 죽이기 위해 쓰는 약품이 의도와 달리 모낭 세포처럼 활발한 정상 세포들마저 죽여 일시적으로 머리카락이 빠지기도 한다. 염증성 질환인 전신성 홍반성 루푸스(systemic lupus erythematosus)는 대개 신장병과 관절염으로 이어지고, 모공의 자가 면역 염증 때문에 탈모를 동반하기도 한다.

물론 탈모는 평소에도 자주 일어난다. 중년 남성이라면 컨버터블 스포츠카를 몰고 싶은 충동만으로도 머리털이 빠지기도 한다.

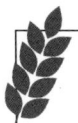

대머리 빵집 주인의 사례

나는 엄청난 시간을 들여 고든에게 밀을 그만 먹으라고 설득했다.

고든과는 관상동맥 질환 진료차 만났다. 다양한 원인 중에서도 작은 LDL 입자 과잉이었다. 나는 작은 LDL 입자를 줄이거나 제거해서 심장 건강의 통제력을 회복해야 하므로 밀 음식을 완벽하게 끊으라고 권했다.

문제는 고든이 빵집 주인이라는 사실이었다. 빵, 롤빵, 머핀은 그에게 일주일에 7일, 그야말로 매일매일 함께하는 삶의 일부인지라 끼니를 주로 빵으로 먹는 것이 자연스럽다고 할 수밖에 없었다. 나는 무려 2년간 밀 섭취를 중단하라고 권했지만 아무런 소용이 없었다.

그러던 어느 날, 고든이 스키 모자를 쓰고 진료실을 찾았다. 그는 머리카락이 뭉텅이로 빠지기 시작했으며 뜯겨나간 잔디처럼 두피 곳곳에 땜빵이 생겼다고 털어놓았다. 1차 진료 의사는 탈모라고 진단했으나 그 원인은 규명하지 못했다. 마찬가지로 피부과 전문의도 고든의 딜레마를 설명할 길이 없었다. 탈모로 충격을 받은 그는 1차 진료 의사에게 항우울제 처방을 요청했고, 당황스럽기만 한 탈모 상태를 모자로 감추기에 이르렀다.

내 머릿속에서는 당연히 밀이 가장 먼저 떠올랐다. 고든의 전체적인 건강 상태와도 맞았다. 작은 LDL 입자, 밀가루 똥배 체형, 고혈압, 당뇨 전 단계 수준의 혈당, 약간의 위 통증, 게다가 이제 탈모까지. 나는 고든에게 식단에서 밀을 단번에, 완전히 뺄 것을 다시 한 번 권했다. 심한 탈모와 땜빵이 생긴 두피를 감추느라 정신적으로 충격을 받은 터라 그는 마침내 내 처방에 동의했다. 이는 빵 가게에 따로 먹을거리를 챙겨가고, 자기네 빵을 먹지 않는다는 뜻이었다. 직원들을 납득시키기도 만만치 않았다. 그럼에도 고든은 밀어붙였다.

그리고 3주 만에 고든은 머리가 돋아나기 시작했다고 알려주었다. 이후 두 달 동안 머리카락은 다시 왕성하게 자랐다. 머리뿐만 아니라 살도 5.5킬로그램이나 빠졌고 허리는 2인치가 줄었다. 당뇨 전 단계였던 혈당이 내려가면서 간헐적인 복부 통증도 사라졌다. 6개월 후, 작은 LDL 입자를 다시 측정하자 67퍼센트나 감소했다.

불편하지 않을까? 조금은 불편할 것이다. 하지만 부분 가발보다야 훨씬 낫지 않은가.

탈모를 일으키는 원인 항목에 밀 섭취를 추가하라. 대개 두피부터 시작해 부분적으로 탈모가 생기는 '원형 탈모증'은 종종 다른 부위로 확대되기도 한다. 심한 경우 몸 전체로 번져 머리부터 발끝까지 완전히 털이 빠지는 사람도 있다.

밀 섭취는 셀리악병과 비슷하게 피부에 염증을 일으켜 원형 탈모를 유발한다. 염증이 생긴 모공은 낱낱의 머리카락을 쥐는 힘이 줄어들고, 이는 곧 탈모로 이어진다.[22] 머리카락이 빠진 약한 부위 안에는 종양 괴사 인자, 인터류킨, 인터페론 같은 염증 매개체가 증가한다.[23]

밀이 유발한 탈모는 밀 섭취를 계속하는 한 지속된다. 하지만 항암 치료 과정을 전부 거치듯이 밀 및 글루텐 음식 전체를 끊는다면 대개 모발 이식 수술이나 국소 크림을 바르지 않아도 금세 모발이 다시 나기 시작한다.

상처에 작별의 키스를

내 경험상 여드름, 구강 통증, 얼굴과 등 쪽 발진, 탈모, 그 밖에 피부 병증이 생기면 즉각 밀 글루텐 제거를 고려해야 한다. 위생이나 유전자 또는 친구와 함께 사용한 수건이 문제라기보다 어제 점심때 먹은 칠면조 통밀 샌드위치가 원인일 가능성이 더 크다.

온갖 피부 질환과 관련 있는 음식이 얼마나 많은가? 물론 땅콩과 조개류도 발진을 일으킨다. 하지만 평범한 발진부터 온갖 유형의 괴저, 외모 손상, 사망에 이르기까지 그토록 광범위한 피부 질환을 초래하는 음식이 또 있을까? 나는 확실히 밀 말고는 모르겠다.

3부

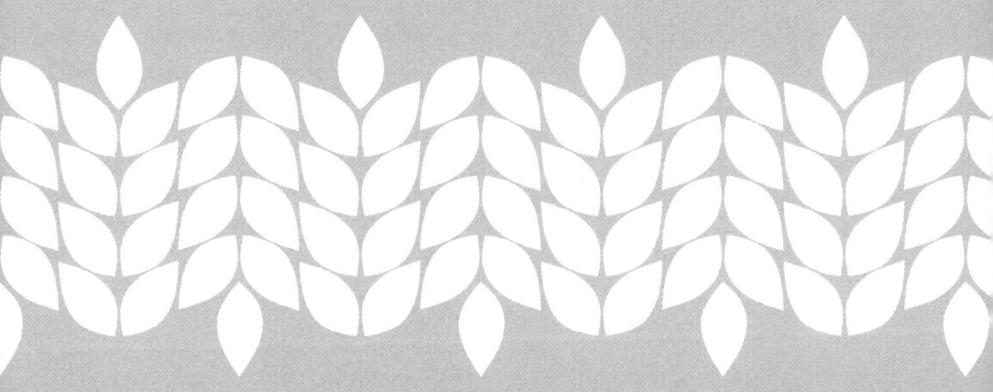

밀과 작별하기

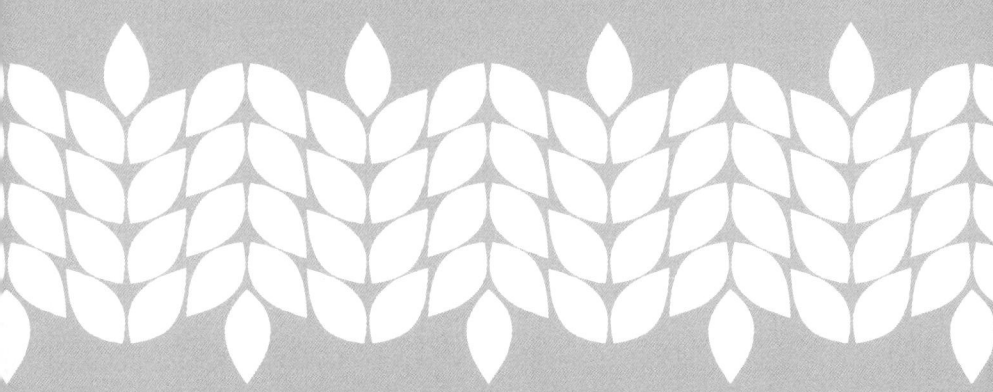

13

굿바이, 밀: 밀에서 자유로운 맛있고 건강한 삶

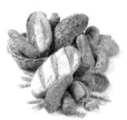

이제 진짜 실질적인 문제의 핵심을 따져보자. 우리의 식습관 어디에나 있는 음식을 제거하기란 수영복에서 모래를 제거하는 것만큼이나 어렵다. 밀은 미국인 식단의 모든 구석, 균열, 틈새마다 자리를 잡고 있으니 말이다.

나의 환자들은 찬장과 냉장고를 채운 음식, 익숙해진 구매 · 요리 · 식습관을 얼마나 많이 바꾸어야 하는지 알아채고 충격을 받을 때가 많다. "먹을 게 없잖아! 배고파 죽으라고?" 많은 사람이 2시간 이상 밀 음식을 먹지 않으면 끝없는 갈망과 금단 증세로 불안해한다. 〈더 비기스트 루저〉에서 트레이너 밥과 질리언이 일주일에 1킬로그램 감량에 그쳐 괴로워하는 참가자들의 손을 참을성 있게 잡아주는 모습을 보노라면, 밀 제거도 사람마다 효과가 다를 거라고 의심할지 모른다.

나를 믿어보라. 그럴 만한 가치가 있다. 여기까지 읽었다면, 적어도 이 불성실하고 폭력적인 파트너와의 이혼을 심사숙고하는 중이라고 생각하겠지. 내 충고는 이렇다. 즉 자비를 베풀지 말라. 20년간의 좋았던 지난날을 곱씹어보지도 말라. 일터에서 해고당했을 때 당신을 위로해주었던 에인절 푸드 케이크와 시나몬 롤, 결혼식장을 장식했던 아름다운 7단 케이크 따위는 잊어라. 대신 당신이 건강 문제 때문에 겪어온 고통, 지금까지 복통을 참아내며 괴로웠던 순간, 이 파트너가 당신에게 자신이 진정으로 변화했으니 받아달라며 몇 번을 애원했는지 생각해보라.

잊자. 돌이켜서는 안 된다. 회복이란 없다. 제거만이 있을 뿐이다. 이혼 법정에서 변론하듯 자신을 구하라. 밀에서 자유로워지되 위자료나 자녀 양육도 요구하지 말고, 돌아보거나 호시절의 향수에 젖어서도 안 된다. 무조건 달려라.

건강을 생각하며 단호해지기

여태껏 배워온 '건강에 좋은 통곡물'은 완전히 잊어버려라. 오랫동안 우리는 곡물로 식단을 채워야 한다고 들어왔다. 이런 식의 생각은 '건강에 좋은 통곡물'로 가득한 식단이 우리를 생기 있게, 인기 있게, 예뻐지게, 섹시하게, 성공적으로 만든다고 말한다. 또 건강한 콜레스테롤 수치와 규칙적인 장운동을 즐기게끔 해준다고 한다. 통곡물을 안 먹으면 건강에 좋지 않고 영양 부족에 시달리며 심장병과 암에 굴복하고 말 거라고도 한다. 컨트리클럽에서도 퇴출되고 볼링 리그에도 참가를 못하고 사회로부터 배척당할 수도 있단다.

아니다. '건강에 좋은 통곡물'이 필요하다는 말은 순전히 허구임을 기억하라. 인간의 식단에서 밀 같은 곡물은 야외 수영장 파티에 개인 상해 변호사를 부르는 것보다 쓸모없다.

밀이 '결핍된' 사람은 전형적으로 이러하다. 요컨대 날씬하고 배가 평평하며 중성지방 수치가 낮고, HDL('좋은') 콜레스테롤이 높으며 혈당치와 혈압은 정상이고, 에너지가 넘치고 숙면을 취하며, 장기도 정상 작동한다.

다시 말해 '밀 결핍 증후군'이 나타나면 당신은 정상이고 늘씬하며 건강하다는 얘기다.

다정한 이웃집 영양사를 포함해 많은 이들이 공감하는 지혜와 달리 밀 제거가 초래하는 결핍이란 없다. 줄어든 칼로리를 바람직한 식품으로 대체한다면 말이다.

밀이 빠진 자리를 채소·견과류·육류·달걀·아보카도·올리브·치즈, 즉 진짜 식품으로 채운다면 식이 부족도 없을뿐더러 한층 건강하고 에너지가 넘칠 것이다. 숙면과 체중 감량이 가능하고, 앞서 다루었던 모든 비정상적인 현상을 되돌릴 수 있다. 그러나 만약 밀 음식을 뺀 자리를 콘 칩·에너지 바·과일 음료로 채운다면, 그렇다, 단순히 바람직하지 않은 식품군을 새로운 바람직하지 않은 식품군으로 대체하는 꼴이다. 즉 효과가 미미하다. 게다가 미국인 특유의 체중 증가와 당뇨병이 계속 이어질 뿐만 아니라 실제로도 몇몇 중요한 영양분이 결핍되고 말 것이다.

일단은 밀 제거가 첫 단계다. 그 과정에서 생긴 칼로리의 빈자리를 더 적은 칼로리(밀을 뺀 사람들은 무의식적으로 자연스럽게 하루에 350~400킬로칼로리를 적게 섭취한다는 사실을 기억하자)를 가진 적절한 대체 식품으로 채우는 것이 두 번째 단계다.

가장 간단하게 말하면, 밀을 제거한 다음 그 차이만큼 나머지 음식을 늘려 채운 식단은 완벽하지는 않더라도 밀이 든 식단보다 훨씬 낫다. 밀을 빼고 식단에 남은 음식을 그냥 조금씩 더 먹으라는 얘기다. 구운 닭고기, 껍질콩, 스크램블드에그, 코브 샐러드(Cobb salad: 달걀과 치킨을 넣은 샐러드―옮긴이) 등의 섭취량을 늘려보아라. 이 책에서 지금까지 설명한 혜택을 느낄 수 있을 것이다. 하지만 내가 "밀을 빼면 그걸로 끝이다"고 주장하는 것에 그친다면 지나친 단순화에 죄책감을 느낄지도 모르겠다. 만약 이상적인 건강이 당신의 목표라면, 밀을 제거하고 남은 부분을 어떤 음식으로 채울지가 실질적으로 중요하다.

단순히 밀을 빼는 데 그치지 않고 더 좋은 선택을 하고 싶다면, 사라진 밀 칼로리를 진짜 음식으로 대체해야 한다. 나는 많이 가공한 식품, 제초제 성분이 남아 있는 식품, 유전적으로 조작한 식품, 인스턴트식품, 고과당 옥수수 시럽으로 가득한 식품, 물만 부으면 먹을 수 있는 식품, 또 포장지에 만화 캐릭터나 스포츠 스타가 나오거나 영리한 판매 전략을 활용한 식품을 진짜 음식과 구분한다.

진짜 음식을 먹지 못하게 막는 사회의 압력에 맞서 우리는 모든 전선에서 전투를 벌여야 한다. 텔레비전을 켜고 오이, 장인 정신이 깃든 치즈 또는 현지에서 생산한 방사형 달걀(cage free egg) 광고를 찾아보라. 찾기는커녕 포테이토칩, 냉동식품, 탄산음료, 그 밖에 저렴한 재료로 만든 음식이나 높은 이윤을 남기는 가공식품 세계를 담은 광고에 치일 것이다.

우리가 피해야 할 음식을 광고하는 데 막대한 돈이 들어가고 있다. 아침용 시리얼(2010년 아침용 시리얼 매출액 65억 달러)로 대중에게 알려진 켈로그는 요플레 요구르트, 하겐다즈 아이스크림, 라라바 건강 바, 키블러 그레이엄 크래커, 페이머스 아모스 초콜릿 칩 쿠키, 치즈잇 크래커에도 손을 댔다. 슈퍼마켓 진열대를 채운 이 식품들은 진열대 양 끝에 따로 꾸민 매대가 있거나 전략적으로 눈높이의 선반에 놓고, 밤낮 관계없이 텔레비전을 점령한다. 그리고 많은 잡지에서 엄청난 분량의 광고를 차지한다. 켈로그는 단지 이런 식품 회사들 중 하나일 뿐이다. 대형 식품 회사는 영양사와 영양학자들이 수행하는 다양한 '연구'를 지원하고, 대학교와 전문대학에 교수직을 제공하며, 언론 보도에 영향을 끼친다. 쉽게 말해 식품 회사는 어디에나 있다.

또 식품 회사들은 극도의 효과를 낸다. 거의 모든 미국인이 그들의 마케팅에 완전히 낚인다. 미국심장협회를 비롯한 여러 건강 단체가 그들의 식품을 보증하는 마당에 이를 무시하기란 무척 어렵다. (미국심장협회의 심장 체크 마크 승인 도장이 허니 넛 치리어스(Honey Nut Cheerios)부터 최근 시중에 나온 코코아 퍼프스(Cocoa Puffs)까지 800개가 넘는 식품에 찍혀 있다.)

이제 우리는 그들의 말을 무시하며 우리만의 드러머를 앞세워 행진하려 한다. 결코 쉽지 않은 여정이다.

한 가지는 분명하다. 밀과 가공식품 섭취를 중단하더라도 영양 결핍은 없다. 더욱이 자당, 고과당 옥수수 시럽, 인공 식품 착색제와 향료, 옥수수 전분, 그 외 성분표에 표기하지 않은 재료를 자연스레 덜 먹을 수 있다. 다시 말해, 그중 어떤 것을 통해서도 진정 영양이 결핍되지는 않는다. 하지만 이런 설명을 해봤자 식품 산업과 그들을 두둔하는 미국 농무부, 미국심장협회, 미국영양학회, 미국당뇨병협회 등의 "밀 음식은 어찌 되었든 건강에 필요하며 이것을 섭취하지 않으면 건강을 해칠 수 있다"는 주장을 멈추게 하지는 못할 것이다. 완전히, 말도 안 되는 통곡물 난센스다.

밀을 제거하면 섬유질을 충분히 섭취하지 못할까봐 걱정하기도 한다. 오히려 밀 칼로리를 채소와 날 견과류로 대체하면 섬유질 섭취량이 증가하는데도 말이다. 통곡물 빵 두 조각으로 138킬로칼로리를 섭취하다가 같은 칼로리만큼 아몬드·호두 등 날 견과류를 먹으면(24개 정도) 빵의 섬유질과 동일한 양을, 혹은 3.9그램 넘게 더 섭취하는 셈이다. 마찬가지로 녹색 채소와 당근·피망 등 여러 종류의 샐러드를 비슷한 칼로리만큼 먹으면 섬유질 섭취량은 빵과 비슷하거나 그보다 많아진다. 이는 원시의 수렵채집인 문화(처음으로 우리에게 식이 섬유의 중요성을 알려준 문화)가 밀기울 시리얼이나 가공식품의 섬유질을 먹지 않고도 야생 식물을 통해 섬유질을 취한 방식이다. 따라서 밀을 빼고 그에 걸맞게 몸에 좋은 음식을 늘린다면 섬유질 섭취는 문제 될 것이 없다.

식품업계는 타코 칩과 젤리 빈을 먹는 당신에게 다양한 비타민을 '강화한' 음식을 섭취해 이를 보충해야 한다고 주장한다. 하지만 만일 동네 편의점에서 이런 것을 사 먹는 대신 진짜 음식을 먹는다면 모든 가정이 불필요해진다. 식품 회사에서는 굽고 가공한 밀 제품에 비타민 B_6·B_{12} 같은 비타민 B, 엽산, 티아민을 첨가한다. 그래서 영양학자들은 이런 음식의 섭취를 중단하면 비타민 B가 결핍될 거라고 경고하기도 한다. 역시 사실이 아니다. 비타민 B는 고기, 채소, 견과류에 더 많으니까 말이다.

빵과 다른 밀 음식에 법적으로 엽산을 첨가하도록 규정했지만, 아스파라거스나 해바라기씨를 약간만 먹어도 밀 식품에 들어간 엽산보다 몇 배는 많이 섭취할 수 있다. 시금치 1/4컵이나 아스파라거스 네 줄기 정도면 아침 식사용 시리얼에 대부분 들어 있는 엽산의 양과 맞먹는 식이다. (더욱이 자연에서 얻는 천연 엽산은 엽산을 추가한 가공식품에서 얻는 합성 엽산보다 양질일 가능성이 높다.) 대개 견과류와 녹색 채소는 매우 풍부한 천연 엽산이 들어 있으며 인간이 천연 엽산을 얻는 대표적인 수단이기도 하다. [임신 또는 수유 중인 여성은 예외다. 이런 사람들은 신경관 결손(neural tube defects) 예방에 필요한 양을 맞추려면 합성 엽산이나 천연 엽산 영양제로 보충할 필요가 있다.] 마찬가지로 비타민 B_6와 티아민은 돼지고기나 닭고기 110그램, 아보카도 하나, 아마씨 가루 1/4컵이면 같은 무게의 밀 제품보다 훨씬 많이 섭취할 수 있다.

게다가 식단에서 밀을 빼면 실제로 비타민 B 흡수를 향상시킬 수 있다. 철분 및 아연 그리고 마그네슘 수치와 더불어 비타민 B_{12}와 엽산의 수치가 밀 제거로 향상되는 일은 흔하다. 위장 건강이 개선되어 영양 흡수가 좋아진 까닭이다.

밀을 제거하는 것이 불편할지는 몰라도 건강에 유해하지 않은 것만은 확실하다.

철저한 밀 제거 일정 세우기

다행스럽게도 밀 제거는 마취 없이 자기 맹장을 떼기 위해 거울과 메스를 준비하는 것보다 힘들지 않다. 베이글 가게를 지나치고 달콤한

롤을 거절하기 쉬운 사람도 있다. 물론 한 달 동안 시댁 식구와 함께 지내기나 치아 신경 치료에 버금갈 정도로 유독 힘든 이들도 있다.

내 경험상 가장 효율적이면서도 확실히 쉬운 밀 제거 방법은 느닷없이 완전히 밀을 끊는 것이다. 밀이 유발하는 인슐린-포도당 롤러코스터와 뇌 중독성 엑소르핀 효과는 일부 사람에게 단계적으로 밀을 줄여나가는 것을 어렵게 만든다. 그래서 단호하게 끊는 방식이 한층 적합하다. 단호하고 완전한 밀 제거는 금단 현상을 유발하는 경향이 있다. 그러나 금단 현상을 돌파하는 것이 섭취량을 줄였을 때 동반되는 식욕의 기복보다 견디기 쉽다. 이는 금주할 때 생기는 금단 현상과 크게 다르지 않다. 그렇지만 개인에 따라 갑작스러운 중단보다 점차 줄여나가는 방식이 편한 사람도 있다. 어떤 방식이든 최종 결과는 똑같다.

지금까지 내가 얘기한 밀이 단지 빵에만 국한하지 않는다는 점에 공감할 것이다. 밀은 도처에, 어디에나 있으니 말이다.

밀을 함유한 식품을 추적하다 보면 거의 모든 가공식품에 밀이 들었음을 알게 된다. 캔에 든 '크림' 수프와 '건강에 좋은' 냉동식품 등 가장 그럴 것 같지 않은 식품들마저 그렇다. 이들 식품에 밀을 포함시킨 이유는 두 가지다. 첫 번째 이유는 맛있기 때문이다. 두 번째 이유는 식욕을 자극하기 때문이다. 후자는 당연히 당신이 아니라 식품 제조업체가 입는 혜택이다. 식품 제조업체에게 밀은 담배의 니코틴과 같다. 소비를 자극할 수 있는 최고의 보험이랄까. (덧붙이면 밀만큼 강력하지는 않더라도 고과당 옥수수 시럽, 자당, 옥수수 전분, 소금 등 가공식품에 공통적으로 들어간 재료도 소비를 조장하는 효과가 있다. 이런 가공식품 역시 피해야 할 것들이다.)

밀 음식을 끊을 때 고려해야 할 사항이 물론 있기는 하다. 편의라는 측면에서 밀 음식이 가진 장점은 이론의 여지가 없다. 샌드위치 같은 포장 음식은 갖고 다니기도, 보관하기도, 손에 쥐고 먹기도 편리하다. 밀을 끊는다는 것은 직접 음식을 장만해 직장에 가져가고 포크나 스푼으로 그것을 먹는다는 뜻이다. 이는 더 자주 장을 보고 (이럴 수가!) 요리를 해야 한다는 뜻이기도 하다. 채소와 신선한 과일을 많이 먹을수록 가게나 농산물 직판장, 청과물 시장에 일주일에 두 번은 가야 할지 모른다.

하지만 그런 불편함이 감당하기 어려운 수준은 아니다. 치즈 한 조각을 썰고 포장하기, 직장에 가져갈 수 있게 봉투에 넣기, 날 아몬드 한 줌과 채소 수프를 도시락 통에 담기 같은 준비 시간이 조금 늘어나는 정도다. 저녁 식사 때 다음 날 아침으로 먹을 시금치 샐러드를 약간 덜어두는 수고를 들이면 된다. ('아침 식사 따로 덜어두기'는 뒤에서 다루겠지만 유용한 전략이다.)

습관적으로 밀 음식을 먹는 사람은 두어 시간이 지나면 성질이 까칠해지고 몽롱하면서 피로가 몰려온다. 그래서 필사적으로 고통을 덜어줄 빵 부스러기나 간식거리를 찾는다. 나는 밀을 먹지 않으므로 이 같은 광경을 여유롭게 관찰할 수 있다. 일단 식단에서 밀을 빼면 포만과 허기라는 포도당-인슐린 롤러코스터에 식욕이 더 이상 휘둘리지 않으며, 뇌 활성화 엑소르핀이라는 '중독 약물'도 필요 없다. 일례로 오전 7시에 달걀 두 개로 만든 스크램블에 채소, 피망, 올리브유를 곁들이면 정오나 오후 1시경까지 배가 고프지 않을 것이다. 이와 비교해 오전 7시에 고섬유질 아침용 시리얼 한 사발을 먹는다면 대부분 90~120분 주기로 강한 허기를 느껴 9시경에 간식을, 또 11시에 간식이나 이른 점심

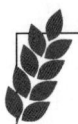

생각보다 쉬운 단식

단식은 건강을 회복하는 가장 효과적인 방식이다. 체중 감량, 혈압 낮추기, 인슐린 반응 개선, 장수, 그 밖의 다양한 건강 개선까지 이룰 수 있다.[1] 단식을 종교 의식(이슬람의 라마단, 그리스정교의 성탄절 전 금식, 사순절, 성모승천대축일 금식)으로 여기는 경우가 흔하지만, 사실 단식은 가장 저평가된 건강 전략이다.

하지만 밀이 들어간 전형적인 식단에 익숙한 보통 미국인이라면 금식은 기념비적이라 할 만큼의 의지력을 요하는 고통이자 시련이다. 꾸준하게 밀 음식을 먹다가 몇 시간 이상 단식에 성공하기란 무척 어려우며, 눈에 들어오는 것을 모두 먹어치우면서 포기하는 경우가 흔하다.

흥미로운 점은 밀을 끊으면 단식하기가 훨씬 쉽다는 것이다. 따로 노력을 기울이지 않아도 될 정도다.

단식은 18시간부터 며칠에 이르기까지 어디에서든 정한 기간 동안 물(왕성한 수화(水和, hydration)는 안전한 금식의 핵심이기도 하다)을 제외하고 아무런 음식도 먹지 않는 행위를 말한다. 밀을 먹지 않는 사람들은 18시간, 24시간, 30시간, 70시간, 아니 그 이상이라도 별다른 어려움 없이 단식할 수 있다. 물론 단식 능력은 사냥에 실패하거나 자연적인 장애 때문에 음식을 구하지 못해 며칠 혹은 몇 달간 식량 없이 보내야 했을 수렵채집인의 자연스러운 상태와 다를 바 없다.

수월하게 단식하는 능력이 정상이다. 막무가내로 열량을 갈구하며 몇 시간도 버티지 못하는 상황은 전혀 정상적이지 않다.

을 먹고 싶다. 밀을 끊기만 해도 무의식적으로 자연스럽게 전체 섭취량 중 하루 350~400킬로칼로리는 쉽게 뺄 수 있다. 또 통곡물 빵 샌드위치로 점심을 먹은 많은 이들에게 오후 2시나 3시에 찾아오는 졸음, 나른한 혼미감에 시달리는 오후의 슬럼프를 피할 수 있다. 이는 포도당이 높아졌다가 떨어지면서 정신이 무너지는 것이다. 이를테면 점심으로 (빵 없이) 마요네즈나 올리브유 드레싱을 얹은 참치 그리고 주키니 호박과 약간의(혹은 많은 양의) 호두를 함께 먹는다면 포도당-인슐린이 높아졌다 낮아지는 주기가 사라지면서 졸음이나 혼미함을 초래하지 않는 완전한 정상 혈당을 유지할 수 있다.

대부분의 사람은 밀 제거가 장기적으로 삶을 힘들게 하지 않고 오히려 안락함을 선사한다는 사실을 대체로 믿기 어려워한다. 밀을 끊은 사람들은 2시간마다 필사적으로 음식을 찾아 헤매는 주기에서 자유로우며, 먹지 않고도 오랜 시간 편안하게 보낼 수 있다. 마침내 먹기 위해 자리를 잡더라도 적은 양으로 충분하다. 삶이 …… 간소해지는 것이다.

사실상 많은 사람들은 밀의 효용이 명령하는 일정 및 습관을 따르는 밀의 노예다. 따라서 철저하게 밀을 끊는다면 단순히 식품 하나를 끊는 것 이상의 가치가 있다. 삶에서 걸핏하면 행동과 충동을 무자비하게 지배하는 강력한 식욕 촉진제를 없애는 것이기 때문이다. 밀을 제거하면 자유를 찾을 수 있다.

밀 중독자와 밀 금단 증후군

식단에서 밀 음식을 갑작스럽게 뺀 사람 가운데 약 30퍼센트는 금단 현상을 경험하는 편이다. 대마초나 알코올 금단 증상과 달리 밀 금단 증상은 발작이나 환청, 기억 상실, 기타 위험한 현상을 낳지 않는다.

밀의 경우는 담배를 끊었을 때 나타나는 니코틴 금단 증상과 가장 유사하다. 때로는 밀 금단의 후유증이 담배를 끊었을 때처럼 거의 강력한 사람도 있다. 니코틴처럼 밀 금단 증세는 피로, 집중력 저하, 짜증을 유발한다. 또 기분이 가라앉고 슬퍼지며 까닭 모를 불쾌감을 동반한다. 밀 금단 증세의 여파로 대개 이틀에서 닷새가량 지속되는 운동 능력 저하를 일으키기도 한다. 그러나 그 기간은 짧은 편이다. 흡연자의 경우 금연 후 3~4주는 지나야 등산을 할 수 있는 반면, 밀을 끊은 사람은 대부분 일주일이 지나면 상태가 좋아진다. (내가 관찰한 사람 중 가장 길게 지속된 밀 금단 증후군은 4주간이나 이어졌다. 하지만 이는 드문 경우다.)

밀 금단으로 고생하는 사람은 대개 밀을 섭취하던 당시에도 굉장한 갈망을 경험한 이들이다. 즉 밀이 유발하는 강력한 식욕 충동에 이끌려 습관적으로 프레첼, 크래커, 빵을 매일 먹었던 것이다. 밀 음식이 만들어내는 포도당-인슐린의 기복에 맞춰 대략 2시간 주기로 갈망이 반복된다. 이런 사람들은 간식이나 끼니를 거르면 불안·신경과민·두통·피로·극도의 갈망 같은 괴로움을 느끼며, 이는 금단 증세가 나타나는 기간 내내 계속된다.

무엇이 밀 금단 증상을 불러올까? 신진대사가 오랫동안 다량의 탄수화물을 섭취하면서 밀의 당 성분처럼 쉽게 흡수되는 당 공급에 꾸준히 의존해왔기 때문이다. 당 음식을 제거하면 신체는 쉽게 접근할 수 있는 당 대신, 효과를 보려면 며칠씩 걸리는 지방산을 끌어와 연소시키는 데 적응한다. 하지만 이 단계는 지방 축적을 지방 대사로 전환하고, 밀가루 똥배의 내장 지방 감소에 필요한 과정이다. 밀 금단 현상은 이렇듯 탄수화물을 제한한 식단에서 비롯된 생리적 효과를 공유한다. 〔황제 다이어트(Atkins diet: 고지방 저탄수화물 식이 요법—옮긴이) 애호가들은 탄수화물을 먹지 않는 초기 단계에 나타나는 피곤하고 아픈 증세를 유도 독감(induction flu)이라고 한다.〕 밀 글루텐이 유발하는 엑소르핀을 뇌에서 제거해도 금단 현상을 보이며 밀 음식에 대한 갈망과 불쾌감을 불러오는 것이다.

이와 같은 충격을 완화하는 방법이 두 가지 있다. 첫 번째는 밀의 양을 일주일에 걸쳐 서서히 줄여나가는 방법으로, 일부 사람에게만 효과가 있다. 하지만 경고하건대, 밀에 심하게 중독된 사람들은 베이글이나 번(bun)을 베어 물 때마다 중독 현상이 반복해서 되살아나므로 조금씩 줄여나가는 과정조차 버겁다. 이들의 경우 단호하게 끊는 것(going cold turkey: 차가운 칠면조 되기. '마약 등을 갑자기 끊다'는 뜻의 속어─옮긴이)이 밀 중독 주기를 끝내는 유일한 방법이다. (밀이니까 차가운 국수(cold noodle)라고 해야 하나?) 이는 알코올 중독과 비슷하다. 버번위스키를 매일 5분의 2병씩 마시는 친구에게 하루 두 잔으로 양을 줄이라고 권해보라. 그 친구가 정말 건강해지고 오래 살 것 같지만 실제로는 그렇게 양을 줄이는 것은 불가능하다.

두 번째는 만약 당신이 금단 증상을 겪을 것 같다면 밀을 끊는 시점을 잘 선택하는 것이 그야말로 중요하다. 컨디션이 최고가 아니어도 되는 시기(휴가 중 일주일이나 휴일이 끼어 있는 긴 주말 등)를 선택하라. 정신의 혼미함과 나른함이 일할 때 장기간의 집중이나 업무 수행을 방해할 소지가 있다. (상사나 동료의 동정을 기대해서도 안 된다. 그들은 당신의 설명을 듣고 비웃거나 "톰이 베이글을 무서워한대!" 하며 놀릴 테니까 말이다.)

밀 금단 증상이 당신을 짜증나게 하고 사랑하는 사람이나 동료에게 짜증을 내게 만들더라도 해롭지는 않다. 나는 심각한 부작용을 본 적이 결코 없으며, 위에서 언급한 정도 외에 보고된 사례도 없다. 토스트와 머핀을 그냥 지나치는 게 무척 힘겨울 수도 있고, 정서적 후유증으로 고생을 하고, 갈망이 만성화되어 몇 달이고 몇 년이고 다시 찾아올 수도 있다. 하지만 결과적으로는 건강에 이로우며 결코 해롭지 않다.

다행스럽게도 모든 사람이 심한 금단 증후군을 겪는 것은 아니다. 왜들 야단법석인지 의아해할 정도로 전혀 금단 증상을 경험하지 못하는 이들도 있다. 단호하게 담배를 끊고 나면 절대 뒤도 돌아보지 않는 사람들이 있듯 밀도 마찬가지다.

돌아가지 않기

이상한 현상 한 가지 더: 일단 몇 달 동안 식단에서 밀을 뺐다가 다시 먹으면 관절 통증부터 천식, 위장 질환까지 예기치 못한 후유증이 나타날 수 있다. 애초에 밀 금단 증상이 있었든 없었든 이런 질환이 생길 수 있다. 밀을 다시 섭취할 때 나타나는 가장 흔한 '증후군'에는 배에 차는 가스, 더부룩함, 경련 등이 있고 6시간에서 48시간 지속되는 설사를 일으키기도 한다. 사실 이때 보이는 위장 질환의 특징은 상한 닭고기나 배설물에 오염된 소시지를 먹고 걸리는 급성 식중독과 여러 가지 면에서 닮았다.

밀 섭취를 재개했을 때 다음으로 흔히 나타나는 증후군은 관절 통증이다. 대개 팔꿈치, 어깨, 무릎 등 관절 부위에 미약한 관절염 유사 통증이 길게는 여러 날에 걸쳐 지속된다. 어떤 사람은 며칠 동안 흡입기를 사용해야 할 정도로 심한 급성 천식을 앓기도 한다. 또 우울하거나 피로를 느끼며, 불안해하고 분노(주로 남성)를 느끼는 등 행동이나 기분에도 영향을 미친다.

밀 금단에 대해 헌신적으로 파고든 연구가 전혀 없어 왜 이런 현상

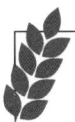

쿠키 하나로 14킬로그램이 늘었어요!

"뉴욕 여성, 외계인을 입양하다!" 따위의 기사 옆에 등장할 법한 〈내셔널 인콰이어러〉(미국의 연예 주간지—옮긴이)의 머리기사가 아니다. 밀을 끊은 사람들에게는 엄연한 현실이다.

밀의 중독적 특질에 민감한 사람들은 경계의 끈을 잠시 놓고 쿠키나 크래커, 프레첼을 한 조각만 먹어도 반응한다. 사무실 파티 때 먹는 브루스케타(bruschetta: 바게트에 치즈, 과일, 소스 등을 얹은 요리—옮긴이) 한 조각이나 할인 시간대에 먹는 프레첼 몇 개 정도로 충동의 포문을 연다. 일단 시작하면 멈출 수 없다. 쿠키나 크래커를 먹는 양이 늘다가 아침에 시레디드 휘트(shredded wheat) 시리얼을, 점심에는 샌드위치를, 간식으로는 더 많은 크래커를, 저녁에는 파스타와 롤빵을 먹고야 만다. 그러면서 여느 중독자가 그렇듯이 자기 행동을 합리화한다. "그렇게 나쁘진 않을 거야. 잡지에서 이 요리가 건강에 좋다고 했잖아" 아니면 "오늘은 어쩔 수 없지만, 내일부터 그만둘 거야"라고 하면서. 하지만 알아챌 사이도 없이 지금까지 빠진 체중이 몇 주 안에 다시 붙는다. 나는 밀을 재차 끊기 전까지 15, 20, 심지어 30킬로그램이나 다시 찌는 사람들을 보았다.

안타깝게도 밀을 끊을 때 금단 증상이 심한 사람은 재노출되었을 때에도 영향을 많이 받는 편이다. '무해할 만큼' 극소량을 먹었을 뿐인데 제어하지 못하고 계속 먹게 되는 경우도 있다. 이런 경험을 해본 적이 없는 사람은 믿기 힘들겠지만, 나는 이런 환자 수백 명을 보았다. 직접 경험한 사람들은 그게 어느 정도인지 아주 잘 알 것이다.

이는 불쾌해도 거쳐야 할 단계다. 하지만 건강에 좋으면서 쉬운 방도는 없다. 안 그러면 날트렉손 같은 아편 성분 차단 약물을 먹는 수밖에 없다. 이런 현상이 염려된다면 늘 경계하면서, 밀이라는 작은 악마가 어깨 위에서 속삭이거든 이렇게 대처하자. "그냥 지나쳐! 그냥 과자일 뿐이야."

이 벌어지는지 분명히 알 수는 없다. 내 예상으로는 밀을 섭취하는 동안 여러 장기에 낮은 수준이나마 염증이 생긴 것 때문 아닐까 싶다. 이는 밀 섭취를 중단하면 나았다가, 다시 먹으면 재발한다. 나는 필라델피아 실험(4장의 '밀과 정신분열 성향' 참조—옮긴이)에서 정신분열증 환자들이 겪었던 경험과 비슷하게 행동이나 기분에 나타나는 후유증은 엑소르핀의 영향 때문일 거라고 추측한다.

이런 후유증에 다시 노출되지 않는 방법은 다음과 같다. 즉 한 번 식단에서 밀을 제거했다면 계속 먹지 말라.

다른 탄수화물은 어떨까?

당신의 식단에서 밀을 빼면 무엇이 남는가?

밀을 제거하라. 그러면 건강하지 못한 식단에서 가장 문제를 일으키는 음식을 제거한 셈이다. 밀은 탄수화물 가운데 진정 최악이다. 하지만 밀보다 덜하다 해도 다른 탄수화물 음식 역시 문제를 일으킬 수 있다.

나는 우리가 탄수화물을 과잉 섭취하면서도 40년이라는 세월을 잘 견뎌왔다고 믿는다. 1970년대부터 새로운 가공식품이 슈퍼마켓 진열대를 요란스레 채운 이래, 우리는 탄수화물이 풍부한 아침·점심·저녁 그리고 간식을 먹었다. 결과적으로 수십 년간 우리는 광범위한 혈당과 당화의 오르내림, 심각한 인슐린 저항성 증가, 내장 지방의 확대 및 염증 반응에 노출되었다. 이 과정을 겪으면서 우리는 피로를 느끼고, 췌장은 인슐린의 생성 요구에 따라가지 못해 망가졌다. 췌장을 약화시키는 탄수화물의 지속적인 공격은 우리를 당뇨 전 단계, 당뇨, 고혈압, 지질 이상(낮은 HDL, 높은 중성지방, 작은 LDL 입자), 관절염, 심장병, 뇌졸중, 그 밖에 다른 탄수화물 과잉 섭취가 낳은 질환으로 이끌었다.

이런 이유로 나는 밀 제거와 더불어 탄수화물을 전체적으로 줄인다면 한층 유익할 거라고 생각한다. 그러면 우리가 오랜 시간 키워온 탄수화물 문제에서 조금 더 벗어날 수 있을 것이다.

만약 당신이 밀 외에 식욕을 돋우거나 인슐린을 왜곡하고 작은 LDL 입자를 촉진하는 음식을 물리치고 싶다면, 혹은 체중 감소가 건강 목표라면 다음과 같은 음식도 줄이거나 먹지 말아야 한다.

- 옥수수 전분과 옥수숫가루: 타코 · 토르티야 · 콘 칩 · 옥수수빵 · 아침용 시리얼 등 옥수숫가루로 만든 음식과 옥수수 전분을 넣어 걸쭉하게 끓인 그레이비(gravy: 육즙에 전분 등을 넣어 만든 소스―옮긴이) 등의 각종 소스.
- 간식: 포테이토칩 · 떡 · 팝콘 등은 옥수수 전분으로 만든 식품과 마찬가지로 혈당을 최고 수준까지 즉각 끌어올린다.
- 후식: 파이 · 케이크 · 컵케이크 · 아이스크림 · 서벗, 그 외 달콤한 후식거리 안에는 설탕이 지나치게 많이 들어 있다.
- 쌀: 백미 또는 현미 · 야생 쌀(wild rice). 적당량이면 비교적 괜찮지만, 많은 양(1/2컵 이상)은 혈당에 부정적인 영향을 미친다.
- 서류: 하얀 감자 · 빨간 감자(대체로 크기가 작고 껍질이 붉은 감자―옮긴이) · 고구마 · 마. 쌀과 비슷한 작용을 한다.
- 콩류: 검은콩 · 흰강낭콩 · 강낭콩 · 리마콩 · 병아리콩 · 렌즈콩. 고구마나 쌀과 마찬가지로 혈당에 영향을 미칠 수 있으며, 특히 섭취량이 1/2컵 이상일 경우 주의해야 한다.
- 글루텐 프리 음식: 옥수수 · 쌀 · 감자 · 타피오카 녹말은 밀 글루텐이 일으키는 만큼의 과도한 혈당 상승을 초래하므로 피해야 한다.

- **과일 주스, 청량음료**: '천연' 과일 주스라 해도 그다지 좋지는 않다. 플라보노이드, 비타민 C 등 유익한 성분도 들어 있지만 당 부담이 좋은 점들을 능가한다. 57~113그램 정도는 무난하지만 이를 넘어서면 혈당 수치를 높인다. 청량음료 특히 탄산음료에 함유된 설탕, 고과당 옥수수 시럽, 착색제 그리고 탄산염화 작용에서 분출되는 극단적인 산 등은 건강에 몹시 해롭다.
- **말린 과일**: 말린 크랜베리 · 포도 · 무화과 · 대추야자 · 살구.
- **기타 곡물**: 퀴노아(quinoa) · 수수 · 메밀 · 기장 · (아마도) 귀리처럼 밀이 아닌 곡물은 밀의 엑소르핀 작용과 면역계에 미치는 영향이 덜한 편이다. 하지만 고혈당을 가져오기에 충분할 만큼 많은 탄수화물이 들어 있다. 이들 곡물은 밀보다 안전하지만 소량(1/2컵 미만)만 섭취해 혈당 충격을 최소화하는 것이 관건이다.

밀의 역효과를 줄이기 위해 지방을 줄일 필요는 없다. 하지만 식단에 포함해서는 안 되는 지방 및 지방 음식이 있다. 가공식품에 들어 있는 경화유(트랜스 지방), AGE 형성물과 산화 물질이 과도하게 포함된 튀김용 기름, 소시지, 베이컨, 핫도그, 살라미 등의 가공육(아질산나트륨과 AGE가 많다)이 여기에 해당한다.

기쁜 소식

그렇다면 무엇을 먹을 수 있을까?

밀을 먹지 말자는 캠페인을 잘 수행하려면 지켜야 할 몇 가지 기본 원칙이 있다.

채소를 먹어라. 여러분도 이미 알고 있으리라. 나는 통념을 좋아하지 않지만, 이 주장에 대해서만큼은 확실히 동의한다. 채소는 지구상에서 가장 훌륭한 식품이다. 플라보노이드와 섬유질 등 영양분도 풍부해 어디에서든지 중요한 위치를 차지한다. 농업 혁명 이전에 인류는 식량을 수렵하고 채집했다. 야생 양파, 알리아리아(garlic mustard), 버섯, 민들레, 쇠비름 등 무수히 많은 다양한 식물을 채집했다. "나는 채소를 좋아하지 않아"라고 누군가가 말한다면 채소를 다 먹어보지 않은 데 문제가 있으며, 채소의 세계가 크림 옥수수(creamed corn)·껍질콩 통조림으로 끝이라고 생각하는 사람이나 마찬가지다. 만일 먹어보지 않았다면 "좋아하지 않아"라고 말할 자격이 없다. 놀랍도록 다양한 맛과 질감 그리고 어디에나 어울리는 채소의 특성은 올리브유로 구운 가지와 고기를 넣은 포토벨로 버섯부터 저민 토마토와 모차렐라, 신선한 바질, 올리브유를 넣은 카프레제(Caprese) 샐러드, 생선에 곁들인 무와 절인 생강에 이르기까지 선택의 폭이 넓다. 평소 습관에서 벗어나 여러 가지 채소를 두루 먹어보자. 표고버섯과 포르치니버섯도 먹어보면 어떨까. 파, 마늘, 대파, 샬롯(shallot: 작은 양파의 일종—옮긴이), 쪽파 등 알리움 속(屬) 식물들로 요리한 음식도 음미해보자. 채소를 저녁때만 먹어서는 안 된다. 아침을 포함해 하루 중 언제라도 먹어야 한다.

과일을 약간 먹어라. 내가 "과일과 채소를 먹자"고 하지 않은 것에 주목하라. 뻔한 상식이나 영양사들의 입에서 흘러나오는 표현에도 불구하고 과일과 채소는 서로 다르다는 것을 이야기하기 위해서다. 채소는 무제한으로 먹어도 좋지만, 과일은 적당량을 섭취해야 하기 때문이다. 물론 과일에는 플라보노이드, 비타민 C, 섬유질 등 건강에 좋은 요소가 들어 있다. 하지만 과일, 특히 제초제나 화학 비료를 주었거나, 교배했거나, 가스 처리를 했거나, 잡종인 과일은 당이 지나치게 많다. 1년 내내 당도 높은 과일을 먹으면 당뇨 경향이 심해질 만큼 당 과잉에 노출될 우려가 있다. 나는 환자들에게 블루베리 여덟 개에서 열 개, 딸기 두 개, 사과나 오렌지 몇 조각 정도로 소식하라고 권한다. 이를 넘어서면 혈당이 지나치게 높아지도록 자극할 수 있기 때문이다. 베리류(블루베리, 블랙베리, 딸기, 크랜베리, 체리)는 영양이 좋으면서도 당분이 적은 과일로 단연 최고이지만 바나나, 파인애플, 망고, 파파야는 당분 함량이 높아 각별히 제한적으로 섭취해야 한다.

날 견과류를 먹어라. 날 아몬드, 호두, 피칸, 피스타치오, 헤이즐넛, 브라질호두, 캐슈너트는 훌륭한 식품이다. 양껏 먹어도 된다. 견과류는 포만감을 주고 섬유질, 단일 불포화유, 단백질이 풍부하다. 혈압을 낮추어주고, LDL 콜레스테롤(작은 LDL 입자 포함)을 줄이며, 일주일에 여러 번 견과류를 섭취하면 수명을 2년 정도 늘릴 수 있다.[2]

견과류가 날것임을 감안하면 지나치게 먹지 말아야 한다. (날것이란 경화 면화씨유나 대두유로 볶지 않은, 혹은 '꿀에 볶지' 않은 상태를 뜻한다. 맥주 안주 등 다양한 가공 견과류도 제외해야 한다. 가공한 견과류는 몸에 좋은 날 견과류를 체중 증가, 고혈압, LDL 콜레스테롤 상승을 일으키도록 변질시켜놓았다.) 그렇다고 '한 번에 열네 개 이상은 금지'라거나 지방 섭취를 두려워하는 영양학자들이 권장하는 100킬로칼로리짜리 한 봉지를 먹으라는 얘기는 아니다. 많은 사람이 날 견과류를 먹을 수 있고, 심지어 구입할 수 있다는 사실을 알지 못한다. 식료품점의 대용량 코너에서도 팔고 3파운드(1.36킬로그램)짜리 봉지에 든 제품을 샘스 클럽(Sam's Club), 코스트코(Costco) 같은 대형 마트나 건강식품점에서 구입할 수 있다. 물론 땅콩은 견과류가 아닌 콩류여서 날것으로 먹으면 안 된다. 땅콩은 삶거나 기름 없이 볶아야 하고, 성분표에 경화 대두유나 밀가루·말토덱스트린(maltodextrin)·옥수수 전분·자당 등이 들어 있지 않고 땅콩만 있는 제품을 구입하자.

기름을 넉넉하게 사용하라. 기름은 전혀 줄일 필요가 없다. 기름 줄이기는 지난 40년간 저지른 영양 및 식품 관련 실수의 일부이다. 엑스트라 버진 올리브유, 코코넛유, 아보카도유 등 몸에 좋은 기름과 코코아버터는 후하게 써도 된다. 다만 해바라기씨유·홍화씨유·옥수수유를 비롯한 단일 불포화유 식물성 기름(산화와 염증을 유발한다)은 피해라. 낮은 온도에서 가열과 조리를 최소화하고 튀기지 않도록 한다. 기름을 듬뿍 넣고 튀기면 극단적 산화를 유발하고, 무엇보다 AGE를 생성한다.

육류와 달걀을 먹어라. 지난 40년간 지방 공포증으로 말미암아 포화지방이 든 달걀, 소 등심, 돼지고기를 멀리했다. 포화지방은 결코 문제가 없는데도 말이다. 하지만 포화지방과 탄수화물이 결합하면 LDL 입자 수치가 솟구친다. 문제는 포화지방이라기보다 탄수화물이다. 사실 새로운 연구들은 포화지방이 심장병과 뇌졸중 위험도를 높이는 데 주범이라는 혐의를 벗겨주었다.[3] 또 동물성 식품이 있는 곳에 외생 AGE 논란이 있다. AGE는 동물성 식품의 유해 성분 가운데 특히 육류의 유해 성분이며, 포화지방 자체가 유해 요소는 아니다. 동물성 식품에 든 외생 AGE 노출은 낮은 온도에서, 조리 시간을 짧게 하면 언제든지 줄일 수 있다.

육류를 살 때는 목초를 먹여 키운 고기(오메가-3 지방산이 많고 항생제와 성장 호르몬에 덜 찌들었을 가능성이 있다), 또는 아우슈비츠에 버금가는 공장식 축사 같은 잔혹한 환경에서 키우지 않은 고기를 우선적으로 구입하라. 고기는 튀기지 말고(고온이 산화를 일으켜 AGE를 생성한다) 가공육은 철저하게 피해야 한다. 달걀도 먹어야 한다. '일주일에 달걀 한 개'만 먹거나 생리적 욕구를 억누르면서까지 개수를 제한하지 말라. 식욕은 일종의 신호여서 우리의 몸이 먹으라는 음식은 섭취해야 한다. 일단 밀가루처럼 부자연스러운 식욕 촉진제를 제거하면 몸이 무엇을 원하는지 알게 될 것이다.

유제품을 먹어라. 놀랍도록 다양한 치즈를 즐겨보라. 지방은 문제가 아님을 상기하며 스위스(Swiss)나 체다(Cheddar)같이 친근하면서도 지방을 제거하지 않은(full-fat) 치즈, 스틸톤(Stilton), 크로탱 드 샤비뇰(Crotin du Chavignol), 에담(Edam), 콩테(Comté) 등 이국적인 치즈를 즐기자. 치즈는 간식거리로도 그만이고 식사에서도 중요한 음식이다.

코티지치즈(cottage cheese), 요거트, 우유, 버터 같은 유제품은 하루에 1~2회분으로 제한해야 한다. 성인은 치즈 이외의 유제품은 제한해야 하는데, 이는 췌장의 인슐린 분비를 촉진하는 유제품 안의 단백질 때문이다.[4] (치즈 발효 과정에서 이런 역할을 맡는 아미노산 함량이 줄어든다.) 유제품은 가급적 가공 과정을 최소화한 것이어야 한다. 따라서 설탕이나 고과당 옥수수 시럽이 든 달콤한 요구르트 말고 지방을 제거하지 않고 향료나 감미료를 넣지 않은 요구르트를 고르자.

락토오스 불내증(lactose intolerance)이 있는 사람이라도 대다수는 발효 과정을 거친 진짜 치즈라면 소량 정도는 먹어도 좋다. 〔진짜 치즈는 재료 항목에 표기한 '배양균(culture)' 또는 '살아 있는 배양균(live culture)'으로 확인할 수 있으며, 이는 발효 과정에서 우유에 살아 있는 균을 넣었음을 뜻한다.〕 발효는 완성된 치즈의 락토오스 함량을 낮춘다. 락토오스 불내증이 있는 사람은 락타아제 효소를 추가한 유제품을 고르거나 알약 형태의 효소를 먹어도 좋다.

대두 제품을 둘러싼 논란은 무척 감정적으로 다루어졌다. 그 주된 이유는 대두가 가공식품의 형태로 밀만큼 확산된 데다 여러 유전자 조작의 대상이었기 때문일 것이다. 어떤 음식이 유전자 조작 대두를 사용했는지 구분하기란 사실상 불가능하다. 따라서 나는 환자들에게 대두는 적당량만 먹고 두부, 템페(tempeh: 찐 대두를 발효시켜 만든 인도네시아 음식—옮긴이), 미소(일본의 된장—옮긴이), 낫토(일본의 청국장—옮긴이)처럼 가급적 발효 과정을 거친 대두 식품을 먹으라고 권한다. 발효는 대두의 렉틴(lectin)과 피트산(phytate)이 장에서 일으킬 가능성이 있는 부작용을 줄여준다. 두유는 락토오스 불내증을 겪는 사람이 우유 대신 마실 만한 식품이지만 위에서 언급한 이유 때문에 섭취량을 제한하는 것이 현명하다. 삶은 풋콩과 대두는 전반적으로 비슷한 주의를 기울여야 한다.

기타. 지금까지 언급한 것들 외에 올리브〔그린, 칼라마타(kalamata: 그리스에서 기원한 가장 오래된 올리브 품종—옮긴이), 스터프트(stuffed: 그린올리브의 씨를 제거하고 고추를 끼워 넣은 것—옮긴이), 식초나 올리브유에 재운 올리브〕, 아보카도, 절임 채소(아스파라거스, 고추, 래디시, 토마토), 날 씨앗(호박씨, 해바라기씨, 참깨)도 다양한 영양분을 공급하는 식품이다. 풍부한 비타민, 미

최상의 건강을 위한 이 책만의 영양학적 접근

보통 성인은 탄수화물 과잉 섭취가 주범인 신진대사 교란을 겪는다. 최악의 탄수화물 식품인 밀을 제거하면 많은 문제를 해결할 수 있다. 하지만 신진대사 왜곡과 체중을 철저하게 관리하고 싶다면 다른 탄수화물 식품도 확 줄이거나 제한해야 한다. 이것을 간단히 정리해보자.

양껏 먹어도 되는 식품

- 채소: 버섯, 허브, 호박 등(서류, 옥수수 제외).
- 날 견과류와 씨앗류: 아몬드, 호두, 피칸, 헤이즐넛, 브라질호두, 피스타치오, 캐슈너트, 마카다미아(macadamia), 땅콩(삶거나 기름 없이 볶은 것), 해바라기씨, 호박씨, 참깨, 너트 밀(nut meal: 가루 낸 견과류—옮긴이).
- 기름: 엑스트라 버진 올리브유, 아보카도유, 호두유, 코코넛유, 코코아버터유, 아마씨유, 마카다미아유, 참깨유.
- 육류와 달걀: 자유롭게 방사한 유기농 닭·칠면조·소·돼지 고기, 물소, 타조, 야생 사냥감, 물고기, 조개류, 달걀(노른자위 포함).
- 치즈.
- 설탕을 넣지 않은 소스: 겨자, 서양고추냉이, 타프나드, 살사, 마요네즈, 식초(화이트·레드 와인, 사과주, 발사믹), 우스터셔 소스(Worcestershire sauce), 간장, 칠리 소스나 기타 고추로 만든 소스
- 기타: 아마씨 가루, 아보카도, 올리브, 코코넛, 향신료, 코코아(무가당)나 카카오.

섭취량을 제한해야 하는 식품

- 치즈 외의 유제품: 우유, 코티지치즈, 요거트, 버터.
- 과일: 베리류가 가장 좋다(블루베리, 라즈베리, 블랙베리, 딸기, 크랜베리, 체리 등). 반면 극도로 단 과일은 주의하자. 파인애플, 파파야, 망고, 바나나가 여기에 해당한다. 건조 과일도 피하자. 특히 무화과와 대추야자는 당 함량이 매우 높으므로 주의하자.
- 통옥수수(피해야 하는 옥수숫가루나 옥수수 전분과 혼동하지 말아야 한다).
- 과일 주스.

- 밀이나 글루텐이 들어 있지 않은 곡물: 퀴노아, 기장, 수수, 테프(teff: 에티오피아 원산의 벼과 작물—옮긴이), 아마란스(amaranth: 안데스 원산의 비름과 작물—옮긴이), 메밀, 쌀(현미, 백미), 귀리, 야생 쌀.
- 콩류와 서류: 검정콩, 강낭콩, 흰강낭콩, 스페인콩, 리마콩, 렌즈콩, 병아리콩, 감자(하얀 감자, 빨간 감자), 참마, 고구마.
- 대두 제품: 두부, 템페, 미소, 낫토, 삶은 풋콩, 대두.

거의(또는 절대) 먹지 말아야 할 식품

- 밀 음식: 밀이 주재료인 빵, 파스타, 국수, 과자, 케이크, 파이, 컵케이크, 아침용 시리얼, 팬케이크, 와플, 피타, 쿠스쿠스. 그 외 호밀, 벌거, 라이밀, 카뮤, 보리.
- 해로운 기름: 튀김용 기름, 경화유, 다중 불포화유(특히 옥수수유, 해바라기씨유, 홍화씨유, 포도씨유, 면화씨유, 대두유).
- 글루텐 프리 식품: 특히 옥수수 전분, 쌀 전분, 감자 전분, 타피오카 전분으로 만든 글루텐 프리 식품.
- 건조 과일: 무화과, 대추야자, 자두, 포도, 크랜베리.
- 튀긴 음식.
- 설탕이 든 간식: 사탕, 아이스크림, 셔벗, 프루트 롤업스(fruit roll-ups: 과일 향을 첨가한 과자—옮긴이), 말린 크랜베리, 에너지 바.
- 과당이 풍부한 감미료: 아가베 시럽이나 과즙, 꿀, 메이플 시럽, 고과당 옥수수 시럽, 자당.
- 설탕을 넣은 소스 등: 젤리, 잼, 보존 식품, 케첩(자당이나 고과당 옥수수 시럽을 함유한 경우), 처트니(chutney: 인도의 달콤하고 매운 조미료—옮긴이).

네랄, 섬유질, 파이토뉴트리언트(phytonutrient: 식물 영양소) 등을 취하는 다양성이야말로 식단을 잘 꾸리는 성공 요인이기에 익숙한 습관에서 벗어나 좀더 여러 가지 식품을 선택하는 것이 중요하다. (반대로 많은 현대의 상업적 식단이 실패하는 원인 중에는 다양성 결여가 한몫을 한다. 특정 식품군(이를테면 밀)에 집중된 현대 식습관은 여러 영양소의 부족을 초래하며 영양 강화의 필요성을 가져온다.)

음식의 조미료는 대화에서 재치가 번뜩이는 사람과 같은 존재다. 그것들은 의외의 상황 전개로 감정을 쥐고 흔들며 당신을 웃게 만든다. 호스래디시, 고추냉이, 머스터드(디종(Dijon), 브라운(brown), 차이니즈(Chinese), 크레올(Creole), 치폴레(chipotle), 그 고장만의 독특한 머스터드)를 먹고 케첩은 절대 사용하지 않겠다고 다짐하라(특히 고과당 옥수수 시럽을 넣은 것은 무엇이든지). 수고를 덜려면 이미 만들어진 타프나드(올리브, 케이퍼, 아티초크(artichoke), 포토벨로 버섯, 구운 마늘을 으깨어 섞은 소스)를 구입해 가지, 달걀, 생선 등에 발라 먹어도 훌륭하다. 이미 알고 있겠지만 살사는 무수한 종류가 나와 있고 푸드 프로세서(food processor)를 이용하면 뚝딱 만들어낼 수 있다.

조미료는 소금과 후추에서 시작해 소금과 후추로 끝나서는 안 된다. 허브와 향신료는 다양성의 근원일 뿐만 아니라 식품의 영양을 보완한다. 생것이나 말린 바질, 오레가노(oregano), 계피, 쿠민(cumin), 너트메그(nutmeg) 등 수십 가지 허브와 향신료는 품목을 다양하게 구비한 식료품점에서 구입할 수 있다.

벌거, 카뮤, 보리, 라이밀, 호밀은 밀과의 유전적 공통점 때문에 밀과 같은 작용을 할 가능성이 있으므로 피해야 한다. 귀리(글루텐 불내증이 있는 사람들, 특히 셀리악병 등 면역 매개성 질환을 겪는 이들은 귀리도 '절대' 먹지 말아야 할 식품이다), 퀴노아, 기장, 아마란스, 테프, 치아시드(chia seed), 수수처럼 밀이 아닌 다른 곡물은 근본적으로 면역 및 뇌에 작용하는 밀 성분이 들어 있지 않은 탄수화물이다. 그러나 밀만큼 부적합하지는 않다 해도 신진대사에서 대가를 치러야 하는 것은 마찬가지다. 따라서 이들 곡물은 밀 금단 작용이 끝난 후에 섭취하는 것이 가장 바람직하다. 신진대사 목표와 체중 감량을 먼저 달성하고 나면 식단을 완화해도 좋다는 뜻이다. 그러나 만약 당신이 밀 중독일 가능성이 높은 편이라면, 이런 곡물도 주의해야 한다. 이들 곡물은 탄수화물이 풍부해 모두에게 그런 것은 아니지만 특정인의 혈당을 극심하게 높이는 경우가 있다. 이를테면 '맷돌로 간' 제품이든, 아이리시 오트밀이든, 슬로 쿠커로 조리했든 오트밀은 혈당을 급등시킨다. 이들 곡물이 식단을 지배해서도 안 되고, 우리에겐 이들이 필요하지도 않다. 대부분 이들 곡물을 적당하게(1/4~1/2컵 정도) 섭취하는 것은 괜찮지만 예외가 있다. 만약 글루텐 민감성을 진단받은 사람이라면 면밀하게 호밀, 보리, 벌거, 라이밀, 카뮤 그리고 아마도 오트밀까지 피해야 할 것이다.

곡물의 세계에서 단백질, 섬유질, 기름을 두루 함유한 독보적인 존재가 하나 있다. 바로 아마씨다. 아마씨는 혈당을 높이는 탄수화물로부터 근본적으로 자유롭다. 특히 빻은 아마씨 가루는 이 책에서 강조한 요건들에 꼭 들어맞는다(빻지 않은 아마씨는 소화가 되지 않는다). 아마씨 가루를 뜨거운 시리얼(예를 들어 데운 우유와 달지 않은 아몬드 우유, 코코넛 우유, 코코넛 워터, 호두나 블루베리를 첨가한 두유)에 이용하거나 코티지치즈 또는 칠리에 섞는다. 치킨가스나 생선가스를 만드는 데 사용할 수도 있다.

마찬가지로 밀이 아닌 곡물이나 콩류(땅콩 제외)에도 주의를 기울여야 한다. 강낭콩, 검정콩, 스페인콩, 리마콩, 그 밖에 녹말이 든 콩에는 단백질과 섬유질 등 건강에 유익한 요소가 있다. 하지만 과도하게 섭취하면 탄수화물 부담이 가중되므로 이를 감안해야 한다. 콩 한 컵에는 대개 30~50그램의 탄수화물이 들어 있고, 이는 혈당에 상당한 타격을 입히기에 충분한 양이다. 이런 이유로 밀이 아닌 곡물이라도 적은 양(1/2컵)을 섭취하는 것이 바람직하다.

음료. 조금 가혹하게 들릴지 모르겠지만 물이 가장 좋다. 100퍼센트 과즙은 조금 즐겨도 괜찮지만 과일 주스나 청량음료는 매우 나쁘다. 차와 커피, 식물 추출물은 즐겨도 괜찮다. 우유나 크림, 코코넛 우유, 지방을 빼지 않은 두유 등을 섞거나 안 섞거나 상관없다. 알코올음료에 대해 이야기하자면 플라보노이드, 안토시아닌 그리고 오늘날 인기 있는 레스베라트롤(resveratrol)이 풍부한 레드 와인이 건강에 단연 좋다. 반면 맥주는 밀로 양조한 음료이므로 피하거나 최소화해야 한다. 맥주는 탄수화물 함량이 많으며 특히 진한 에일과 흑맥주가 그렇다. 만약 당신이 양성 셀리악 표지 반응을 보인다면 밀이나 글루텐이 포함된 맥주는 절대 마셔서는 안 된다.

어떤 사람은 단지 밀 음식이 주는 기분과 정겨운 맛을 원할 뿐 건강상의 문제는 원치 않는다. 다음에 소개할 식단에서 나는 밀을 넣지 않은 피자나 빵 그리고 머핀에 대해 설명할 것이다. (조리법은 부록 B에서 확인할 수 있다.)

틀림없이 채식주의자, 특히 채식을 엄격하게 지키는 사람이나 달걀·유제품·생선까지 먹지 않는 비건에게는 조금 어려울 것이다. 하지만 실행은 가능하다. 엄격한 채식주의자는 견과류·너트 밀·씨앗·너트버터·시드버터·기름·아보카도·올리브에 더 많이 의존하고, 탄수화물을 함유한 콩·렌즈콩·병아리콩·야생 쌀·치아시드·고구마·참마를 조금 더 먹으면 된다. 만일 유전적으로 조작되지 않았다면 대두 식품도 먹도록 하자. 두부, 템페, 낫토가 풍부한 단백질을 제공할 것이다.

시작: 일주일간 밀 끊기

밀이 가공식품과 '가정식'의 세계에서 독보적이며 대개 현대인의 아침, 점심, 저녁 식사를 거의 굳건하게 지켜온 탓에 밀 없는 삶을 상상하기란 어렵다. '밀 없이 산다'는 말은 곧장 공포를 불러일으킨다.

특히 많은 사람들이 아침 식사 문제로 골치 아파한다. 밀을 끊는다는 것은 아침용 시리얼, 토스트, 잉글리시 머핀, 베이글, 팬케이크, 와플, 도넛과 각종 머핀을 결국 끊는다는 뜻이다. 그러면 무엇이 남느냐고? 대안은 많다. 그렇다고 아침용 음식으로 꼭 친숙한 것은 아니지만 말이다. 만약 당신이 아침을 점심이나 저녁과 다르지 않은 한 끼의 식사로 간주한다면 개선의 여지는 무궁무진하다.

아마씨 가루, 너트 밀(아몬드, 헤이즐넛, 피칸, 호두)은 따뜻한 아침 식사용 시리얼로 제격이다. 우유, 코코넛 우유나 물, 당을 첨가하지 않은 아몬드 우유, 두유 등에 넣고 데워 호두·날 해바라기씨·블루베리 등 베리류를 곁들이면 안성맞춤이다. 프라이드(fried: 노른자를 깨고 양면을 다 익힌 것—옮긴이), 오버이지(over-easy: 노른자가 덜 익은 상태로 겉만 바삭바삭하게 튀긴 것—옮긴이), 완숙, 반숙, 스크램블 등 온갖 형태의 달걀 요리가 다시금 아침 밥상에 위풍당당하게 등장할 것이다. 바질 페스토, 올리브 타프나드, 잘게 썬 채소, 버섯, 염소젖 치즈, 올리브유, 저민 고기(단, 가공한 베이컨, 소시지, 살라미는 제외)를 스크램블드에그와 함께 먹으면 음식의 다양성은 끝이 없다. 아침용 시리얼과 오렌지 주스 대신 신선한 바질 잎과 엑스트라 버진 올리브유를 얹은 토마토와 모차렐라 카프레제 샐러드를 먹자. 아니면 전날 저녁때 샐러드를 따로 남겨두었다가 다음 날 아침에 먹어도 좋다. 급할 때는 치즈 한 조각이나 신선한 아보카도, 피칸을 가득 담은 봉투 혹은 라즈베리 한 움큼이라도 챙기자. 아니면 앞서 말한 '아침 식사 따로 덜어두기' 전략을 늘 염두에 두었다가 점심이나 저녁에 먹던 음식을 아침으로 먹는 것도 괜찮다. 생소한 이들에게는 조금 이상하게 들릴 수도 있지만, 이 간단한 전략이 건강식으로 하루의 첫 끼니를 시작하는 원칙을 유지하는 데 무척 효과적이다.

이제 밀 없이 일주일간 꾸릴 식단의 예를 들어보겠다. 일단 밀을 끊으면 가공식품이 아닌 진짜 음식을 선택하는 등 식단에 신중하게 접근해야 한다. 최적의 지방 칼로리 또는 단백질 칼로리 비율이라고 지정한 공식을 따르거나 칼로리를 잴 필요도 없다. 이런 문제는 가만히 있어도 쉽사리 해결된다(특별한 제한 조치가 필요한 통풍, 신장 결석, 신장병 등에 걸리지 않았다면). 이 책이 제시하는 식단에서는 저지방 우유나 무지방 우유를 마시라든가, 고기를 100그램으로 제한하라든가 하는 충고는 볼 수 없을 것이다. 신진대사를 왜곡하는 밀이 사라지면 대사는 정상으로 돌아갈 것이고, 그렇게 되면 제한 조치는 필요 없기 때문이다.

다양한 음식으로 이뤄진 이 식단에서 유일한 공통점은 탄수화물의 포함 여부다. 지나친 탄수화물 민감성 때문에 성인 대다수는 오랫동안 탄수화물을 과도하게 섭취해왔다. 내가 보기에는 대략 하루 50~100그램의 탄수화물을 먹으면 적당하다. 물론 당뇨 전 단계나 당뇨를 개선하려는 사람이라면 좀더 엄격하게 탄수화물을 제한해야 하고(이를테면 하루 30그램 미만으로), 장시간 운동하는 사람(마라토너, 철인 3종 경기 선수, 장거리 사이클 선수 등)은 탄수화물 섭취를 늘려야 한다.

따라서 여기서 제시한 1회 분량은 제안 사항일 뿐 제한량은 아니다. 부록 B에서 조리법을 다룰 모든 요리는 굵은 글씨로 쓰고 별표(*)를 달았다. 부록 B에는 그 밖에도 몇 가지 요리의 조리법을 추가했다. 또 셀리악병이 있거나 밀 및 글루텐 불내증 관련 항체에 양성 반응을 보이는 사람들은 이 책에서 다룬 메뉴와 조리법에 나오는 모든 재료 중에서 '글루텐 프리'가 확실한 재료를 별도로 찾아야 할 것이다. 모든 식재료는 글루텐을 뺀 상태로 광범위하게 이용할 수 있다.

첫째 날

아침

- 핫 코코넛 아마씨 시리얼*

점심

- 큰 토마토 속을 파서 참치 혹은 게살에 저민 양파나 실파, 마요네즈를 혼합해 가득 넣은 것
- 올리브, 치즈, 절인 채소를 종류별로 혼합한 요리

저녁

- 밀을 넣지 않은 피자*
- 라디키오(radicchio), 잘게 썬 오이와 저민 래디시를 넣은 여러 가지 녹색 채소 샐러드(또는 붉은 양상추와 푸른 양상추 섞기). 여기에 걱정이 필요 없는 랜치 드레싱*
- 당근 케이크*

둘째 날

아침

- 엑스트라 버진 올리브유 2큰술, 햇볕에 말린 토마토, 바질 페스토(basil pesto: 바질, 잣, 올리브유, 마늘 등을 갈아 만든 뻑뻑한 소스—옮긴이), 페타 치즈(feta cheese)를 곁들인 스크램블드에그
- 날 아몬드나 호두, 피칸, 피스타치오 한 줌

점심

- 게살과 염소젖 치즈를 곁들여 조리한 포토벨로 버섯

저녁

- 고추냉이 소스*를 곁들인 참치 타타키 또는 구운 자연산 연어
- 호두나 잣, 다진 붉은 양파, 고르곤졸라 치즈, 비네그레트 드레싱*
- 생강 스파이스 쿠키*

셋째 날

아침

- 잘게 썬 피망, 셀러리, 히카마(jicama: '멕시코 감자'라 일컫는 구근류—옮긴이), 래디시와 배합한 후머스
- 크림치즈나 자연산 땅콩버터, 아몬드 버터, 캐슈 버터, 해바라기씨 버터를 바른 사과 호두 '빵'*

점심

- 블랙 올리브 혹은 칼라마타 올리브, 다진 오이, 토마토 조각, 깍둑썰기한 페타 치즈를 섞어 만든 그리스식 샐러드. 위에 뿌릴 것으로는 엑스트라 버진 올리브유와 신선한 레몬주스 또는 비네그레트 드레싱*

저녁

- 구운 닭고기 또는 세 가지 치즈를 넣은 가지구이*
- 베이비 벨라 버섯(양송이버섯의 일종—옮긴이)을 곁들인 주키니 '파스타'*
- 다크 초콜릿 두부 무스*

넷째 날

아침

- 밀 없는 크러스트를 깐 클래식 치즈케이크* (그렇다. 아침 식사에 치즈케이크. 이보다 더 좋을 수 있을까?)
- 날 아몬드나 호두, 피칸, 피스타치오 한 줌

점심

- 칠면조 아보카도 랩 샌드위치*(아마씨 전병*으로 감싼 것)
- 그래놀라*

저녁

- 타프나드 소스에 피칸 가루를 묻힌 닭고기*
- 야생 쌀
- 구운 마늘과 올리브유에 볶은 아스파라거스*
- 초콜릿 땅콩버터 퍼지*

다섯째 날

아침

- 카프레제 샐러드(저민 토마토와 모차렐라, 바질 잎, 엑스트라 버진 올리브유)
- 크림, 자연산 땅콩버터, 아몬드 버터, 캐슈 버터, 해바라기씨 버터를

- 바른 사과 호두 '빵'*

점심

- 참치 아보카도 샐러드*
- 생강 스파이스 쿠키*

저녁

- 실곤약 볶음 요리*
- 베리 코코넛 스무디*

여섯째 날

아침

- 달걀과 페스토를 넣은 아침용 랩 샌드위치*
- 날 아몬드나 호두, 피칸, 피스타치오 한 줌

점심

- 아마씨유 혹은 올리브유를 뿌린 여러 가지 채소 수프

저녁

- 파르메산 치즈 가루를 뿌린 폭찹과 발사믹 소스를 곁들인 구운 채소*
- 크림치즈나 호박 버터를 바른 사과 호두 '빵'*

일곱째 날

아침

- 그래놀라*
- 자연산 땅콩버터, 아몬드 버터, 캐슈 버터, 해바라기씨 버터를 바른 사과 호두 '빵'*

점심

- 걱정이 필요 없는 랜치 드레싱*을 곁들인 시금치 버섯 샐러드*

저녁

- 아마 부리토(flax burrito): 검정콩을 넣은 **아마씨 전병***에 쇠고기 가루, 잘게 다진 쇠고기나 닭고기, 돼지고기, 칠면조고기 또는 두부, 피망, 할라피뇨 고추, 체다 치즈, 살사를 넣어 감싼 것
- **멕시칸 토르티야 수프***
- 히카마와 그것을 찍어 먹을 구아카몰레(guacamole: 양파, 풋고추, 토마토, 아보카도 등을 섞은 멕시코 소스—옮긴이)
- 밀 없는 크러스트를 깐 클래식 치즈케이크*

이 7일분의 식단은 표준 조리법에 맞춰 건강에 좋으면서도 밀에 의존하지 않는 것들을 다양하게 선보여 약간 부담스럽기도 할 것이다. 따로 계획하거나 준비할 필요 없이 손쉽게 조리해서 아침 식사로 스크램블드에그, 블루베리와 피칸을 먹고 저녁 식사로 채소 샐러드와 생선구이를 간단하게 즐겨도 좋다.

밀을 빼고 식사를 준비하는 것은 생각보다 훨씬 쉽다. 셔츠 다림질에 드는 수고에 약간만 더하면 밀을 빼고도 진짜 음식으로 진정 건강에 좋은 끼니를 하루에 몇 번이고 준비할 수 있다.

간식

이 책의 식단을 따르다 보면 즉시 '간단하게 때우는' 식의 습관, 다시

말해 한입거리 음식을 많이 먹거나 간식을 자주 찾는 습관을 고칠 수 있다. 더 이상 식욕이 90~120분마다 포도당-인슐린의 롤러코스터에 따라 출렁이며 허기를 느끼지 않을 테니 말이다. 그런 어리석은 식습관은 밀을 먹던 시절을 떠올리게 할 추억거리가 되어버릴 것이다. 그렇다 하더라도 가끔 간식을 먹는 정도는 괜찮다. 밀을 뺀 식단을 꾸리면서 건강에도 유익한 간식 선택법을 알아보자.

- **날 견과류**: 다시 말하지만 기름 없이 볶은 것 또는 훈제나 꿀을 발라 구운 것, 갖가지 글레이즈 견과류 말고 날것을 고르자. (땅콩은 견과류가 아니라 콩이므로 날로 먹지 말며, 기름을 넣지 않고 볶아야 한다는 것을 꼭 챙기자.)
- **치즈**: 체다 치즈만 있는 게 아니다. 치즈 한 접시, 날 호두, 올리브는 간식으로 충분히 먹어도 된다. 치즈는 몇 시간 정도 냉장 상태가 아니어도 괜찮으므로 갖고 다니며 먹기에 좋다. 치즈의 세계는 와인만큼이나 화려하며 맛과 향, 식감이 무척이나 다양해 어떤 음식과 조합하느냐에 따라 다채롭게 즐기기에 그만이다.
- **다크 초콜릿**: 사람들은 설탕을 듬뿍 넣어 맛을 낸 카카오만 먹으려 한다. 시중에서 판매하는 초콜릿은 대부분 초콜릿 향이 들어간 설탕이다. 카카오 함량 85퍼센트 이상의 초콜릿이 가장 좋다. 린트(Lindt)와 기라델리(Ghirardelli)는 85~90퍼센트 카카오가 든 맛있는 초콜릿을 판매하는 회사다. 카카오 함량이 높아 덜 달콤하고 약간 쓴 초콜릿 맛에 익숙해져야 하는 사람들도 있다. 각자 좋아하는 브랜드의 와인 맛이나 흙 맛이 나는 초콜릿을 살펴보라. 내가 가장 좋아하는 린트

90퍼센트 초콜릿은 설탕이 극소량이어서 조금쯤 더 먹어도 괜찮다. 두 조각 정도는 혈당을 거의 변화시키지 않는다. 네 조각(40그램)을 먹어도 끄떡없는 사람도 있다.

천연 땅콩버터, 아몬드 버터, 캐슈 버터, 해바라기씨 버터에 다크 초콜릿을 찍어 먹거나 발라 먹으면 피넛 버터 컵(peanut butter cup: 땅콩버터가 들어 있는 초콜릿 캔디—옮긴이)의 '건강' 버전으로 먹는 셈이다. 코코아 가루를 추가해도 좋다. 건강에 가장 좋은 형태는 '알칼리 처리를 하지 않은' 코코아 가루다. 알칼리 처리 과정에서 혈압 감소, HDL 증가, 동맥 이완을 유도해 건강에 유익한 플라보노이드가 제거되기 때문이다. 기라델리, 허쉬(Hershey), 샤펜 버거(Scharffen Berger)는 알칼리 처리를 하지 않은 코코아를 생산한다. 코코아 가루, 우유/두유/코코넛 우유, 계피에 스테비아(stevia)·수크랄로스(sucralose)·자일리톨(xylitol)·에리스리톨(erythritol) 등 영양분 없는 감미료를 섞으면 훌륭한 핫 코코아를 만들 수 있다.

- **저탄수화물 크래커**: 평소 나는 모조품이나 합성 변형물 말고 '진짜' 음식을 고집하는 것이야말로 최고의 덕목이라고 생각한다. 하지만 후머스, 구아카몰레, 오이 딥(기름과 지방은 제한하지 않는다는 점을 기억하자), 살사에 찍어 이따금 먹을 만한 맛있는 저탄수화물 크래커도 있다. 메리스 곤 크래커즈(Mary's Gone Crackers)는 밀을 넣지 않은 크래커(캐러웨이, 허브, 후추, 양파 맛)를 만들고, 스틱스 앤드 트위그스(Sticks & Twigs)는 현미, 퀴노아, 아마씨로 '프레첼'(치폴레 토마토, 바닷소금, 카레 맛)을 만든다. 이 크래커와 프레첼은 '순' 탄수화물(총 탄수화물에서 소화되지 않는 섬유질을 뺀 수치)이 한 개당 1그램 정도에 지나

지 않으므로 웬만해서는 몇 개쯤 먹는다고 지나친 혈당 상승으로 이어지지 않는다. 미니애폴리스 닥터 인 더 키친(Minneapolis' Doctor in the Kitchen)에서 만든 플래커스(Flackers)처럼 아마씨가 주성분인 크래커를 시판하는 제조 회사들도 늘고 있다. 집에 음식 건조기가 있을 경우 주키니, 당근 등 채소를 건조해 소스에 찍어먹는 근사한 칩을 만들어도 좋다.

- **채소 딥**: 피망, 날 껍질콩, 래디시, 얇게 썬 주키니와 실파 등 미리 준비한 채소와 검정콩 딥, 후머스, 채소 딥, 고추냉이 딥 같은 독특한 딥, 디종 머스터드나 호스래디시 머스터드 또는 크림치즈 딥만 있으면 된다. 이런 재료는 시중의 다양한 제품을 이용할 수 있다.

식단에서 밀을 비롯해 '불량' 탄수화물을 빼면 빈자리가 크게 생기지만, 그 자리를 메울 음식은 얼마든지 있다. 평상시의 장보기 습관이나 요리 습관에서 벗어나 과감하게 도전해도 좋고, 그게 아니라도 입맛을 지키면서 먹을 만한 식품은 도처에 있다.

새로 살아난 미각, 밀 제거와 동시에 나타나는 식욕 충동 감소 및 칼로리 섭취 감소는 음식에 대한 고마움마저 일깨운다고 많은 경험자들은 말한다. 이 과정을 선택한 대다수 사람은 결과적으로 밀을 먹던 시절보다 음식을 진심으로 즐기고 있다.

밀 이후에도 삶은 있다

밀을 뺀 식단 계획을 따르다 보면 당신은 정육점이나 유제품 진열 구역은 물론 농산물 매장, 농산물 직판장, 아니면 채소 가판대에 예전보다 오래 머무르는 자신을 발견할 것이다. 행여 칩, 시리얼, 빵, 냉동식품 구역에 가더라도 오래 서성대지 않을 것이다.

당신은 또한 거대 식품 회사나 그들이 만든 뉴에이지(New Age)의 산물 또는 식품 회사들의 그럴듯한 이름 붙이기가 더 이상 편치 않을 것이다. 뉴에이지를 내세우는 제품명, 여기저기 갖다 붙이는 유기농 또는 '천연' 따위의 상표 그리고 속임수까지! 거대 다국적 식품 회사는 세상을 구하겠다던 예전의 히피처럼 환경을 생각하는 소규모 단체인 양 행세한다.

한편, 셀리악병 환자들이 증언하듯 사교 모임은 온갖 밀 음식을 가져다 벌이는 사치스러운 밀의 향연이라 할 만하다. 여러분이 가장 자연스럽게 밀 폭탄을 피하는 요령은 밀 알레르기가 있다고 주장하는 것이다. 대체로 교양 있는 사람은 건강상의 문제를 존중할 것이며, 당신의 몸에 발진이 일어나는 소동이라도 생겨 축제를 망치느니 당신이 밀을 먹지 않도록 배려하는 쪽을 택할 것이다. 만일 당신이 몇 주 이상 밀을 안 먹은 상태라면 입 한 가득 밀 음식으로 채우고픈 비정상적인 엑소르핀 갈망 충동이 없어졌을 테니 브루스케타, 빵가루로 채운 버섯이나 첵스 믹스(Chex Mix)를 거절하기가 한결 수월할 것이다. 칵테일 새우, 올리브, 크루디테(crudité: 프랑스식 전채 요리—옮긴이)로도 충분히 만족하리라.

집 밖에서 하는 식사는 밀, 옥수수 전분, 설탕, 고과당 옥수수 시럽, 그 밖의 몸에 해로운 원료의 지뢰밭이다. 첫째, 유혹이 따라다닌다. 만일 웨이터가 따뜻하고 향긋한 롤빵을 당신 테이블로 가져오면 일단 멀리해야 한다. 함께 식사하는 사람이 빵을 고집하지 않는다면 여러분을 유혹하고 의지를 약하게 만드는 빵을 쉽사리 당신 눈앞에서 치울 수 있다. 둘째, 단순한 음식을 먹을 수밖에 없다. 생강 소스를 곁들인 연어구이라면 확실히 안전할 가능성이 높다. 하지만 정성을 들여 복잡한 재료로 조리한 프랑스 요리에는 원치 않는 재료들이 들어가기 쉽다. 도움을 청해야 할 상황이다. 하지만 만일 당신이 셀리악병이나 기타 심각한 밀 민감성 등 면역 매개 밀 민감성이 있다면 웨이터나 웨이트리스가 하는 말조차 믿기 어려울 수 있다. 셀리악병 환자라면 누구라도 동의하겠지만, 실제로 사람들은 '글루텐 프리' 음식을 먹다 무심코 글루텐에 노출된 적이 한 번쯤 있게 마련이다. 글루텐을 뺀 음식을 판다고 광고하는 식당이 점점 늘어난다 해도 옥수수 전분 등 글루텐 프리 원료가 혈당을 끌어올리는 등의 문제를 일으키지 않으리라고 장담하지 못한다. 내 경험상 결국 외식은 위험이 상존하며 밀을 줄일 수는 있어도 완전히 제거하지는 못한다. 가능하다면 본인 또는 가족이 준비한 음식을 먹자. 그렇게 해야 음식에 어떤 원료가 들었는지 확신할 수 있다.

현실적으로 밀을 차단하는 최선책은 일정 기간 밀을 멀리하는 것이다. 밀을 다시 먹으면 어떤 형태로든 이상 징후가 나타날 테니 말이다. 생일 케이크를 거절하기가 어렵겠지만, 그 탐닉을 즐기고 나면 몇 시간 동안 위경련과 설사에 시달려야 하고 횟수가 반복될수록 상황은 더 어려워질 것이다. (물론 셀리악병이나 비정상적인 셀리악 표지가 있는 사람이라면 밀 또는 글루텐이 들어간 음식을 절대 먹어서는 안 된다.)

밀 식품이 모든 편의점, 커피숍, 식당, 슈퍼마켓의 선반을 점령하고 베이커리, 베이글, 도넛 가게처럼 전체를 밀 식품으로 채운 상점으로 가득한 우리 사회는 사실상 '통곡물 세상'이 되어버렸다. 원하는 상품을 찾으려면 밀 제품 사이를 마구 파헤쳐야 할 때도 있을지 모르겠다. 하지만 수면이나 운동, 결혼기념일 기억하기가 그렇듯 밀 제거야말로 오래도록 건강한 삶의 여정을 만들어가는 필수 항목임을 알아야 한다. 밀 없는 삶은 그 이전보다 확실히 건강한 삶을 선사하는 것만큼이나 성취감도 크고 흥미진진하다.

맺음말

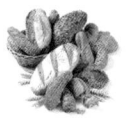

1만 년 전, 비옥한 초승달 지대에서 시작한 밀 재배가 파종이라는 농업 혁명을 일으켜 문명사의 획기적인 전환점을 이룩했음은 의문의 여지가 없다. 밀 재배는 유목하던 수렵채취인에게 마을 및 도시의 형성과 잉여 식량을 안겨주었으며 직업의 전문화를 가능케 함으로써 이동하지 않는 사회, 즉 정착 사회로의 이행에 중추적인 계기를 마련했다. 밀이 없었다면 오늘날 우리의 삶은 확연히 달라졌을 것이다.

여러 가지 면에서 우리는 현대의 기술 시대를 열기까지 인간 문명에 힘을 보태준 밀에 빚을 진 셈이다. 그렇지 않은가?

캘리포니아 주립대학교 지리학 및 생리학 교수이자 《총, 균, 쇠》로 퓰리처상을 수상한 제러드 다이아몬드는 "우리에게 더 나은 삶을 열어준 가장 결정적인 단계라고 여기는 농업 채택이 실제로는 여러 가지 면에서 우리가 결코 회복하지 못할 재앙을 안겨주었다"[1]고 믿는다. 다이아몬드 박사는 현대 고병리학(paleopathology)에서 얻은 교훈을 바탕으로 수렵채취인이 농업 사회로 이행하면서 인간의 키가 줄어들었으며, 결핵이나 선페스트 등 전염병의 빠른 확산은 물론 소작농부터 왕족에 이르는 계급 구조와 성적 불평등마저 낳았다고 지적한다.

뉴욕 주립대학교의 인류학자 마크 코헨(Mark Cohen)은 저서 《농업 태동기의 고병리학(Paleopathology at the Origins of Agriculture)》과 《건강과 문명의 부상(Health and the Rise of Civilization)》에서 "농업이 잉여 식량과 분업을 가능케 했지만, 필연적으로 노동 강도를 높이고 노동 시간을 연장했다"고 주장한다. 그뿐만 아니라 다채롭던 채집 식물이 몇몇 재배작물로 범위가 한정되고 말았다. 이전에는 흔치 않던 갖가지 신종 질병도 끌어들였다. 그는 "수렵채취인은 보통 꼭 필요한 만큼만 농사를 짓지 않았으며 농업으로 전환하면서 질보다 양을 택했다"고 적었다.

현대인은 대개 농업 이전 시대의 수렵채취인이 작고 야만적이며 무모한 데다 영양 상태도 극히 열악했을 것이라고 짐작하지만 그렇지 않다. 사고의 전환기에 편리, 사회적 진화, 풍부한 식량을 약속하는 듯했던 농업 채택은 건강을 대가로 이루어진 거래였다.

우리는 "건강한 통곡물을 더 많이 먹어라"는 대중화된 구호 아래 식단의 다양성이 훼손된 이 패러다임을 순순히 받아들여왔다. 또 편리, 풍요, 저렴한 접근성을 불과 1세기 전만 해도 상상하기 어려웠던 수준으로까지 달성했다. 14개의 염색체를 지닌 야생풀이 질산염 비료를 주자 윗부분이 무거워지는 과정을 거쳐 오늘날 우리가 한 번에 대량으로 베이글을, 무더기로 팬케이크를, '특대 사이즈'의 프레첼을 살 수 있게 해준 초강력 다수확 품종, 즉 42개의 염색체로 구성된 밀로 탈바꿈했다.

이와 같은 극단적 접근성은 필연적으로 극단적 건강의 희생(비만, 관절염, 신경 장애, 심지어 셀리악병 같은 질환 증가에 따른 사망)을 동반했다. 우리는 자신도 모르게 풍요를 위해 건강을 제물로 삼는 파우스트식 거래를 자연과 해온 셈이다.

밀이 사람을 병들게 할 뿐만 아니라 심한 경우 죽음으로 치닫게(누군가에게는 빠르게, 누군가에게는 느리게) 한다는 개념은 풀기 어려운 의문을 제기한다. 다수확 밀을 재배하지 않는다면 만성 질환은 줄어들지 몰라도 조만간 기근이 심해질 텐데, 그로 인해 고통 받을 제3세계의 수백만 사람들에게는 무어라고 말하겠는가? 결코 완벽한 수단이 아닌데도 어떻게든 사망률을 줄일 수 있다면 그걸 받아들여야 한단 말인가?

만약 밀이 다른 작물이나 식량 자원에 밀려 수요 침체를 겪게 된다면 흔들리는 미국 경제는 그 엄청난 타격을 감당할 수 있을까? 오늘날 5달러짜리 피자와 1.29달러짜리 빵의 원료인 다수확 밀에 의존하는 수천만 명은 계속해서 값싼 식품을 대량으로 구입할 수 있을까?

교배를 거쳐 탄생한 현대 밀보다 수천 년을 거슬러 올라가 존재했던 아인콘 밀이나 엠머 밀 등 원시 시대의 밀을 수확량 감소와 비용 증가를 감수하고라도 다시 써야만 하는가?

굳이 답하지는 않겠다. 사실 이 모든 질문에 대한 적절한 답은 이미 수십 년 전부터 있었는지도 모른다. 나는 고대 곡물을 부활시키는 것(엘리셰바 로고사가 매사추세츠 주 서부에서 하고 있듯이)이 향후 상당 기간에 걸쳐 중요하게 인식될 자그마한 해결책이라고 생각한다. 방사형 달걀이 결국 경제적으로 자생력을 획득한 사례처럼 말이다. 내가 보기에 고대 밀이 인간의 건강에 미치는 영향이 아예 없지는 않겠지만 많은 사람에게 적어도 지금보다는 안전할 것이다. 적당한 해결책 정도는 될 것이다. 그리고 수요가 궁극적으로 공급을 창출하는 경제에서, 유전자 변형 밀 제품에 대한 소비자의 관심이 냉담해진다면 변화하는 입맛에 맞추어 농업 생산도 점차 변화할 것이다.

그렇다면 제3세계의 식량난이라는 난감한 문제는 어떻게 대처할까? 나는 앞으로 상황이 개선되어 음식이 더욱 다양해지고 사람들이 오늘날의 지배적인 사고방식, 즉 "없는 것보다야 낫잖아"라는 식에서 벗어나기를 바랄 뿐이다.

그러는 사이 당신은 소비자의 구매력이라는 권력을 무기로 밀가루 똥배에서 해방되겠노라 선언함으로써 밀에서 자유로워지면 된다.

"몸에 좋은 통곡물을 더 많이 먹어라"는 구호를 비롯해 포화지방을 경화유나 다중 불포화지방으로, 버터를 마가린으로, 자당을 고과당 옥수수 시럽으로 바꾸라고들 한다. 이런 영양학적 오류를 담은 충고로 점철된 어두침침한 틈바구니에서 미국인은 혼란스러워하고, 잘못된 길로 이끌려가고 있으며, 날로 뚱뚱해지고 있지 않은가.

밀은 단순히 여러 탄수화물 중 하나에 그치지 않으며 또 다른 화학 반응을 일으킬 핵분열이나 다름없다.

우리의 필요에 맞게 다른 종의 유전 암호를 변형하고 조작할 수 있다는 생각은 현대인이 갖고 있는 오만의 극치라고 할 수 있다. 어쩌면 100년쯤 후에는 마치 당좌예금처럼 유전자 암호를 즉각 바꾸는 날이 올지도 모른다. 하지만 오늘날 우리가 식량 작물이라는 식물들에 저지르는 교배와 유전자 조작의 결과는 연구된 바가 거의 없는 실정이다. 작물은 물론 그 작물을 섭취한 동물에게 어떤 의도하지 않은 일이 벌어질지 우려된다.

지구상의 동식물은 수백만 년 동안 진화를 거친 끝에 현재의 모습으로 존재하게 되었다. 그런데 우리는 지난 반세기라는 터무니없이 짧은 기간에 수천 년을 인간과 함께 번영해온 식물의 진화 과정에 개입해 그것을 마구 변형시켰다. 그리고 결국 그간의 근시안적 행동으로 인해 고통스러운 결과를 맛보고 있다.

그 1만 년에 걸친 여정에서, 수확량이 적고 조리하기 부적합한 아인콘이라는 순수한 풀이 실험실에서 높은 수확량을 자랑하고 야생에서는 생존하지 못하지만 현대인의 취향에 맞게 개량된 왜소종 밀로 바뀌었다. 인간이 조작한 이러한 변모 과정은 마치 가축을 공장식 축사에 가두고 항생제와 호르몬을 끝도 없이 투입하는 것이나 다를 바 없다. 아마도 우리가 농업이라는 대재앙에서 회복하는 데 중요한 첫걸음은 지금껏 '밀'이라는 작물에 우리가 어떤 짓을 저질렀는지 인식하는 것부터가 아닐까 싶다.

이제 농산물 코너에서 만납시다.

부록 A

엉뚱한 장소 곳곳에서 밀 찾기

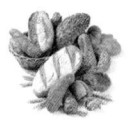

다음에 소개하는 항목들에 어쩌면 질려버릴지도 모르겠다. 여하튼 밀 또는 글루텐 프리를 고수하는 가장 쉬운 방법을 말하자면 "라벨이 필요 없는 음식만 먹는 것"이다.

오이, 케일, 대구, 연어, 올리브유, 호두, 달걀, 아보카도 같은 음식은 밀이나 글루텐과 무관하다. 이것들은 원래 밀 따위의 성분이 없으므로 '글루텐 프리' 라벨이 붙어 있지 않아도 건강에 좋은 천연 식품이다.

하지만 사교 모임이나 식당 또는 여행지에서 식사를 할 경우에는 의도치 않게 자연식품 외에 밀이나 글루텐에 노출될 수밖에 없다.

어떤 이들에게는 단순한 장난이 아니다. 셀리악병이 있는 사람들은 우연히 먹은 브레드 치킨(bread chicken) 반죽에 든 밀 글루텐 때문에 복부 경련이나 설사, 심한 경우 장출혈로 몇 주 동안 고생할지도 모른다. 심지어 심한 포진성 피부염을 앓고 나면 밀이 든 간장을 조금 먹었을 뿐인데 크게 탈이 나기도 한다. 염증성 신경 질환을 겪는 사람은 진짜 글루텐 프리 맥주가 아니라면 급작스럽게 신체의 기능이 떨어질 수도 있다. 글루텐 민감성에 면역이 없거나 염증 매개 글루텐 민감성이 있는 많은 사람은 우연한 밀 노출이 설사, 천식, 혼미함, 관절 통증 및 부종, 다리 부종, ADHD 행동 폭발, 자폐, 양극성 장애, 정신분열증을 일으키기도 한다.

따라서 많은 사람이 밀 노출을 경계해야 한다. 셀리악병, 포진성 피부염, 소뇌성 운동 실조 등 자가 면역 질환을 앓는 사람은 글루텐이 들어간 곡물(호밀, 보리, 스펠트, 라이밀, 카뮤, 벌거)도 피해야 한다.

밀과 글루텐은 아찔할 정도로 그 형태가 다양하다. 쿠스쿠스, 무교병(matzo), 오르조(orzo: 쌀알 모양의 수프용 파스타—옮긴이), 통밀, 밀기울은 전부 밀이다. 파로(farro), 판코(panko)와 러스크도 마찬가지다. 겉만 보고는 오해하기 쉽다. 예컨대 아침용 시리얼은 콘플레이크나 라이스 크리스피라는 이름이 붙었더라도 대부분 밀가루나 밀 유사 성분 또는 글루텐이 들어 있다.

특히 귀리 제품은 밀 제품과 동일한 장비 및 설비로 가공하는 경우가 흔해 논쟁의 여지가 있다. 대부분의 셀리악병 환자들은 귀리 역시 피해야 한다.

미국 식품의약국의 글루텐 프리 조건을 갖추려면 제조 식품(식당에서 요리하는 식품은 제외)에 글루텐이 들어가지 않아야 하며, 교차 오염을 막을 수 있도록 별도의 글루텐 프리 전용 설비로 생산해야 한다. (일부 사람들은 글루텐에 무척 민감해 함께 쓰는 절단 장치에 닿는 소량의 글루텐만으로도 증상이 발현하곤 한다.) 이 말은 곧 심각하게 민감한 사람의 경우 성분표에 밀이 없고 '변성 전분(modified food starch)' 등 밀과 연관된 어떤 복잡한 전문 용어가 나와 있더라도 글루텐을 함유한 것과 마찬가지일 수 있다는 얘기다. 의심스럽다면 소비자 서비스 센터에 전화나 이메일로 글루텐 프리 설비로 생산했는지 문의하는 것도 괜찮다. 제조 회사 측에서도 글루텐을 함유한 식품인지 아닌지 웹사이트에 게재하는 곳이 늘고 있다.

식품 라벨에 '밀 프리'라고 적혀 있다 해서 곧 글루텐 프리가 아니라는 사실을 기억하자. 밀 프리 제품은 밀 대신 보리 맥아(barley malt)나 호밀을 사용했을 수 있는데, 둘 다 글루텐을 함유한 식품이다. 셀리악병 환자 등 글루텐에 매우 민감한 사람은 밀 프리가 반드시 글루텐 프리라고 생각하지 않는다.

빵, 파스타, 패스트리처럼 밀과 글루텐의 출처가 분명한 식품은 많다. 하지만 밀을 함유했을 수 있는데도 구별하기가 쉽지 않은 경우도 많다. 아래를 살펴보자.

- 뇨키(gnocchi)
- 듀럼 밀
- 라면
- 라이밀
- 러스크
- 루(roux: 밀로 만든 소스 또는 수프를 걸쭉하게 만드는 점증제)
- 무교병
- 밀 배아
- 밀고기(seitan: 고기를 대신하는 순수 글루텐에 가까운 식품)
- 밀기울
- 바게트
- 벌거
- 베녜(beignet: 도넛의 일종―옮긴이)
- 변성 전분

부록 A 엉뚱한 장소 곳곳에서 밀 찾기

- 보리
- 부리토
- 브리오슈(brioche)
- 세몰리나(semolina)
- 소바(주로 메밀로 만들며 밀가루를 첨가할 때도 많음)
- 스트루델(strudel: 과일, 치즈 등을 반죽에 말아 구운 파이―옮긴이)
- 스펠트
- 식물 단백질 가수분해물(hydrolyzed vegetable protein)
- 아인콘
- 엠머
- 오르조
- 우동
- 전병
- 카뮤
- 콩고기
- 쿠스쿠스
- 크레페
- 크루통
- 타르트
- 통밀가루
- 파로(이탈리아에서 여러 가지 밀 종을 통틀어 일컫는 말)
- 파리나(farina: 오트밀의 일종―옮긴이)
- 판코(일본 요리에 사용하는 빵가루)
- 포카치아
- 호밀

밀이 들어간 식품

인류가 놀라울 만큼 다양한 모양과 형식으로 변모시켰으니 밀은 엄청난 발명품이라 할 만하다. 위에서 언급한 것들 외에도 밀이나 글루텐을 포함한 음식은 실로 광범위하다. 여기에 대해서는 나중에 자세히 살펴볼 것이다.

시중에서 판매하는 상품이 워낙 가지각색이어서 밀과 글루텐 식품을 전부 열거하는 것은 불가능하다. 따라서 중요한 점은 언제나 의심하고 경계하면서 질문하는(아니면 상점에서 걸어 나오는) 것임을 기억하자.

다음에 소개하는 많은 식품 역시 글루텐 프리 제품으로 출시되었다. 식물 단백질 가수분해물이 없는 비네그레트 샐러드드레싱처럼 맛있고 건강에도 좋은 글루텐 프리 식품이 간혹 있기는 하다. 하지만 날로 성장하는 글루텐 프리 세계의 빵, 아침 식사용 시리얼 그리고 밀가루는 일반적으로 쌀·옥수수·감자·타피오카 전분 따위로 만들므로 건강에 유익한 대체 식품이 아니라는 것을 명심해야 한다. 당뇨 범위의 혈당 반응을 일으키는 식품에 '건강에 좋은', '글루텐 프리' 또는 그 밖의 수식어를 붙여서는 안 된다. 이따금 먹는 정도라면 괜찮겠지만 주 메뉴가 되어서는 곤란하다.

성분표에서조차 판독할 수 없는, 밀과 글루텐 원료로 이뤄진 비밀스러운 세계도 존재한다. 만약 나열된 원료 가운데 '전분', '유화제', '팽창제'라고만 쓰여 있다면 따로 포함 여부를 입증할 때까지 글루텐을 함유한 것으로 보아야 안전하다.

캐러멜 착색제 같은 일부 음식과 원료의 글루텐 함유를 둘러싸고도 의문은 남아 있다. 캐러멜 착색제는 당(대개 옥수수 시럽)을 가열해 캐러멜 상태로 제조하는데, 일부 제조 회사들은 밀에서 추출한 물질로 이것을 만들기도 한다. 이와 같은 불확실성 때문에 이런 항목 옆에는 물음표를 달아두었다.

모든 사람이 글루텐 노출을 민감하게 경계할 필요는 없다. 아래의 항목은 밀과 글루텐이 얼마나 우리 주변에 퍼져 있는지를 일깨우며, 글루텐 식품을 극히 조심해야 할 필요가 있는 사람에게 자각의 계기를 제공하는 정도로 여겨주기 바란다.

아래는 밀 또는 글루텐 식품이라고 예상하기 어려운 식품들을 정리한 것이다.

음료

- 가향 차
- 가향 커피
- 맥아 주류
- 맥아를 넣은 와인 쿨러(wine cooler: 와인을 베이스로 사용한, 일정한 레시피가 없는 칵테일―옮긴이)
- 밀, 보리, 맥아를 넣은 허브티
- 밀을 증류한 보드카(Absolut, Grey Goose, Stolichnaya)
- 밀이나 보리를 증류한 위스키
- 블러디 메리 믹스(Bloody Mary mix: 보드카를 넣어 손쉽게 블러디 메리 칵테일을 만들 수 있도록 나머지 재료를 섞어서 파는 제품―옮긴이)
- 에일, 맥주, 라거(글루텐 프리 맥주가 늘어나는 추세이기는 하다)

아침 식사용 시리얼

시레디드 휘트와 휘티스(Wheaties)에 밀이 들었다는 사실은 누구라도 알 것이다. 하지만 얼핏 보기엔 아닌 것 같은데 실제로는 밀을 함유한 시리얼도 있다.

- 귀리 시리얼(Cheerios, Cracklin' Oat Bran, Honey Bunches of Oats)
- 그래놀라 시리얼
- 뮤즐리(Muesli), 뮤즐릭스(Mueslix)
- 밀기울 시리얼(All Bran, Bran Buds, Raisin Bran)
- 쌀을 부풀린 시리얼(Rice Krispies)
- 옥수수를 튀긴 시리얼(Corn Pops)

- 콘플레이크(Corn Flakes, Frosted Flakes, Crunchy Corn Bran)
- '헬시(healthy)' 시리얼(Smart Start, Special K, Grape Nuts, Trail Mix Crunch)

치즈

치즈 발효에 사용하는 배양균은 빵(빵 곰팡이)과 접촉하는 경우가 많아 글루텐 노출 위험성이 있다.

- 고르곤졸라 치즈
- 로크포르
- 블루치즈
- 코티지치즈(전부는 아니다)

착색제/증량제/조직감 향상제/점증제

성분표 중 눈에 잘 띄지 않는 데다 밀이나 글루텐과 무관해 보인다는 점에서 이들 숨어 있는 원료야말로 문제의 소지가 크다. 안타깝게도 성분표에서 이것들을 구분하기 어려운 경우가 대부분이고, 제조업체 또한 그것을 알려주지 않는다. 대체로 납품업체에서 만들기 때문이다.

- 고기 질감을 낸 식물성 단백질
- 덱스트리말토스(dextrimaltose)
- 말토덱스트린(?)
- 변성 전분
- 안정제
- 유화제
- 인공 착색제
- 인공 향신료
- 캐러멜 착색제(?)
- 캐러멜 향료(?)

에너지, 단백질, 식사 대용 바(bar)

- GNC 프로 퍼포먼스 바(GNC Pro Performance bar)
- 게토레이 프리게임 퓨얼 뉴트리션 바(Gatorade Pre-Game Fuel Nutrition bar)
- 슬림-패스트 밀 바(Slim-Fast meal bar)
- 카시 고린 바(Kashi GoLean bar)
- 클리프 바(Clif Bar)
- 파워 바(Power Bar)

패스트푸드

웬만한 패스트푸드점에서 감자튀김에 사용하는 기름은 빵가루를 입힌 닭고기 패티용과 동일하다. 게다가 조리 기구도 같이 쓰는 편이다. 당신이 예상하기 어려운 음식에 밀이 든 경우로는 팬케이크와 함께 내는 스크램블드에그나 타코 벨(Taco Bell) 나초 칩, 포테이토 바이트(potato bite) 등을 들 수 있다. 소스, 소시지, 부리토에는 대개 밀 혹은 밀과 관련된 원료가 들어 있다.

사실 패스트푸드점에 밀이나 글루텐을 함유하지 않은 식품은 없다. 따라서 패스트푸드점에서 밀이나 글루텐 없는 음식이라고 확신하며 먹기란 불가능에 가깝다. (그런 장소에서는 어쨌든 먹지 말아야 한다!) 하지만 서브웨이(Subway), 아비스(Arby's), 웬디스(Wendy's), 치포틀 멕시컨 그릴(Chipotle Mexican Grill) 등의 일부 체인점에서는 많은 음식이 글루텐 프리이며 그리고/또는 글루텐 프리 메뉴를 제공한다고 자신 있게 주장한다.

핫 시리얼(뜨거운 물을 부어 먹는 시리얼—옮긴이)

- 귀리겨(Oat bran)
- 몰트-오-밀(Malt-O-Meal)

- 오트밀
- 크림 오브 휘트
- 파리나

육류

- 게맛살(imitation crabmeat)
- 델리 미트(luncheon meat, salami)
- 빵가루를 묻힌 고기
- 셀프 베이스팅(self-basting: 조리 과정에서 증발한 수분을 물방울이 되어 떨어지도록 해 재료의 형태를 보존하고 촉촉하게 유지하는 것—옮긴이) 칠면조
- 소시지
- 이미테이션 베이컨(imitation bacon)
- 통조림 고기
- 핫도그
- 햄버거(빵을 추가한다면)

기타

상품의 성분표에서 명확하게 밀 또는 글루텐 원료가 들었는지 알 수 없으므로 이 기타 항목이야말로 진짜 문제다. 제조업체에 자세한 내용을 요구할 필요가 있다.

- 립글로스와 립밤
- 립스틱
- 봉투(접착제)
- 영양 보충제(많은 제약 회사가 성분표에 '글루텐 프리'를 명기하는 편이다)
- 우표(접착제)
- 처방약 및 판매약(약사들이 운영하는 사이트에서 유용한 정보를 접할 수 있다. www.glutenfreedrugs.com)
- 플레이-도(Play-Doh: 장난감 인조 찰흙—옮긴이)

소스, 샐러드드레싱, 양념

- 간장
- 데리야키 소스
- 된장
- 마리네이드(Marinade: 고기, 생선 등을 재워두는 액상 양념—옮긴이)
- 맥아 시럽
- 맥아 식초
- 밀가루로 걸쭉하게 만든 그레이비
- 밀을 함유한 머스터드
- 샐러드드레싱
- 케첩

조미료

- 카레 파우더
- 타코 시즈닝(Taco seasoning)
- 혼합 조미료

간식과 디저트

쿠키, 크래커, 프레첼에는 확실히 밀이 함유되어 있다. 하지만 다소 불분명한 스낵도 무척 많다.

- 감자 칩(Pringles 등)
- 감초(licorice)
- 건과일(가볍게 밀가루를 씌운 것)
- 그래놀라 바
- 기름 없이 볶은 견과류
- 기름 없이 볶은 땅콩
- 너트 바
- 아이스크림 콘
- 아이스크림(쿠키 앤드 크림, 오레오 쿠키, 쿠키 도, 치즈케이크, 초콜릿 몰트 맛)
- 점증제를 넣은 과일 필링
- 젤리 빈(Jelly Bellies and Starburst는 제외)

- 조미한 토르티야 칩
- 첵스 믹스
- 추잉 껌(파우더를 입힌 껌)
- 캔디 바
- 케이크 프로스팅(frosting: 설탕으로 만든 케이크 장식용 혼합물―옮긴이)
- 콘 칩
- 트레일 믹스(trail mix)
- 티라미수(tiramisu)
- 파이

수프

- 브로스(broth), 부용(bouillon: 육류, 생선, 채소 등을 넣고 맑게 우려낸 육수―옮긴이)
- 비스크(bisque: 조개류로 만든 진한 수프―옮긴이)
- 수프 믹스
- 수프스톡과 베이스
- 통조림 수프

대두와 채소 식품

- 채소 버거(Morningstar Farms, Boca Burgers, Gardenburger)
- 채식주의자용 '가리비'
- 채식주의자용 '닭고기' 조각
- 채식주의자용 '스테이크'
- 채식주의자용 칠리
- 채식주의자용 핫도그와 소시지

감미료

- 덱스트린과 말토덱스트린(?)
- 맥아, 맥아 시럽, 맥아 향료
- 엿기름, 보리 추출물

부록 B

건강하게 밀가루 똥배를 줄이는 조리법

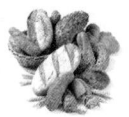

식단에서 밀을 제거하는 것이 불가능하지는 않지만, 당신과 식구들이 때때로 챙겨 먹던 여러 음식과 기호식품이 금지될 테니 이제부터 부엌에서 발휘하는 창의성이 중요해진다. 그래서 비교적 요리하기 쉽고 건강에 유익하면서도, 익숙한 밀 음식을 대체할 만한 조리법을 골라보았다.

나는 조리법을 작성하며 다음의 몇 가지를 기본 원칙으로 삼았다.

밀을 유익한 대안 식품으로 대체한다. 대다수 시판용 밀 프리 식품 또는 밀 프리 조리법이 진정으로 건강에 유익한 식품을 만들어내지 못하고 있음은 자명하다. 밀을 옥수수 전분, 현미 전분, 감자 전분, 타피오카 전분 따위로 바꾸면 글루텐 프리 조리법이 대개 그렇듯이 이들 음식은 우리를 살찌우고 당뇨병에 걸리게 할 것이다. 여기에서 선보이는 조리법은 밀가루를 너트 밀이나 아마씨 가루, 코코넛 가루로 대체해 영양이 풍부하면서도 밀 및 유사 대체품이 유발하는 비정상 반응을 일으키지 않는다.

건강에 유익하지 않은 지방(경화유, 다중 불포화유, 산화유)은 피한다. 이 책의 조리법에서 사용하는 지방, 특히 올리브유와 중성 라우르산(lauric acid)이 풍부한 코코넛유는 단일 불포화지방과 포화지방이 풍부하다.

탄수화물 노출을 줄인다. 저탄수화물은 내장 지방 감소, 염증 현상 억제, 작은 LDL 입자 감소, 대단히 공통적인 당뇨의 경향성을 최소화 또는 되돌리므로 여기에 소개하는 조리법은 모두 탄수화물 함량을 줄였다. 탄수화물을 비교적 넉넉하게 사용한 조리법은 그래놀라뿐이다. 하지만 여러분의 기호에 맞추어 쉽게 바꿀 수 있다.

인공 감미료는 사용한다. 설탕을 넣지 않으면서 몇몇 친숙한 음식으로 재탄생시키기 위해 내가 선택한 타협안은 가장 무난하면서도 많은 사람에게 해가 되지 않는 인공 감미료나 영양분 없는 감미료를 사용하는 방식이다. 에리스리톨, 자일리톨, 수크랄로스, 스테비아는 혈당치에 영향을 미치지 않고 만니톨(mannitol)이나 소르비톨(sorbitol: 당뇨병 환자가 설탕 대용품으로 사용—옮긴이)과 마찬가지로 위장 장애를 일으키지 않는다. 또 이들 감미료는 아스파탐(aspartame)이나 사카린 등이 간혹 일으키는 부작용의 염려도 적은 편이라 안전하다. 트루비아(Truvia)는 에리스리톨과 스테비아 혼합물(실제로는 레비아나(rebiana)라는 스테비아 성분이 들어 있다)로 널리 쓰고 있으며, 내가 이 조리법을 시험할 때 사용한 감미료다.

조리법에서 제시한 감미료의 양은 여러분의 기호보다 적다는 느낌이 들 것이다. 밀을 식단에서 제거한 사람들은 대체로 감미료에도 예민해져 보통 먹는 단 음식이 지나치게 달다는 사실을 깨닫는다. 그럴 경우엔 요리할 때 감미료 양을 줄이는 방식으로 해결하면 된다. 하지만 만일 여러분이 이제 막 밀을 제거하기 시작한 단계라면 달콤함을 바라는 마음이 남아 있을 것이다. 그럴 경우엔 인공 감미료를 조리법에서 제시한 양보다 늘리도록 하라.

또한 감미료마다 단맛이 다르며, 특히 스테비아 추출물 파우더는 말토덱스트린이나 이눌린 등 어떤 증량제를 섞느냐에 따라 달라진다는 점도 기억하자. 감미료를 구입할 때에는 라벨의 내용을 문의하거나 감미료를 자당의 함량으로 변환하는 아래의 방식을 적용하라.

자당 1컵＝

- 가공하지 않은 스테비아 추출물 1컵(말토덱스트린과 혼합한 스테비아 추출물 1온스(약 28그램)는 자당 1온스에 해당한다.)
- 입자 상태의 스플렌다(Splenda) 1컵
- 스테비아 추출물 파우더 1/4컵(Trader Joe's 제품). 하지만 스테비아 추출물 파우더는 제품마다 당도가 각기 다르다. 자신이 구입하는 제품의 성분표를 참조해 얼마만큼의 자당에 상응하는지 알아보는 것이 가장 좋다.
- 트루비아 1/3컵＋$1\frac{1}{2}$큰술(또는 약 7큰술)
- 스테비아 액상 추출물 2큰술
- 에리스리톨 $1\frac{1}{3}$컵
- 자일리톨 1컵

마지막으로 아래에서 소개할 조리법은 제한된 시간 안에 요리해야 하는 바쁜 일정을 감안해 준비하기 쉽도록 작성했다. 재료도 대부분 흔히 사용하는 것들이다.

노파심에서 덧붙이면, 셀리악병이 있거나 유사 장 질환이 있는 사람은 글루텐이 들어 있지 않은 재료를 골라야 한다. 내가 조리법에 정리한 모든 재료는 글루텐 프리 제품으로 손쉽게 구할 수 있는 것들이다. 하지만 우리가 제조 회사들의 음식을 다루는 태도, 아니면 제품마다 무엇을 넣는지를 통제하기란 불가능하다. 그러니 확실히 점검해야 한다.

베리 코코넛 스무디

이 스무디는 서둘러 먹는 아침 식사나 간단한 간식으로 제격이다. 코코넛 우유 덕분에 일반적인 스무디보다 두둑한 포만감을 느낄 것이다. 베리는 설탕 첨가를 최소화하는 유일한 감미료다.

재료 1인분

- 코코넛 우유 1/2컵
- 저지방 플레인 요거트 1/2컵
- 블루베리, 블랙베리, 딸기 등 베리 1/4컵
- 무가향 또는 바닐라향 유청 단백질 파우더 1/2컵
- 아마씨 가루(씨 상태로 구입 가능) 1큰술
- 코코넛 추출물 1/2작은술
- 각 얼음 4개

만드는 법

- 코코넛 우유, 요거트, 베리, 유청 단백질 파우더, 아마씨 가루, 코코넛 추출물, 얼음을 혼합한다. 부드러워질 때까지 잘 섞는다. 즉시 먹는다.

그래놀라

이 그래놀라는 일반적인 그래놀라와 맛과 모양이 다를지 몰라도 달달하고 아삭아삭한 과자를 원하는 사람들을 만족시켜줄 것이다. 그래놀라를 우유, 코코넛 우유, 두유, 감미료를 넣지 않은 아몬드 우유 등과 시리얼로 즐길 수도 있다. 귀리(혹은 퀴노아)나 건조 과일을 추가해 혈당을 끌어올리겠지만 그 양이 과하지 않으므로 대체로 혈당에 미치는 영향은 제한적이다.

재료 6인분

- 퀴노아 플레이크 또는 전통 방식의 납작 귀리 1/2컵
- 아마씨 가루(씨 상태로 구입 가능) 1/2컵
- 껍질 벗긴 날 호박씨(페피타) 1/4컵
- 잘게 썬 날 캐슈너트 1컵
- 무설탕 바닐라 시럽(Torani 또는 DaVinci 등) 1/2컵
- 호두유 1/4컵
- 잘게 썬 피칸 1컵
- 슬라이스 아몬드 1/2컵
- 건포도, 말린 체리 또는 무가당 말린 크랜베리 1/4컵

만드는 법

- 오븐을 163°C로 예열한다.
- 퀴노아 또는 귀리, 아마씨 가루, 호박씨, 캐슈너트 1/2컵, 바닐라 시럽, 호두유를 큰 그릇에 담아 골고루 섞는다. 반죽을 가로세로 약 20센티미터의 베이킹 팬에 펼치고 약 1.3센티미터 두께로 평평하게 눌러 담는다. 거의 바삭해질 때까지 약 30분간 굽는다. 최소 1시간 정도 팬에서 식힌다.
- 그사이에 피칸, 아몬드, 건과일, 남은 캐슈너트 1/2컵을 큰 그릇에 섞는다.
- 식은 퀴노아-아마씨 구운 것을 잘게 부순다. 앞의 그릇에 담아 혼합한다.

핫 코코넛 아마씨 시리얼

이 간단한 시리얼이 얼마나 포만감이 큰지 알면 깜짝 놀랄 것이다. 특히 코코넛 우유를 넣으면 효과가 크다.

재료 1~2인분

- 코코넛 우유 또는 무가공 우유나 지방을 제거하지 않은 두유, 무가당 아몬드 우유 1/2컵
- 아마씨 가루(씨 상태로 구입 가능) 1/2컵
- 무가당 코코넛 플레이크 1/4컵
- 잘게 썬 호두 또는 반쪽짜리 호두, 껍질 벗긴 날 해바라기씨 1/4컵
- 계핏가루
- 잘게 썬 딸기나 블루베리 등 베리 1/4컵 (선택 사항)

만드는 법

- 우유, 아마씨 가루, 코코넛 플레이크, 호두 또는 해바라기씨를 전자레인지 용기에 넣어 약 1분가량 돌린다.
- 계핏가루와 베리를 원하는 만큼 위에 얹는다.

달걀과 페스토를 넣은 아침 식사용 랩 샌드위치

이 맛있는 랩 샌드위치는 저녁에 준비해서 밤새 냉장 보관했다가 아침 끼니로 간단히 때우기에 좋다.

재료 1인분

- 아마씨 전병 1장(다음 쪽 참조)
- 바질 페스토 또는 햇볕에 말린 토마토 페스토 1큰술
- 껍질을 벗겨 얇게 썬 완숙 달걀 1개
- 저민 토마토 2조각
- 어린 시금치나 채 썬 양배추 한 줌

만드는 법

- 전병을 지금 막 만들었다면 5분 정도 식힌다. 그리고 나서 페스토 소스를 5센티미터 정도 전병 한가운데에 길게 펴 바른다. 썰어놓은 달걀을 페스토 위에 올리고 토마토를 얹는다. 시금치와 양배추를 얹는다. 말아서 먹는다.

아마씨 전병

아마씨와 달걀로 만든 전병은 의외로 맛있다. 일단 요령을 터득하면 한두 장쯤은 몇 분이면 뚝딱 만들어낼 수 있다. 파이 틀이 2개라면 한 번에 두 장을 만들어서 요리 시간을 앞당길 수 있다(전자레인지에는 하나씩 돌려야겠지만). 아마씨 전병은 며칠간 냉장 보관해도 된다. 물을 다양한 채소 주스(시금치나 당근)로 대신하면 건강에 한층 좋은 음식을 만들 수 있다.

재료 1인분

- 아마씨 가루(씨 상태로 구입 가능) 3큰술
- 베이킹파우더 1/4작은술
- 양파 파우더 1/4작은술
- 파프리카 1/4작은술
- 소량의 바닷소금 또는 셀러리 소금
- 녹인 코코넛유 1큰술(팬에 두를 기름도 필요)
- 물 1큰술
- 큰 달걀 1개

만드는 법

- 아마씨 가루, 베이킹파우더, 양파 파우더, 파프리카, 소금을 작은 그릇에 한데 넣는다. 코코넛유 1큰술을 넣고 섞는다. 달걀과 물 1큰술을 넣고 잘 섞이도록 휘젓는다.
- 전자레인지 전용 유리그릇이나 플라스틱 파이 틀에 코코넛유를 두른다. 반죽을 붓고 평평하게 바닥에 잘 편다. 익을 때까지 전자레인지를 고온에서 2~3분간 돌린다. 5분 정도 식힌다.
- 뗄 때는 주걱으로 가장자리를 들어 올린다. 눌어붙어 있으면 팬에서 부드럽게 떨어지도록 뒤집개를 사용한다. 전병을 뒤집어 원하는 재료를 얹는다.

칠면조 아보카도 랩 샌드위치

아마씨 전병을 이용해 맛있으면서도 포만감을 주는 아침, 점심, 저녁 식사를 즐기는 수백 가지 방법 중 하나를 소개한다. 소스를 곁들이는 대신 후머스나 페스토를 전병 위에 얇게 펴 발라도 되고, 위에 나머지 재료를 올려놓아도 된다.

재료 1인분

- 갓 만들어 식힌 아마씨 전병(앞 쪽 참조)
- 저민 델리 칠면조 구이 3~4조각
- 얇은 스위스 치즈 2장
- 콩나물 1/4컵
- 해스 아보카도(hass avocado) 얇게 저민 것 1/2개
- 어린 시금치 잎 또는 잘게 찢은 양상추 한 줌
- 마요네즈나 머스터드, 고추냉이 마요네즈 또는 무가당 샐러드드레싱 1큰술

만드는 법

- 칠면조와 스위스 치즈를 전병 한가운데에 놓는다. 콩나물, 아보카도, 시금치, 양상추를 위에 펼친다. 마요네즈, 머스터드 등을 입맛에 맞춰 소량 얹는다. 말아서 먹는다.

멕시컨 토르티야 수프

이 멕시컨 토르티야 수프에는 토르티야가 없고, 토르티야에 곁들이는 음식에서 아이디어만 따왔다. 나는 이 조리법을 우리 가족을 위해 만들었는데, 다들 더 먹고 싶어 해서 더 만들 걸 그랬다고 후회했던 음식이다.

재료 4인분

- 저염분 닭고기 브로스 4컵
- 엑스트라 버진 올리브유 1/4컵
- 껍질과 뼈를 제거하고 1.8센티미터 크기로 준비한 닭 가슴살 450그램
- 다진 마늘 2~3쪽
- 곱게 다진 스페인 양파 큰 것 1개
- 곱게 다진 빨간 피망 1개
- 곱게 다진 토마토 2개
- 씨를 제거하고 곱게 다진 할라피뇨 고추 3~4개
- 고운 바닷소금, 후춧가루
- 해스 아보카도 2개
- 채 썬 몬테레이 잭 또는 체다 치즈 1컵 (4온스)
- 생것을 다진 고수 잎 1/2컵
- 사워크림 4큰술

만드는 법

- 브로스를 큰 소스 팬에 붓고 중불로 끓인다.
- 그사이에 기름을 큰 프라이팬에 붓고 중불로 가열한다. 닭 가슴살과 마늘을 넣고 노릇노릇해질 때까지 5~6분간 볶는다.
- 조리한 닭 가슴살, 양파, 피망, 토마토, 할라피뇨를 육수에 넣는다. 브로스를 다시 가열한다. 불을 줄이고 뚜껑을 덮은 채 30분간 끓인다. 소금과 후춧가루를 넣어 맛을 낸다.
- 아보카도를 세로로 2등분해 씨를 제거하고 껍질을 벗긴다. 6밀리미터 두께로 길게 썬다.
- 수프를 국자로 떠서 접시에 담는다. 수프 위에 준비한 아보카도, 치즈, 고수 잎, 사워크림 1큰술을 넣는다.

참치 아보카도 샐러드

라임과 생 고수 잎을 아보카도와 혼합해보았다. 이토록 향긋한 어울림도 흔치 않을 것이다. 미리 만들어놓는 것이라면 아보카도와 라임을 먹기 직전에 넣어야 최상의 맛을 낸다. 샐러드만 먹어도, 드레싱을 올려서 먹어도 좋다. 아보카도 샐러드드레싱이 특히 잘 어울린다.

재료 2인분

- 녹색 채소 여러 가지 또는 어린 시금치 4컵
- 채 썬 당근 1개
- (파우치 또는 캔) 참치 100그램
- 생것을 다진 고수 잎 1작은술
- 씨와 껍질을 제거해 깍둑썰기 한 아보카도 1개
- 라임 2조각

만드는 법

• 녹색 채소와 당근을 샐러드 볼(또는 저장용 그릇)에 합친다. 참치와 고수 잎을 넣고 잘 버무린다. 음식을 내기 직전 아보카도를 추가하고 샐러드 위에 라임즙을 짠다. 잘 섞어서 즉시 먹는다.

밀을 넣지 않은 피자

밀을 넣지 않은 이 '크러스트' 피자는 그다지 바람직한 음식은 아니지만, 아무런 문제도 일으키지 않으면서 피자에 대한 갈망을 채우기에 충분하다. 한두 조각 정도는 기분 좋게 먹을 수 있고 아이들도 좋아할 것이다. 고과당 옥수수 시럽이나 자당이 들어 있지 않은 병(bottle) 제품 피자 소스를 넣자.

재료 4~6인분

- 2.5~5센티미터 크기로 썬 콜리플라워 1개
- 엑스트라 버진 올리브유 3/4컵
- 큰 달걀 2개
- 채 썬 모차렐라 치즈 3컵(340그램)
- 고기 토핑 선택: 소시지(가급적 무가공)나 저민 페페로니(가급적 무가공), 쇠고기나 칠면조 또는 돼지고기 잘게 썬 것 230그램
- 피자 소스 340그램 또는 토마토 페이스트 캔 2개(각 170그램짜리)
- 채소 토핑 선택: 다진 파프리카(빨강, 녹색, 노랑), 햇볕에 말린 토마토, 저민 양파 또는 파, 다진 마늘, 신선한 시금치, 저민 올리브, 다지거나 저민 포토벨로 버섯, 적당한 크기로 썬 브로콜리 또는 아스파라거스
- 생것 또는 말린 바질
- 생것 또는 말린 오레가노
- 후춧가루
- 파르메산 치즈 가루 1/4컵

만드는 법

- 끓는 물에서 콜리플라워가 부드러워질 때까지 약 20분 동안 익힌다. 체에 밭인 콜리플라워를 큰 볼로 옮긴다. 으깬 감자처럼 작은 덩어리만 남을 때까지 작게 부순다. 올리브유 1/4컵, 달걀, 모차렐라 치즈 1컵을 넣고 잘 섞는다.
- 오븐을 177℃로 예열한다. 올리브유 1큰술을 피자 팬이나 큰 베이킹 시트의 테두리에 가볍게 두른다.
- 준비한 콜리플라워 혼합물을 피자 팬 위에 붓고 '반죽'의 두께가 1.3센티미터를 넘지 않도록 피자 모양을 만들어 누르고 가장자리를 살짝 도톰하게 한다. 약 20분간 굽는다.
- 저민 고기를 넣을 경우에는 노릇노릇해질 때까지 프라이팬에서 볶는다.
- 오븐에서 피자 '크러스트'를 꺼내(오븐은 켜둘 것) 피자 소스 혹은 토마토 페이스트, 남은 모차렐라 치즈 2컵, 채소 및 고기 토핑, 바질, 오레가노를 그 위에 펼친다. 남은 올리브유 1/2컵과 후춧가루, 파르메산 치즈 가루를 뿌린다. 모차렐라 치즈가 녹을 때까지 10~15분간 굽는다.
- 피자를 조각으로 잘라 접시에 옮겨 담는다.

베이비 벨라 버섯을 곁들인 주키니 '파스타'

일반적인 밀 파스타 대신 주키니를 사용하면 맛과 식감은 다르지만 나름대로 꽤 그럴듯하다. 주키니는 밀 파스타보다 맛이 떨어지므로 좀더 독특한 소스나 토핑을 활용할수록 톡톡 튀는 '파스타'가 탄생할 것이다.

재료 2인분

- 주키니 호박 450g
- 무가공(아질산염 무첨가) 소시지나 잘게 저민 쇠고기, 칠면조고기, 닭고기, 돼지고기 230그램(선택 사항)
- 엑스트라 버진 올리브유 3~4큰술
- 저민 베이비 벨라 버섯 또는 크레미니 버섯 8~10개
- 다진 마늘 2~3쪽
- 잘게 썬 신선한 바질 2큰술
- 소금, 후춧가루
- 토마토소스 1컵 또는 페스토 110그램
- 파르메산 치즈 가루 1/4컵

만드는 법

- 감자 칼로 주키니의 껍질을 벗긴다. 씨가 있는 부분까지 감자 칼로 길게 포를 뜨고 굵게 채를 친다(씨 있는 부분은 샐러드 등 다른 요리에 사용할 수 있으니 따로 두자).
- 고기를 넣을 경우: 큰 프라이팬에 올리브유 1큰술을 넣고 가열한다. 고기를 볶으면서 익을 때까지 숟가락으로 잘게 으깬다. 올리브유를 따라낸다. 올리브유 2큰술을 새로 팬에 두르고 버섯과 마늘을 넣는다. 버섯이 부드러워질 때까지 2~3분간 조리한다.
- 고기를 넣지 않을 경우: 올리브유 2큰술을 큰 프라이팬에 넣고 중불에 가열한다. 버섯과 마늘을 추가하고 2~3분간 볶는다.
- 그런 다음, 프라이팬에 길게 썬 주키니를 넣고 5분 안에 주키니가 부드러워질 때까지 조리한다. 다진 바질과 소금, 후춧가루를 취향에 맞게 넣는다.
- 토마토소스나 페스토, 파르메산 치즈 가루를 뿌려 마무리한다.

실곤약 볶음 요리

실곤약은 다양한 파스타와 국수를 대체할 만한 식재료이며, 당연히 밀이 아니라 구약나물의 뿌리로 만든다. 실곤약은 저탄수화물(8온스짜리 1팩에 3그램 미만)이어서 혈당에 실질적으로 어떤 영향도 미치지 않는다. 두부를 추가한 실곤약은 덜 쫄깃해서 밀 파스타와 식감이 좀더 비슷해진다. 내게는 젊었을 때 먹던 라면과 이상하리만큼 닮았다. 두부처럼 실곤약은 그 자체로는 아무런 맛이 없고 같이 들어간 재료의 맛과 풍미를 빨아들인다.

이 조리법은 아시아식으로 간단하게 먹는 면 요리이지만 전통적인 밀 파스타 말고도 이탈리아 요리나 다른 요리에 그대로 적용할 수 있다. 〔한 제조 회사에서 실곤약을 페투치네(fettuccine), 펜네(penne), 에인절 헤어(angel hair) 형태로 판매한다.〕

재료 2인분

- 참기름 3큰술
- 뼈 없는 닭 가슴살과 돼지 등심 230그램 또는 2센티미터 크기로 깍둑썰기 한 단단한 두부
- 다진 마늘 2~3쪽
- 신선한 표고버섯 110그램. 줄기는 제거하고 갓 부분은 얇게 썬 것
- 간장(밀이 안 든 것) 2~3큰술
- 생것 또는 얼린 브로콜리 작게 썬 것 230그램
- 저민 죽순 110그램
- 다진 생강 1큰술
- 참깨 2작은술
- 고춧가루 1/2작은술
- 실곤약 2팩(230그램짜리)

만드는 법

- 참기름 2큰술을 냄비나 큰 프라이팬에 넣고 중불에서 가열한다. 고기나 두부, 마늘, 표고버섯, 간장을 넣고 고기가 푹 익을 때까지 또는 두부가 전체적으로 살짝 노릇노릇해질 때까지 요리한다. (재료가 눌어붙을 것 같으면 물을 약간 첨가한다.)
- 브로콜리, 죽순, 생강, 참깨, 고춧가루, 남은 참기름 1큰술을 추가로 넣고 중불에서 브로콜리가 부드럽게 아삭거릴 때까지 4~5분간 요리한다.
- 브로콜리가 익는 동안 물 4컵을 큰 소스 팬에 붓고 끓인다. 실곤약을 체에 담아서 흐르는 찬물에 15초 정도 씻고 물기를 뺀다. 면을 끓는 물에 붓고 3분간 익힌다. 면의 물을 버린 다음 볶음 냄비에 면을 옮기고 채소도 넣는다. 약간 센 불에서 약 2분간 잘 저어가며 볶는다.

게살 케이크

이 '빵가루를 묻힌', 밀을 넣지 않은 게살 케이크는 준비하기가 의외로 쉽다. 타르타르소스나 어울릴 만한 소스, 시금치나 녹색 양상추를 같이 담아내면 메인 요리로 손색이 없다.

재료 4인분

- 엑스트라 버진 올리브유 2큰술
- 잘게 깍둑썰기 한 파프리카 1/2개
- 곱게 다진 노란 양파 1/4개
- 신선하고 파란 칠레고추를 곱게 다진 것 2큰술 또는 취향에 맞게 적당량
- 잘게 부순 호두 1/4컵
- 큰 달걀 1개
- 카레 파우더 1$\frac{1}{2}$작은술
- 쿠민 가루 1/2작은술
- 고운 바닷소금
- 게살 1캔(170그램짜리). 물기를 빼고 잘게 찢어 준비
- 아마씨 가루(씨 상태로 구입 가능) 1/4컵
- 양파 파우더 1작은술
- 마늘 파우더 1/2작은술
- 어린 시금치 또는 녹색 채소 여러 가지
- 타르타르소스(선택 사항)

만드는 법

- 오븐을 163℃로 예열한다. 포일로 베이킹 시트를 싼다.
- 큰 프라이팬에 올리브유를 넣고 중불에서 달군다. 파프리카, 양파, 칠레고추를 넣고 부드러워질 때까지 4~5분간 볶는다. 살짝 식힌다.
- 볶은 채소를 큰 볼에 옮겨 담는다.
- 호두, 달걀, 카레 파우더, 쿠민 가루, 바닷소금 약간을 넣고 섞는다. 여기에 게살을 넣고 잘 버무린다. 네 덩어리로 만들어 베이킹 시트 위에 올려놓는다.
- 아마씨 가루, 양파 파우더, 마늘 파우더를 작은 볼에 넣고 섞어준다. 케이크 위에 '빵가루'를 뿌린다. 케이크에 갈색 빛이 돌 때까지 약 25분간 굽는다.
- 시금치 또는 채소 샐러드 적당량에 타르타르소스를 취향에 따라 곁들여 낸다.

타프나드 소스에 피칸 가루를 묻힌 닭고기

이 음식은 근사한 저녁 앙트레(entrée)로도, 가지고 다니면서 점심 등 끼니를 대신하기에도 적합하다. 특히 먹다 남은 닭고기가 있다면(전날 저녁때 남겨놓은 가슴살 한두 점 등) 급할 때 뚝딱 만들기에 좋다. 취향에 따라 닭고기에 타프나드 대신 페스토(바질 또는 햇볕에 말린 토마토)나 가지 카포나타(caponata: 각종 채소와 앤초비를 볶은 이탈리아 요리―옮긴이) 등을 같이 먹어도 좋다.

재료 2인분

- 껍질과 뼈를 제거한 닭 가슴살 110그램 짜리 2개
- 큰 달걀 1개
- 코코넛 우유 또는 무가공 우유 1/4컵
- 피칸 가루(통째로 구입 가능) 1/2컵
- 파르메산 치즈 가루 3큰술
- 양파 파우더 2작은술
- 건조한 오레가노 1작은술
- 고운 바닷소금과 후춧가루
- 가게에서 구입한 타프나드나 카포나타, 페스토 4큰술

만드는 법

- 오븐을 177°C로 예열한다. 닭 가슴살을 약 30분 정도 굽는다.
- 얕은 볼에 달걀을 담아서 포크로 살살 푼다. 우유와 섞는다.
- 피칸 가루, 파르메산 치즈, 양파 파우더, 오레가노, 소금, 후춧가루를 취향에 따라 한데 혼합해 저어준다.
- 풀어놓은 달걀에 닭 가슴살을 넣고 돌돌 굴려 입힌 다음, 피칸 가루 혼합물을 골고루 잘 묻힌다. 전자레인지용 접시에 담아 고출력에서 2분 동안 돌린다.
- 타프나드, 카포나타 또는 페스토를 얹어 따뜻하게 낸다.

파르메산 치즈 가루를 뿌린 폭찹과
발사믹 소스를 곁들인 구운 채소

견과류 가루는 빵 부스러기를 대신해 맛있는 '빵가루 묻힌' 크러스트를 만들 수 있으며 취향에 따라 허브나 스파이스를 첨가해 쉽게 응용할 수 있다.

재료 4인분

- 얇게 저민 흰 양파 1개
- 껍질을 벗기지 않고 1.3센티미터 크기로 썬 작은 가지 1개
- 저민 녹색 파프리카 1개
- 저민 노란 또는 빨간 파프리카 1개
- 굵게 다진 마늘 2쪽
- 엑스트라 버진 올리브유 1/4컵(취향에 따라 양을 늘려도 됨)
- 발사믹 식초 1/4컵
- 바닷소금(고운 것 또는 굵은 것)과 후춧가루
- 큰 달걀 1개
- 코코넛 우유 1큰술
- 아몬드 또는 피칸 가루(통째로 구입 가능) 1/2컵
- 파르메산 치즈 가루 1/4컵
- 마늘 파우더 1작은술
- 양파 파우더 1작은술
- 뼈 있는 돼지갈비 170그램씩 4개
- 저민 레몬 1개

만드는 법

- 오븐을 177℃로 예열한다.
- 큰 구이용 팬에 양파, 가지, 파프리카, 마늘을 넣고 섞는다. 올리브유와 식초 2큰술을 넣는다. 소금과 후춧가루를 적당히 넣고 잘 버무린다. 포일로 덮고 30분간 굽는다.
- 그사이에 달걀과 코코넛 우유를 얕은 볼에 넣고 거품을 낸다. 아몬드나 피칸 가루, 파르메산 치즈 가루와 마늘 파우더, 양파 파우더를 다른 볼에 넣고 혼합한다. 후춧가루와 소금으로 간을 한다. 돼지갈비 양면에 달걀을 골고루 입힌다. 이어 아몬드 등을 섞은 가루를 버무린다.
- 큰 프라이팬에 올리브유 2큰술을 넣고 약간 센 불에서 가열한다. 돼지갈비를 넣고 갈색 빛이 돌 때까지 양면을 2~3분씩 가열한다.
- 채소를 30분간 구운 다음 구이용 팬 위에 돼지갈비를 놓는다. 레몬 조각도 올린다.
- 다시 오븐에 넣되 이번에는 뚜껑 없이 익힌다. 폭찹이 익고(가운데 부분에 살짝 분홍빛이 감돌아야 한다) 채소가 부드러워질 때까지 20분간 굽는다.

시금치 버섯 샐러드

이 간단한 샐러드는 많은 양을 쉽게 준비할 수 있으며(조리법에서 제시한 양의 배수만큼 준비) 아니면 곧 먹을 음식으로(이를테면 다음 날 아침 식사용으로) 준비하기에도 적합하다. 드레싱은 내놓기 직전 뿌려야 가장 맛있다. 만일 시중에 있는 드레싱을 구입할 생각이라면 성분표를 확인하자. 대개 고과당 옥수수 시럽 그리고/또는 자당이 든 경우가 많다. 특히 저지방 또는 무지방 샐러드드레싱은 전염병처럼 피해야 한다. 만약 구입한 드레싱이 건강에 유익한 기름으로 만들었거나 당분을 거의 또는 전혀 첨가하지 않았다면 양껏 사용해도 된다. 마음 가는 대로 드레싱을 샐러드에 뿌리거나 붓거나 흠뻑 적셔 먹어보자.

재료 2인분

- 어린 시금치 잎 8컵
- 취향에 맞게 골라서 저민 버섯 2컵
- 저민 빨간 또는 노란 파프리카 1/2컵
- 저민 파 또는 빨간 양파 1/2컵
- 얇게 썬 완숙 달걀 2개
- 반으로 자른 호두 1/2컵
- 깍둑썰기 한 페타 치즈 170그램
- 집에서 만든 비네그레트(엑스트라 버진 올리브유와 식초를 넣은 것) 또는 시중에서 파는 드레싱

만드는 법

- 시금치, 버섯, 파프리카, 양파, 달걀, 호두, 페타 치즈를 큰 볼에 넣어 골고루 섞는다. 드레싱을 넣어 다시 버무리거나 드레싱하지 않은 샐러드를 두 개의 밀폐 용기에 나누어 담아 냉장 보관한다.
- 먹기 직전에 드레싱을 얹는다.

- 응용: 이 샐러드 조리법에 바질이나 고수 등의 허브를 추가한다. 페타 치즈 대신 염소젖 치즈, 부드러운 고다(Gouda) 치즈 또는 스위스 치즈를 넣어도 좋다. 아니면 씨를 뺀 칼라마타 올리브나 뒤에 소개할 랜치 드레싱처럼 크림 질감의 드레싱(설탕이나 고과당 옥수수 시럽을 넣지 않은 것)을 추가해도 좋다.

구운 마늘과 올리브유에 볶은 아스파라거스

아스파라거스는 소량만 먹어도 건강에 매우 유익하다. 마늘을 굽는 등 약간의 수고만 더하면 아스파라거스 요리를 한층 풍부하게 즐길 수 있다.

재료 2인분

- 통마늘 1개
- 엑스트라 버진 올리브유
- 손질해서 5센티미터 길이로 자른 아스파라거스 230그램
- 피칸 또는 아몬드 가루 1큰술
- 양파 파우더 1/2작은술

만드는 법

- 오븐을 204℃로 예열한다.
- 통마늘의 얇은 껍질을 벗기고 마늘쪽이 드러나도록 위에서 0.6센티미터가량 잘라낸다. 네모난 포일 가운데에 놓고 올리브유를 살짝 뿌린다. 포일로 마늘을 싸고 오목한 팬에 놓는다. 30분 동안 구운 후 포일을 벗기고 식힌다.
- 올리브유 1큰술을 큰 프라이팬에 두르고 중불로 가열한다. 아스파라거스를 넣고 저으면서 밝은 녹색 빛깔이 날 때까지 3~4분간 볶는다. 피칸 또는 아몬드 가루를 뿌리고 양파 파우더도 첨가한다.
- 구운 마늘의 껍질을 벗기고 팬에 넣어 으깬다. 잘 저으면서 아스파라거스가 부드럽게 아삭거릴 때까지 1~2분간 볶는다.

세 가지 치즈를 넣은 가지구이

치즈를 좋아하는 사람이라면 이 세 가지 치즈를 조합한 캐서롤(casserole: 서양식 찜 냄비 또는 이 냄비로 만든 요리—옮긴이)의 풍미가 맘에 들 것이다. 앙트레로 내기에도 양이 충분하고, 아니면 간단한 스테이크나 생선구이에 소량을 담아 곁들여도 좋다. 남은 음식은 아침 식사로 먹으면 된다.

재료 6인분

- 부채꼴로 두 번 썰어 1.3센티미터 두께로 저민 가지 1개
- 엑스트라 버진 올리브유 1/2컵
- 송송 썬 노란 양파 또는 스페인 양파 1개
- 다진 마늘 2~3쪽
- 햇볕에 말린 토마토 3~4큰술
- 시금치 4~6컵
- 조각으로 썬 토마토 2개
- 토마토소스 2컵
- 리코타 치즈 1컵
- 전유로 만든 모차렐라 치즈 1컵(100그램)
- 잘게 썬 신선한 바질 잎 4~5장
- 파르메산 치즈 가루 1/2컵(50그램)

만드는 법

- 오븐을 163°C로 예열한다.
- 가지를 베이킹 팬에 올려놓는다. 올리브유 2큰술을 남기고 나머지 올리브유는 솔로 가지 양쪽 면에 바른다. 20분간 굽는다. 가지를 꺼내되 오븐은 켜둔다.
- 남겨둔 올리브유 2큰술을 큰 프라이팬에서 중불로 가열한다. 양파, 마늘, 햇볕에 말린 토마토, 시금치를 넣고 양파가 부드러워질 때까지 볶는다.
- 가지 위에 토마토 조각을 올려놓는다. 볶은 시금치 등을 그 위에 뿌린다. 시금치 위에 토마토소스를 끼얹는다.
- 리코타와 모차렐라 치즈를 볼에 넣고 섞는다. 이것들을 토마토소스 위에 펼치고 바질도 뿌려준다. 파르메산 치즈 가루를 맨 위에 살살 뿌린다.
- 치즈가 녹고 부풀어 오를 때까지 뚜껑 없이 약 30분간 굽는다.

사과 호두 '빵'

밀을 끊는 여정에 막 들어선 많은 사람은 이따금 빵을 먹고 싶은 욕구를 채울 필요가 있다. 이때 향긋하고 고단백질로 똘똘 뭉친 이 빵이 제격이다. 사과 호두 '빵'은 크림치즈, 땅콩·해바라기 씨·캐슈·아몬드 버터 또는 일반적이고 전통적인 전유 버터(염분 민감성이 있다면 제염 버터)를 발라 먹으면 정말이지 최고다. 하지만 글루텐이 없어 부스러지기 쉬우므로 샌드위치에 바를 때처럼 수월하지는 않을 것이다. 사과 소스 등에 탄수화물이 들어 있기는 하지만 빵 하나당 겨우 5그램 정도다. 사과 소스는 꼭 필요한 재료가 아니니 빼도 상관없다.

재료 10~12인분

- 아몬드 가루(통째로 구입 가능) 2컵
- 잘게 부순 호두 1컵
- 아마씨 가루(씨 상태로 구입 가능) 2큰술
- 계핏가루 1큰술
- 베이킹파우더 2작은술
- 고운 바닷소금 1/2작은술
- 큰 달걀 2개
- 무가당 사과 소스 1컵
- 호두유, 엑스트라 라이트 올리브유, 녹인 코코넛유 또는 녹인 버터 1/2컵
- 코코넛 우유 또는 사워크림 1/4컵

만드는 법

- 오븐을 163℃로 예열한다. 23×13센티미터 크기의 팬에 기름을 골고루 두른다. (코코넛유가 이 요리의 취지에 가장 적합하다.)
- 아몬드 가루, 호두, 아마씨 가루, 계핏가루, 베이킹파우더, 소금을 한데 혼합해 완전히 섞일 때까지 젓는다.
- 달걀, 사과 소스, 기름, 코코넛 우유를 넣고 앞서 준비한 재료와 잘 섞이도록 버무린다. 뻑뻑하다면 코코넛 우유를 1~2큰술 추가한다. '반죽'을 팬에 붓고 이쑤시개로 찔러서 묻어나는 것이 없을 때까지 약 45분간 굽는다. 팬에서 20분가량 식힌 다음 떼어낸다.
- 식빵처럼 잘라서 낸다.

- 응용: 이 조리법을 바나나 빵, 주키니 당근 빵 등에 응용할 수 있는 기본형으로 삼자. 이를테면 사과 소스 대신 호박 퓌레 통조림 $1\frac{1}{2}$컵과 너트메그 $1\frac{1}{2}$작은술을 넣어 호박 빵을 만들면 겨울철 연휴에 근사하게 즐길 수 있다.

바나나 블루베리 머핀

건강에 유익하고 밀을 뺀 음식이 대개 그렇듯 이 머핀도 밀가루로 만든 머핀보다 질감이 거친 편이다. 바나나는 탄수화물(단맛의 근원이다) 함량이 높지만 머핀 10개에 분산되므로 탄수화물 노출을 최소화할 수 있다. 블루베리 대신 라즈베리나 크랜베리 등 다른 베리로 바꿔도 무방하다.

재료 10~12인분

- 아몬드 가루(통째로 구입 가능) 2컵
- 아마씨 가루(씨 상태로 구입 가능) 1/4컵
- 자당 3/4컵 정도의 트루비아, 스테비아 추출물, 스플렌다 등 감미료
- 베이킹파우더 1작은술
- 고운 바닷소금 약간
- 잘 익은 바나나 1개
- 큰 달걀 2개
- 사워크림 또는 코코넛 우유 1/2컵
- 호두유, 코코넛유 또는 엑스트라 라이트 올리브유 1/4컵
- 생것 또는 냉동한 블루베리 1컵

만드는 법

- 오븐을 163℃로 예열한다. 12구 머핀 틀에 기름을 두른다.
- 아몬드 가루, 아마씨 가루, 감미료, 베이킹파우더, 소금을 볼에 넣고 숟가락으로 혼합한다.
- 다른 볼에 바나나가 부드러워지도록 으깬다. 달걀, 사워크림이나 코코넛 우유, 기름을 잘 섞어준다. 바나나를 아몬드 혼합물과 골고루 혼합한다. 블루베리를 부드럽게 섞는다.
- 반죽을 숟가락으로 떠서 머핀 컵의 절반가량을 채운다. 이쑤시개로 머핀 가운데를 찔러서 반죽이 묻어나지 않을 때까지 약 45분 동안 굽는다. 틀째로 10~15분 동안 식힌 다음 틀에서 꺼내 식힘망으로 옮겨 완전히 식힌다.

호박 스파이스 머핀

나는 가을이나 겨울에 이 머핀으로 아침 식사를 즐기곤 한다. 크림치즈를 발라 하나만 먹으면 추운 아침에도 다른 음식을 더 먹을 필요가 없다.

재료 작은 머핀 12개

- 아몬드 가루(통째로 구입 가능) 2컵
- 잘게 부순 호두 1컵
- 아마씨 가루(씨 상태로 구입 가능) 1/4컵
- 자당 3/4컵에 상당하는 트루비아, 스테비아 추출물, 스플렌다 등 감미료
- 계핏가루 2작은술
- 올스파이스(allspice) 가루 1작은술
- 너트메그 가루 1작은술
- 베이킹파우더 1작은술
- 고운 바닷소금 약간
- 무가당 호박 퓨레 1캔(425그램)
- 사워크림 또는 코코넛 우유 1/2컵
- 큰 달걀 2개
- 호두유, 녹인 코코넛유, 엑스트라 라이트 올리브유 1/4컵

만드는 법

- 오븐을 163°C로 예열한다. 12구 머핀 틀에 기름을 두른다.
- 큰 볼에 아몬드 가루, 호두, 아마씨 가루, 감미료, 계핏가루, 올스파이스 가루, 너트메그 가루, 베이킹파우더, 소금을 넣고 섞는다. 큰 볼 하나를 더 마련해 호박 퓨레, 사워크림이나 코코넛 우유, 달걀, 기름을 섞는다.
- 아몬드 가루가 든 혼합물을 호박 반죽이 든 볼에 붓고 골고루 섞는다. 반죽을 숟가락으로 떠서 머핀 컵의 절반을 채울 정도로 담는다. 이쑤시개로 머핀 가운데를 찔러서 반죽이 묻어나지 않을 때까지 45분간 굽는다.
- 틀째로 10~15분 동안 식힌 다음 틀에서 꺼내 식힘망으로 옮겨 담고 완전히 식힌다.

다크 초콜릿 두부 무스

이 디저트는 평소 먹던 무스와 구별하기가 힘들다. 게다가 코코아는 건강에 좋다고 이름난 플라보노이드가 많이 들어 있다. 대두 민감성이 있는 사람이라면 두부와 두유를 플레인 그리스 요거트 2컵(450그램)으로 바꾸면 된다.

재료 4인분

- 단단한 두부 450그램
- 무가당 코코아 파우더 1/2컵
- 무가당 아몬드 우유, 전지 두유 또는 전유
- 자당 1/2컵에 해당하는 트루비아, 스테비아 추출물, 스플렌다 등 감미료
- 순수 바닐라 추출물 2작은술
- 순수 아몬드 추출물 1작은술
- 휘핑크림
- 얇게 썬 딸기 3~4개 또는 라즈베리 10~12개

만드는 법

- 두부, 코코아 파우더, 아몬드 우유, 감미료, 바닐라와 아몬드 추출물을 믹서에 넣고 부드럽게 크림 상태가 될 때까지 간다. 이 혼합물을 숟가락으로 떠서 그릇에 담는다.
- 위에 휘핑크림과 베리를 얹는다.

생강 스파이스 쿠키

이 쿠키는 이따금씩 찾아오는 밀 음식에 대한 갈증을 해소해줄 만하다. 밀가루를 코코넛 가루로 대신하면 다소 거칠고 응집력이 덜한 쿠키가 된다. 하지만 일단 당신의 친구나 가족이 다소 생소한 식감에 익숙해지면 더 달라고 할지도 모른다. 이 책에 소개하는 여러 조리법처럼 다양하게 응용해 맛을 내기에도 좋은 기본적인 쿠키 조리법이다. 초콜릿을 좋아한다면 올스파이스, 너트메그, 생강을 넣지 않고 단맛을 줄인 초콜릿 칩을 대신 넣어 초콜릿 칩 쿠키에 버금가면서도 몸에 좋은, 밀을 뺀 초콜릿 칩 쿠키를 만들 수 있다.

재료 약 25개(1개에 6.35센티미터)

- 코코넛 가루 2컵
- 곱게 다진 호두 1컵
- 코코넛 플레이크 3큰술
- 트루비아 2큰술, 스테비아 추출물 파우더 1/2작은술 또는 스플렌다 분말 1/2컵 등 감미료
- 계핏가루 2작은술
- 올스파이스 가루 1작은술
- 생강 가루 1작은술
- 너트메그 가루 1작은술
- 베이킹 소다 1작은술
- 사워크림 또는 코코넛 우유 1컵
- 호두유, 엑스트라 라이트 올리브유, 녹인 코코넛유 또는 녹인 버터 1컵
- 무가당 바닐라 시럽 1/2컵
- 살짝 푼 달걀 3개
- 레몬 껍질 다진 것 1큰술
- 순수 아몬드 추출물 1작은술
- 우유, 무가당 아몬드 우유, 두유(선택 사항)

만드는 법

- 오븐을 163℃로 예열한다. 베이킹 시트에 기름을 바르거나 유산지를 깐다.
- 큰 볼에 코코넛 가루, 호두, 코코넛 플레이크, 감미료, 계핏가루, 올스파이스 가루, 생강 가루, 너트메그 가루, 베이킹 소다를 한데 담아 섞는다.
- 사워크림 또는 코코넛 우유, 기름 또는 버터, 바닐라 시럽, 달걀, 레몬 껍질, 아몬드 추출물을 4컵들이 계량컵에 넣고 젓는다. 이것을 코코넛 가루가 든 혼합물에 붓고 골고루 버무린다. (너무 뻑뻑해서 젓기 어렵다면 케이크 반죽 정도가 될 때까지 우유, 무가당 아몬드 우유 또는 두유를 1큰술씩 넣으면서 섞는다.)
- 2.5센티미터 정도의 양을 유산지에 놓고 평평하게 만든다. 20분 정도 또는 이쑤시개로 찔러서 묻어나지 않을 때까지 굽는다. 식힘망에서 식힌다.

당근 케이크

이 책에서 소개하는 조리법 중 당근 케이크는 밀을 갈망하는 마음에 몹시 힘겨워하는 사람조차도 만족할 정도로 밀이 든 당근 케이크와 매우 맛이 흡사하다.

재료 8~10인분

케이크
- 코코넛 가루 1컵
- 자당 1컵에 해당하는 트루비아, 스테비아 추출물 또는 스플렌다 등 감미료
- 오렌지 껍질 다진 것 2큰술
- 아마씨 가루 1큰술
- 계핏가루 2작은술
- 올스파이스 가루 1작은술
- 너트메그 가루 1작은술
- 베이킹파우더 1작은술
- 고운 바닷소금 약간
- 큰 달걀 4개
- 녹인 코코넛유 1/2컵
- 사워크림 1컵
- 코코넛 우유 1/2컵
- 순수 바닐라 추출물 2작은술
- 곱게 간 당근 2컵
- 다진 피칸 1컵

아이싱
- 지방을 1/3로 줄인 크림치즈(Neufchâtel) 230그램. 상온에 꺼내둘 것
- 생 레몬즙 1작은술
- 트루비아 1큰술, 스테비아 추출물 파우더 1/8작은술 또는 스플렌다 분말 1/4컵 등 감미료

만드는 법

- 오븐을 163℃로 예열한다. 가로세로 23센티미터 또는 가로세로 26센티미터 베이킹 팬에 기름을 두른다.

- **케이크 만들기**: 코코넛 가루, 감미료, 오렌지 껍질, 아마씨 가루, 계핏가루, 올스파이스 가루, 너트메그 가루, 베이킹파우더, 소금을 큰 볼에 넣고 잘 섞는다.

- 달걀, 녹인 코코넛유, 사워크림, 코코넛 우유, 바닐라 추출물을 중간 크기의 볼에 넣고 혼합한다. 달걀 물을 코코넛 가루 혼합물에 붓는다. 전기 믹서를 이용해 완전히 섞는다. 당근과 피칸을 넣고 버무린다. 반죽을 베이킹 팬에 담는다.

- 1시간 또는 이쑤시개에 반죽이 묻어나지 않을 때까지 구운 다음 식힌다.

- **아이싱 만들기**: 크림치즈, 레몬즙, 감미료를 볼에 넣고 골고루 섞는다.

- 식은 케이크 위에 아이싱을 펴 바른다.

밀 없는 크러스트를 깐 클래식 치즈케이크

기뻐하시라, 건강에 탈날 일이 없고 살도 찌지 않는 치즈케이크! 피칸 가루가 밀을 넣지 않은 환상적인 치즈케이크의 핵심이다. 호두나 아몬드 가루를 대신 넣어도 좋다.

재료 6~8인분

크러스트
- 피칸 가루 $1\frac{1}{2}$컵
- 자당 $1\frac{1}{2}$컵에 해당하는 트루비아, 스테비아 추출물, 스플렌다 등 감미료
- 계핏가루 $1\frac{1}{2}$작은술
- 녹여서 식힌 무염 버터 6큰술
- 살짝 푼 큰 달걀 1개
- 바닐라 추출물 1작은술

필링
- 지방을 1/3로 줄인 크림치즈 450그램. 상온에 꺼내둘 것
- 사워크림 3/4컵
- 자당 1/2컵에 해당하는 트루비아, 스테비아 추출물 또는 스플렌다 등 감미료
- 고운 바닷소금 약간
- 큰 달걀 3개
- 작은 레몬 1개 분량의 즙과 레몬 껍질 다진 것 1큰술
- 순수 바닐라 추출물 2작은술

만드는 법

- 오븐을 163℃로 예열한다.

- **크러스트 만들기:** 피칸 가루, 감미료, 계핏가루를 큰 볼에 섞는다. 녹인 버터에 달걀, 바닐라 추출물을 골고루 섞는다.

- 25센티미터짜리 파이 팬에 이 혼합물을 넣고 4~5센티미터 높이가 되도록 잘 눌러준다.

- **필링 만들기:** 크림치즈, 사워크림, 감미료, 소금을 볼에 한데 넣는다. 전기 믹서에 넣고 약하게 간다. 달걀을 깨어 넣고 레몬즙, 레몬 껍질, 바닐라 추출물을 첨가한다. 1분 동안 중간 속도로 섞는다.

- 필링을 크러스트에 붓는다. 가운데 부분이 충분히 단단해질 때까지 약 50분간 굽는다. 치즈케이크를 식힘망에서 식힌다. 먹기 전까지 냉장 보관한다.

- **응용:** 필링은 여러 가지로 변형할 수 있다. 코코아 파우더 1/2컵을 넣고 잘게 부순 다크 초콜릿을 얹어보자. 레몬 대신 라임즙과 껍질 또는 베리, 민트 잎, 휘핑크림 등을 곁들여도 좋다.

초콜릿 땅콩버터 퍼지

진정 건강에 유익한 퍼지는 없을지도 모른다. 하지만 이 퍼지는 거기에 근접한다고 할까. 정성 가득한 이 디저트를 가까운 곳에 두고 먹으면 이따금씩 찾아드는 초콜릿이나 단 음식에 대한 갈망을 해소할 수 있다.

재료 12인분

퍼지
- 녹인 코코넛유 2작은술
- 무가당 초콜릿 230그램
- 천연 땅콩버터 1컵. 상온에 꺼내둘 것
- 지방을 1/3로 줄인 크림치즈 110그램. 상온에 꺼내둘 것
- 자당 1컵에 해당하는 트루비아, 스테비아 추출물 또는 스플렌다 등 감미료
- 순수 바닐라 추출물 1작은술
- 소금 약간
- 소금과 기름을 넣지 않고 볶아서 잘게 부순 땅콩 또는 호두 1/2컵

토핑(선택 사항)
- 천연 땅콩버터 1/2컵. 상온에 꺼내둘 것
- 소금과 기름을 넣지 않고 볶아서 잘게 부순 땅콩 1/2컵

만드는 법

- 녹인 코코넛유를 가로세로 20센티미터 팬에 두른다.

- **퍼지 만들기:** 초콜릿을 전자레인지용 볼에 넣고 녹을 때까지 30초 간격으로 1분 30초~2분간 돌린다. (초콜릿이 녹았더라도 모양을 유지하는지 확인하고 1분 후 섞는다.)

- 다른 전자레인지용 볼에 땅콩버터, 크림치즈, 감미료, 바닐라 추출물, 소금을 혼합한다. 전자레인지에 1분 정도 돌려 부드럽게 만든 후 골고루 섞는다. 땅콩버터 혼합물을 녹인 초콜릿에 넣고 잘 섞는다. (반죽이 지나치게 뻣뻣하면 30~40초간 전자레인지를 더 돌린다.)

- 퍼지를 미리 준비한 팬에 펴 바르고 식힌다. 취향에 따라 퍼지에 땅콩버터를 바르거나 잘게 부순 땅콩 또는 호두를 뿌린다.

고추냉이 소스

만약 아직 고추냉이를 먹어보지 않았다면 조심하라. 고추냉이는 지독하게 톡 쏘면서 이루 표현하기 힘든 독특한 맛을 낸다. 그 '톡 쏘는' 맛을 완화하려면 고추냉이 파우더의 양을 줄이면 된다. (그렇다고 지나치게 줄이면 맛이 나지 않을 수 있으니 처음엔 1작은술부터 시작해 입맛에 맞는 매운 정도를 찾아내면 된다.) 고추냉이 소스는 생선이나 닭고기와도 궁합이 잘 맞으며 밀을 넣지 않은 '아마씨 전병'에 발라 먹기에도 좋다. 아시아 요리에 더 가깝게 만들고 싶다면 참기름 2큰술과 (밀이 들어가지 않은) 간장 1큰술을 마요네즈에 더한다.

재료 2인분

- 마요네즈 3큰술
- 고추냉이 파우더 1~2작은술
- 곱게 간 생것 또는 건조한 생강 1작은술
- 쌀 식초 또는 물 1작은술

만드는 법

• 작은 볼에 모든 재료를 한데 섞는다. 단단히 봉하면 냉장고에서 최대 5일까지 보관할 수 있다.

비네그레트 드레싱

비네그레트 기본 조리법은 활용도가 매우 높아 디종 머스타드나 다진 허브(바질, 오레가노, 파슬리), 햇볕에 말려 잘게 다진 토마토 등을 넣어 다양하게 응용할 수 있다. 만약 드레싱용으로 발사믹 식초를 골랐다면 설탕이 든 경우가 많으니 성분표를 주의 깊게 살펴보라. 희석한 합성 식초부터 쌀, 화이트 와인, 레드 와인, 사과 식초에 이르기까지 선택의 폭이 넓다.

재료 1컵

- 엑스트라 버진 올리브유 3/4컵
- 식초 1/4컵(종류는 각자 선택)
- 곱게 다진 마늘 1쪽
- 양파 파우더 1작은술
- 금방 간 흰 후추 또는 검은 후추 1/2작은술
- 바닷소금 약간

만드는 법

- 350밀리리터들이 뚜껑 달린 병에 재료를 한데 넣는다. 뚜껑을 꽉 닫고 흔들어 섞는다. 최대 일주일간 냉장고에 보관할 수 있다. 흔들어서 사용한다.

걱정이 필요 없는 랜치 드레싱

직접 샐러드드레싱을 만들다 보면 시판하는 마요네즈를 사용하더라도 재료에 통제권을 더 행사할 수 있다. 밀, 옥수수 전분, 고과당 옥수수 시럽, 자당 또는 경화유가 든 마요네즈를 선택하지만 않는다면 건강에 해를 끼치는 재료 없이도 손쉽게 랜치 드레싱을 만들 수 있다. (흔한 경우는 아니다.)

재료 약 2컵

- 사워크림 1컵
- 마요네즈 1/2컵
- 희석한 합성 식초 1큰술
- 파르메산 치즈 가루 1/2컵(2온스)
- 마늘 파우더 또는 곱게 다진 마늘 1작은술
- 양파 파우더 $1\frac{1}{2}$작은술
- 바닷소금 약간

만드는 법

- 볼에 사워크림, 마요네즈, 식초, 물 1큰술을 섞는다. 파르메산 치즈 가루, 마늘 파우더, 양파 파우더, 소금을 넣고 젓는다. 드레싱을 묽게 만들고 싶으면 물 1큰술을 추가한다. 냉장 보관한다.

감사의 글

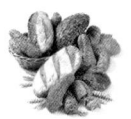

밀에서 자유로워지는 깨우침, 내가 걸어온 이 여정은 결코 평탄치 않았다. 고백하건대 전 세계적 규모로 이루어진 영양학계의 커다란 실수 하나를 인정해야 하는, 굴곡지고도 갈피를 잡기 어려운 시간이었다. 내가 그러한 문제를 이해하고 이 중요한 메시지를 숱한 독자들에게 전달하기까지 많은 분들이 중요한 역할을 맡아주었다.

내 에이전트이자 친구인 릭 브로드헤드(Rick Broadhead)는 고맙게도 황당무계했을 내 주장을 처음부터 인내심을 갖고 들어주었다. 그러곤 불과 몇 달 만에 이 프로젝트를 100퍼센트 지지해주었다. 릭은 내 제안을 꼼꼼히 살펴보는 것부터 시작해서 철저하게 준비하고 박차를 가하기까지 이 프로젝트를 이끌어왔다. 헌신적인 에이전트라는 수식어 정도로 릭을 설명하기는 부족하다. 릭은 메시지를 정교하게 다듬는 법에 대해 조언하고 그 메시지를 가장 효과적으로 전달하는 방법을 나와 함께 고민했음은 물론 정신적으로도 든든한 지원자였다.

로데일(Rodale)의 편집자 팸 크라우스(Pam Krauss)는 내가 긴장을 늦추지 않게끔 늘 격려했고, 두서없는 내 글을 보기 좋게 다듬어주었다. 확신하건대 팸은 숱한 밤을 지새우며 내 이론들을 샅샅이 살펴보고 머리를 쥐어뜯으며 늦은 밤에 커피 한 포트를 또 끓이면서 조악한 내 초고에 녹색 펜을 휘갈겼을 것이다. 팸! 제가 1년치 저녁은 빚진 것 같아요.

특별한 통찰력을 선사해준 고마운 사람들을 소개한다. 밀유산보호협회(www.growseed.org)의 엘리셰바 로고사는 1만 년이나 이어온 고대 밀의 특성을 가르쳐주었을 뿐 아니라 나투프 문명의 수렵채취인이 먹었던 바로 그 조상 밀을 직접 먹어보게끔 해주었다. 캔자스 주립대학교의 밀 육종 교수 앨런 프리츠 박사 그리고 미국 농무부의 농업 통계 전문가로서 밀 분석을 지휘한 게리 보크(Gary Vocke) 박사는 자신들의 관점으로 정리한 현대 밀 현상에 관한 데이터를 제공해주었다.

뉴욕에 있는 컬럼비아 대학교 셀리악병센터 소장 피터 그린 박사는 본인의 생각을 피력해주었을 뿐만 아니라 획기적인 임상 실험을 실시해 셀리악병이 밀 불내증이라는 더 큰 문제를 어떻게 일으키는지 이해할 수 있는 토대를 마련했다. 마요 클리닉의 조지프 머리 박사는 오늘날의 애그리비즈니스(agribusiness)가 만들어낸 밀이 얼마나 치명적인 결과를 가져오는지 밝힌 훌륭한 임상 연구 자료를 제공하고 이와 관련한 여러 가지 쟁점을 이해하는 데 도움을 주었다. 그 덕분에 나는 미국 문화 구석구석에 침투한 이 프랑켄그레인(Frankengrain)이 궁극적으로 사라져야 한다는 사실이 입증되리라 믿어 의심치 않는다.

도와준 분들이 아주 많아 일일이 언급하기 어려울 정도지만 특별히 감사해야 할 분들은 부모님 그리고 내가 운영하는 온라인 심장병 예방 프로그램 '트랙 유어 플라크(www.trackyourplaque.com)'의 회원들이다. 이분들은 내가 이론을 형성하고 개선하는 과정에서 많은 가르침을 주었다. 또 밀을 먹지 않는 것이 건강에 얼마나 환상적인 영향을 끼치는지 수없이 증명해주었다.

내 친구이자 최고의 IT 전문가인 크리스 클리스멧(Chris Kliesmet)은 이 책을 마무리하기까지 힘이 되었으며 누구도 생각하지 못할 참신한 아이디어를 들려주었다.

당연한 얘기지만 내 멋진 아내 돈에게 감사해야 할 일은 수없이 많다. 이 책에 몰두하는 동안 가족과 외출은커녕 저녁 시간도 함께 보내지 못했으니, 이제 아내와 함께 근사한 여행을 많이 다닐 작정이다. 여보, 사랑하고 또 이토록 중요한 프로젝트를 완수하게 해줘서 고마워.

이 주제에 관한 내 이야기를 인내심 있게 들어준 빌, 이제 막 대학생이 된 내 아들에게도 고마움을 전한다. 이 문제를 갖고 네 교수님들과 논쟁을 벌였다는 얘기를 듣고 그 용기에 감동했단다. 또 이 책과 씨름하는 동안 테니스 선수가 되겠다고 선언한 내 딸 로런, 이젠 네 시합에 응원하러 자주 가마. 포티 러브(Forty-love)! 마지막으로 "막대기 빵 그만 먹어!"라는 내 잔소리를 끝도 없이 들은 양아들 제이콥에게 진지한 충고를 덧붙이고자 한다. 나는 진정 네가 성공해서 잘살기를 바란다. 지금 이 순간만 좋자고 방금 먹은 햄 샌드위치로 인해 앞으로 수십 년 동안 혼미함, 졸음, 정신적 혼란으로 고생하지 않았으면 한다. 제이콥! 마음 단단히 먹고 함께 해보자꾸나.

옮긴이의 글

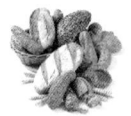

꽤 오래전에 홍콩 여행을 한 적이 있다. 갓 상경한 소녀가 마천루를 올려다보듯 나는 아찔하고 화려한 도심과 고층 건물을 바라보며 탄성을 질렀다. 그림엽서를 그대로 옮겨놓은 듯 생생하게 펼쳐진 야경에 매료되어 밤잠을 설쳤음은 물론이다. 첫 여행의 좋은 기억을 안고 홍콩을 다시 찾은 내게 어찌 된 영문인지 반짝반짝하던 화려함은 눈에 띄지 않았고, 오히려 마천루와 맞닿은 뒤편의 허름하고 어수선한 건물들과 일상 풍경이 시야에 들어왔다. 정신을 차리고 보니 낯선 장소에 와 있는 기분이랄까. 그리하여 두 번째 여행은 허상 같은 찬란함이 주었던 감흥을 뒤로한 채 골목골목을 누비고 다녔던 때가 새삼 생각난다.

이 책은 밀에 관한, 홍콩의 뒷골목 같은 이야기가 아닐까 한다. 저자는 우리가 아는 아름다운 밀 이야기, 그러니까 식량 문제 해결에 도움이 된다거나 저렴한 비용으로 식생활에 다양하게 쓰인다거나 하는 이야기가 아닌 그 이면의 이야기를 꺼낸다. 밀이 피부에 좋지 않다더라, 소화 계통에 좋지 않다더라 하는 식으로 한 번쯤 밀의 부정적인 영향을 단편적으로 들어본 적은 있을 것이다. 그런데 이 책은 밀이 "머리부터 발끝까지 건강을 해친다"는 저자의 주장에 걸맞게 내장 지방 축적, 식욕 촉진, 비만, 셀리악병, 당뇨병, 산성도, 노화, 심장병, 뇌, 피부 등에 미치는 밀의 부정적 파급력을 총망라했다.

저자의 결론은 간명하다. 식단에서 밀을 빼라.

익숙한 무언가와(또는 누군가와) 헤어지라는 이야기는 언제 들어도 불안한 탓일까. 우리에게 너무나 친숙한 밀을 식단에서 완전히 배제하라는 저자의 주장은 사뭇 도발적이기까지 하다. 이를 의식했는지 저자는 수십 년에 걸쳐 이루어진 과학적인 임상 실험 결과를 분석하고, 의사로서 처방하고 목격했던 환자들의 이야기를 더해서 자신의 주장을 탄탄하게 뒷받침하고 있다. 특히 부록에서는 밀을 먹지 말라는 데서 그치지 않고, 이를 대체할 만한 음식들을 소개하였으니 찬찬히 살펴보면 건강한 삶을 살아가는 데 유용한 정보를 얻을 수 있다.

밀에 관한 설명과 주장은 본문에 잘 정리되어 있어 어떤 말도 덧붙일 필요는 없어 보인다. 다만 역자이자 독자의 입장에서 가장 놀라웠던 대목은 밀이 겪은 유전자 변형 부분이었다. 육종을 거친 유전자 변형은 밀 자체가 지닌 속성이 아니라 인간이 개입해 만들어낸 결과물이기 때문이다. 교잡이나 유전자 변형이라고 하면 으레 배아 줄기세포나 동물의 교배 실험만 떠올렸지 식물까지는 생각해본 적이 없던 터라 새로운 관심을 기울이게 되었다. 오랜 세월 자연스럽게 변화해왔더라면 괜찮겠지만 수확량 개선, 비용 절감을 위해 대량 생산에 적합한 곡식을 탄생시킨 유전자 변형은 유구한 밀의 역사에 견주어볼 때 불과 50년이라는 짧은 기간에 집중적으로 일어났다. 게다가 압축 성장하듯 변형된 밀이 정작 인간의 건강에 적합한지는 검증되지 않았다고 하니 염려스럽다. 물론 검증되지 않았다 함은 건강에 유익할 수도 유해할 수도 있다는, 즉 두 가지 가능성이 열려 있다는 뜻이기도 하다. 하지만 주식시장에서도 악재보다 더 나쁜 것이 '불확실성'이라던데, 인간의 건강과 직결되는 문제라면 그 불확실성을 해소해줄 만한 구체적인 연구와 더불어 소비자가 이해할 수 있는 친절한 설명도 뒤따라야 할 것이다.

2012년 6월

인윤희

주

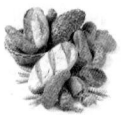

02 할머니 세대의 머핀이 아니다: 현대 밀의 탄생

1. Rollo F, Ubaldi M, Ermini L, Marota I. Ötzi's last meals: DNA analysis of the intestinal content of the Neolithic glacier mummy from the Alps. *Proc Nat Acad Sci* 2002 Oct 1;99(20):12594-9.
2. Shewry PR. Wheat. *J Exp Botany* 2009;60(6):1537-53.
3. 위의 논문.
4. 위의 논문.
5. Song X, Ni Z, Yao Y et al. Identification of differentially expressed proteins between hybrid and parents in wheat (*Triticum aestivum L.*) seedling leaves. *Theor Appl Genet* 2009 Jan;118(2):213-25.
6. Gao X, Liu SW, Sun Q, Xia GM. High frequency of HMW-GS sequence variation through somatic hybridization between *Agropyron elongatum* and common wheat. *Planta* 2010 Jan;23(2):245-50.
7. Van den Broeck HC, de Jong HC, Salentijn EM et al. Presence of celiac disease epitopes in modern and old hexaploid wheat varieties: wheat breeding may have contributed to increased prevalence of celiac disease. *Theor Appl Genet* 2010 Jul 28.
8. Shewry. *J Exp Botany* 2009;60(6):1537-53.
9. Magaña-Gómez JA, Calderón de la Barca AM. Risk assessment of genetically modified crops for nutrition and health. *Nutr Rev* 2009;67(1):1-16.

10. Dubcovsky J, Dvorak J. Genome plasticity a key factor in the success of polyploidy wheat under domestication. Science 2007 June 29;316:1862-6.

03 밀 분석

1. Raeker RÖ, Gaines CS, Finney PL, Donelson T. Granule size distribution and chemical composition of starches from 12 soft wheat cultivars. Cereal Chem 1998 75(5):721-8.
2. Avivi L. High grain protein content in wild tetraploid wheat, Triticum dicoccoides. In Fifth International Wheat Genetics Symposium, New Delhi, India 1978, Feb 23-28;372-80.
3. Cummings JH, Englyst HN. Gastrointestinal effects of food carbohydrate. Am J Clin Nutr 1995;61:938S-45S.
4. Foster-Powell, Holt SHA, Brand-Miller JC. International table of glycemic index and glycemic load values: 2002. Am J Clin Nutr 2002;76(1):5-56.
5. Jenkins DJH, Wolever TM, Taylor RH et al. Glycemic index of foods: a physiological basis for carbohydrate exchange. Am J Clin Nutr 1981 Mar;34(3):362-6.
6. Juntunen KS, Niskanen LK, Liukkonen KH et al. Postprandial glucose, insulin, and incretin responses to grain products in healthy subjects. Am J Clin Nutr 2002 Feb;75(2):254-62.
7. Järvi AE, Karlström BE, Granfeldt YE et al. The influence of food structure on postprandial metabolism in patients with non-insulin-dependent diabetes mellitus. Am J Clin Nutr 1995 Apr;61(4):837-42.
8. Juntunen et al. Am J Clin Nutr 2002 Feb;75(2):254-62.
9. Järvi et al. Am J Clin Nutr 1995 Apr;61(4):837-42.
10. Yoshimoto Y, Tashiro J, Takenouchi T, Takeda Y. Molecular structure and some physiochemical properties of high-amylose barley starches. Cereal Chemistry 2000;77:279-85.
11. Murray JA, Watson T, Clearman B, Mitros F. Effect of a gluten-free diet on gastrointestinal symptoms in celiac disease. Am J Clin Nutr 2004 Apr;79(4):669-73.
12. Cheng J, Brar PS, Lee AR, Green PH. Body mass index in celiac disease: beneficial effect of a gluten-free diet. J Clin Gastroenterol 2010 Apr;44(4):267-71.

13. Shewry PR, Jones HD. Transgenic wheat: Where do we stand after the first 12 years? *Ann App Biol* 2005;147:1-14.
14. Van Herpen T, Goryunova SV, van der Schoot J et al. Alpha-gliadin genes from the A, B, and D genomes of wheat contain different sets of celiac disease epitopes. *BMC Genomics* 2006 Jan 10;7:1.
15. Molberg Ø, Uhlen AK, Jensen T et al. Mapping of gluten T-cell epitopes in the bread wheat ancestors: implications for celiac disease. *Gastroenterol* 2005;128:393-401.
16. Shewry PR, Halford NG, Belton PS, Tatham AS. The structure and properties of gluten: an elastic protein from wheat grain. *Phil Trans Roy Soc London* 2002; 357:133-42.
17. Molberg et al. *Gastroenterol* 2005;128:393-401.
18. Tatham AS, Shewry PR. Allergens in wheat and related cereals. *Clin Exp Allergy* 2008;38:1712-26.

04 엑소르핀 사시려고요?: 밀의 중독적 특질

1. Dohan FC. Wheat "consumption" and hospital admissions for schizophrenia during World War II. A preliminary report. 1966 Jan;18(1):7-10.
2. Dohan FC. Coeliac disease and schizophrenia. *Brit Med J* 1973 July 7;51-52.
3. Dohan, FC. Hypothesis: Genes and neuroactive peptides from food as cause of schizophrenia. In: Costa E and Trabucchi M, eds. *Advances in Biochemical Psychopharmacology*, New York: Raven Press 1980;22:535-48.
4. Vlissides DN, Venulet A, Jenner FA. A double-blind gluten-free/gluten-load controlled trial in a secure ward population. *Br J Psych* 1986;148:447-52.
5. Kraft BD, West EC. Schizophrenia, gluten, and low-carbohydrate, ketogenic diets: a case report and review of the literature. *Nutr Metab* 2009;6:10.
6. Cermak SA, Curtin C, Bandini LG. Food selectivity and sensory sensitivity in children with autism spectrum disorders. *J Am Diet Assoc* 2010 Feb;110(2):238-46.
7. Knivsberg AM, Reichelt KL, Hoien T, Nodland M. A randomized, controlled study of dietary intervention in autistic syndromes. *Nutr Neurosci* 2002;5:251-61.
8. Millward C, Ferriter M, Calver S et al. Gluten- and casein-free diets for autistic spectrum disorder. *Cochrane Database Syst Rev* 2008 Apr 16;(2):CD003498.

9. Whiteley P, Haracopos D, Knivsberg AM et al. The ScanBrit randomised, controlled, single-blind study of a gluten- and casein-free dietary intervention for children with autism spectrum disorders. *Nutr Neurosci* 2010 Apr;13(2):87-100.
10. Niederhofer H, Pittschieler K. A preliminary investigation of ADHD symptoms in persons with celiac disease. *J Atten Disord* 2006 Nov;10(2):200-4.
11. Zioudrou C, Streaty RA, Klee WA. Opioid peptides derived from food proteins. The exorphins. *J Biol Chem* 1979 Apr 10;254(7):2446-9.
12. Pickar D, Vartanian F, Bunney WE Jr et al. Short-term naloxone administration in schizophrenic and manic patients. A World Health Organization Collaborative Study. *Arch Gen Psychiatry* 1982 Mar;39(3):313-9.
13. Cohen MR, Cohen RM, Pickar D, Murphy DL. Naloxone reduces food intake in humans. *Psychosomatic Med* 1985 March/April;47(2):132-8.
14. Drewnowski A, Krahn DD, Demitrack MA et al. Naloxone, an opiate blocker, reduces the consumption of sweet high-fat foods in obese and lean female binge eaters. *Am J Clin Nutr* 1995;61:1206-12.

05 밀과 비만의 관계

1. Flegal KM, Carroll MD, Ogden CL, Curtin LR. Prevalence and trends in obesity among US adults, 1999-2008. *JAMA* 2010;303(3):235-41.
2. Flegal KM, Carroll MD, Kuczmarski RJ, Johnson CL. Overweight and obesity in the United States: prevalence and trends, 1960-1994. *Int J Obes Relat Metab Disord* 1998;22(1):39-47.
3. Costa D, Steckel RH. Long-term trends in health, welfare, and economic growth in the United States, in Steckel RH, Floud R (eds): *Health and Welfare during Industrialization*. Univ Chicago Press 1997:47-90.
4. Klöting N, Fasshauer M, Dietrich A et al. Insulin sensitive obesity. *Am J Physiol Endocrinol Metab* 2010 Jun 22. [인쇄 전 전자논문]
5. DeMarco VG, Johnson MS, Whaley-Connell AT, Sowers JR. Cytokine abnormalities in the etiology of the cardiometabolic syndrome. *Curr Hypertens Rep* 2010 Apr; 12(2):93-8.
6. Matsuzawa Y. Establishment of a concept of visceral fat syndrome and discovery

of adiponectin. *Proc Jpn Acad Ser B Phys Biol Sci* 2010;86(2):131-41.
7. 위의 논문.
8. Funahashi T, Matsuzawa Y. Hypoadiponectinemia: a common basis for diseases associated with overnutrition. *Curr Atheroscler Rep* 2006 Sep;8(5):433-8.
9. Deprés J, Lemieux I, Bergeron J et al. Abdominal obesity and the metabolic syndrome: contributions to global cardiometabolic risk. *Arterioscl Thromb Vasc Biol* 2008;28:1039-49.
10. Lee Y, Pratley RE. Abdominal obesity and cardiovascular disease risk: the emerging role of the adipocyte. *J Cardiopulm Rehab Prev* 2007;27:2-10.
11. Lautenbach A, Budde A, Wrann CD. Obesity and the associated mediators leptin, estrogen and IGF-I enhance the cell proliferation and early tumorigenesis of breast cancer cells. *Nutr Cancer* 2009;61(4):484-91.
12. Endogenous Hormones and Breast Cancer Collaborative Group. Endogenous sex hormones and breast cancer in postmenopausal women: reanalysis of nine prospective studies. *J Natl Cancer Inst* 2002;94:606-16.
13. Johnson RE, Murah MH. Gynecomastia: pathophysiology, evaluation, and management. *Mayo Clin Proc* 2009 Nov;84(11):1010-5.
14. Pynnönen PA, Isometsä ET, Verkasalo MA et al. Gluten-free diet may alleviate depressive and behavioural symptoms in adolescents with celiac disease: a prospective follow-up case-series study. *BMC Psychiatry* 2005;5:14.
15. Green P, Stavropoulos S, Panagi S et al. Characteristics of adult celiac disease in the USA: results of a national survey. *Am J Gastroenterol* 2001;96:126-31.
16. Cranney A, Zarkadas M, Graham ID et al. The Canadian Celiac Health Survey. *Dig Dis Sci* 2007 Apr;(5294):1087-95.
17. Barera G, Mora S, Brambill a P et al. Body composition in children with celiac disease and the effects of a gluten-free diet: a prospective case-control study. *Am J Clin Nutr* 2000 Jul;72(1):71-5.
18. Cheng J, Brar PS, Lee AR, Green PH. Body mass index in celiac disease: beneficial effect of a gluten-free diet. *J Clin Gastroenterol* 2010 Apr;44(4):267-71.
19. Dickey W, Kearney N. Overweight in celiac disease: prevalence, clinical characteristics, and effect of a gluten-free diet. *Am J Gastroenterol* 2006 Oct;101(10):2356-9.

20. Murray JA, Watson T, Clearman B, Mitros F. Effect of a gluten-free diet on gastrointestinal symptoms in celiac disease. Am J Clin Nutr 2004 Apr;79(4):669-73.
21. Cheng et al. J Clin Gastroenterol 2010 Apr;44(4):267-71.
22. Barera G et al. Am J Clin Nutr 2000 Jul;72(1):71-5.
23. Venkatasubramani N, Telega G, Werlin SL. Obesity in pediatric celiac disease. J Pediat Gastrolenterol Nutr 2010 May 12. 〔인쇄 전 전자논문〕
24. Bardella MT, Fredella C, Prampolini L et al. Body composition and dietary intakes in adult celiac disease patients consuming a strict gluten-free diet. Am J Clin Nutr 2000 Oct;72(4):937-9.
25. Smecuol E, Gonzalez D, Mautalen C et al. Longitudinal study on the effect of treatment on body composition and anthropometry of celiac disease patients. Am J Gastroenterol 1997 April;92(4):639-43.
26. Green P, Cellier C. Celiac disease. New Engl J Med 2007 October 25;357:1731-43.
27. Foster GD, Wyatt HR, Hill JO et al. A randomized trial of a low-carbohydrate diet for obesity. N Engl J Med 2003;348:2082-90.
28. Samaha FF, Iqbal N, Seshadri P et al. A low-carbohydrate as compared with a low-fat diet in severe obesity. N Engl J Med 2003;348:2074-81.

06 이봐 장, 나야 밀: 밀과 셀리악병

1. Paveley WF. From Aretaeus to Crosby: a history of coeliac disease. Brit Med J 1988 Dec 24-31;297:1646-9.
2. Van Berge-Henegouwen, Mulder C. Pioneer in the gluten free diet: Willem-Karel Dicke 1905-1962, over 50 years of gluten free diet. Gut 1993;34:1473-5.
3. Barton SH, Kelly DG, Murray JA. Nutritional deficiencies in celiac disease. Gastroenterol Clin N Am 2007;36:93-108.
4. Fasano A. Systemic autoimmune disorders in celiac disease. Curr Opin Gastroenterol 2006;22(6):674-9.
5. Fasano A, Berti I, Gerarduzzi T et al. Prevalence of celiac disease in at-risk and not-at-risk groups in the United States: a large multicenter study. Arch Intern Med 2003 Feb 10;163(3):286-92.
6. Farrell RJ, Kelly CP. Celiac sprue. N Engl J Med 2002;346(3):180-8.

7. Garampazzi A, Rapa A, Mura S et al. Clinical pattern of celiac disease is still changing. *J Ped Gastroenterol Nutr* 2007;45:611-4.
8. Steens R, Csizmadia C, George E et al. A national prospective study on childhood celiac disease in the Netherlands 1993-2000: An increasing recognition and a changing clinical picture. *J Pediatr* 2005;147-239-43.
9. McGowan KE, Castiglione DA, Butzner JD. The changing face of childhood celiac disease in North America: impact of serological testing. *Pediatrics* 2009 Dec;124(6):1572-8.
10. Rajani S, Huynh HQ, Turner J. The changing frequency of celiac disease diagnosed at the Stollery Children's Hospital. *Can J Gastrolenterol* 2010 Feb;24(2):109-12.
11. Bottaro G, Cataldo F, Rotolo N et al. The clinical pattern of subclinical/silent celiac disease: an analysis on 1026 consecutive cases. *Am J Gastrolenterol* 1999 Mar;94(3):691-6.
12. Rubio-Tapia A, Kyle RA, Kaplan E et al. Increased prevalence and mortality in undiagnosed celiac disease. *Gastroenterol* 2009 July;137(1):88-93.
13. Lohi S, Mustalahti K, Kaukinen K et al. Increasing prevalence of celiac disease over time. *Aliment Pharmacol Ther* 2007;26:1217-25.
14. Van der Windt D, Jellema P, Mulder CJ et al. Diagnostic testing for celiac disease among patients with abdominal symptoms: a systematic review. *J Am Med Assoc* 2010;303(17):1738-46.
15. Johnston SD, McMillan SA, Collins JS et al. A comparison of antibodies to tissue transglutaminase with conventional serological tests in the diagnosis of coeliac disease. *Eur J Gastroenterol Hepatol* 2003 Sep;15(9):1001-4.
16. Van der Windt et al. *J Am Med Assoc* 2010;303(17):1738-46.
17. Johnston SD et al. *Eur J Gastroenterol Hepatol* 2003 Sep;15(9):1001-4.
18. Van der Windt et al. *J Am Med Assoc* 2010;303(17):1738-46.
19. NIH Consensus Development Conference on Celiac Disease. *NIH Consens State Sci Statements* 2004 Jun 28-30;21(1):1-23.
20. Mustalahti K, Lohiniemi S, Collin P et al. Gluten-free diet and quality of life in patients with screen-detected celiac disease. *Eff Clin Pract* 202 May-Jun;5(3):105-13.
21. Ensari A, Marsh MN, Morgan S et al. Diagnosing coeliac disease by rectal gluten

challenge: a prospective study based on immunopathology, computerized image analysis and logistic regression analysis. *Clin Sci* (Lond) 2001 Aug;101(2):199-207.
22. Bach JF. The effect of infections on susceptibility to autoimmune and allergic disease. *N Engl J Med* 2002;347:911-20.
23. Van den Broeck HC, de Jong HC, Salentijn EM et al. Presence of celiac disease epitopes in modern and old hexaploid wheat varieties: Wheat breeding may have contributed to increased prevalence of celiac disease. *Theor Appl Genet* 2010 July 28. 〔인쇄 전 전자논문〕
24. Drago S, El Asmar R, Di Pierro M et al. Gliadin, zonulin and gut permeability: effects on celiac and nonceliac intestinal mucosa and intestinal cell lines. *Scand J Gastroenterol* 2006;41:408-19.
25. Guttman JA, Finlay BB. Tight junctions as targets of infectious agents. *Biochim Biophys Acta* 2009 Apr;1788(4):832-41.
26. Parnell N, Ciclitira PJ. Celiac disease. *Curr Opin Gastroenterol* 1999 Mar;15(2):120-4.
27. Peters U, Askling J, Gridley G et al. Causes of death in patients with celiac disease in a population-based Swedish cohort. *Arch Intern Med* 2003;163:1566-72.
28. Hafström I, Ringertz B, Spängberg A et al. A vegan diet free of gluten improves the signs and symptoms of rheumatoid arthritis: the effects on arthritis correlate with a reduction in antibodies to food antigens. *Rheumatology* (Oxford) 2001 Oct;40(10):1175-9.
29. Peters et al. *Arch Intern Med* 2003;163:1566-72.
30. Barera G, Bonfanti R, Viscardi M et al. Occurrence of celiac disease after onset of type 1 diabetes: a 6-year prospective longitudinal study. *Pediatrics* 2002;109:833-8.
31. Ascher H. Coeliac disease and type 1 diabetes: an affair still with much hidden behind the veil. *Acta Paediatr* 2001;90;1217-25.
32. Hadjivassiliou M, Sanders DS, Grünewald RA et al. Gluten sensitivity: from gut to brain. *Lancet* 2010 March;9:318-30.
33. Hadjivassiliou M, Grünewald RA, Lawden M et al. Headache and CNS white matter abnormalities associated with gluten sensitivity. *Neurology* 2001 Feb 13;56(3):385-8.
34. Barton SH, Kelly DG, Murray JA. *Gastroenterol Clin N Am* 2007;36:93-108.
35. Ludvigsson JF, Montgomery SM, Ekbom A et al. Small-intestinal histopathology

and mortality risk in celiac disease. *J Am Med Assoc* 2009;302(11):1171-8.
36. West J, Logan R, Smith C et al. Malignancy and mortality in people with celiac disease: population based cohort study. *Brit Med J* 2004 July 21;doi:10.1136/bmj.38169.486701.7C.
37. Askling J, Linet M, Gridley G et al. Cancer incidence in a population-based cohort of individuals hospitalized with celiac disease or dermatitis herpetiformis. *Gastroenterol* 2002 Nov;123(5):1428-35.
38. Peters et al. *Arch Intern Med* 2003;163:1566-72.
39. Ludvigsson et al. *J Am Med Assoc* 2009;302(11):1171-8.
40. Holmes GKT, Prior P, Lane MR et al. Malignancy in celiac disease—effect of a gluten free diet. *Gut* 1989;30:333-8.
41. Ford AC, Chey WD, Talley NJ et al. Yield of diagnostic tests for celiac disease in individuals with symptoms suggestive of irritable bowel syndrome: systematic review and meta-analysis. *Arch Intern Med* 2009 April 13;169(7):651-8.
42. 위의 논문.
43. Bagci S, Ercin CN, Yesilova Z et al. Levels of serologic markers of celiac disease in patients with reflux esophagitis. *World J Gastrolenterol* 2006 Nov 7;12(41):6707-10.
44. Usai P, Manca R, Cuomo R et al. Effect of gluten-free diet and co-morbidity of irritable bowel syndrome-type symptoms on health-related quality of life in adult coeliac patients. *Dig Liver Dis* 2007 Sep;39(9):824-8.
45. Collin P, Mustalahti K, Kyrönpalo S et al. Should we screen reflux oesophagitis patients for coeliac disease? *Eur J Gastroenterol Hepatol* 2004 Sep;16(9):917-20.
46. Cuomo A, Romano M, Rocco A et al. Reflux oesophagitis in adult coeliac disease: beneficial effect of a gluten free diet. *Gut* 2003 Apr;52(4):514-7.
47. 위의 논문.
48. Verdu EF, Armstrong D, Murray JA. Between celiac disease and irritable bowel syndrome: the "no man's land" of gluten sensitivity. *Am J Gastroenterol* 2009 Jun;104(6):1587-94.

07 당뇨병의 나라: 밀과 인슐린 저항성

1. Zhao X. 434-PP. Presented at the American Diabetes Association 70th Scientific

Sessions; June 25, 2010.
2. Franco OH, Steyerberg EW, Hu FB et al. Associations of diabetes mellitus with total life expectancy and life expectancy with and without cardiovascular disease. Arch Intern Med 2007 Jun 11;167(11):1145-51.
3. Daniel M, Rowley KG, McDermott R et al. Diabetes incidence in an Australian aboriginal population: an 8-year follow-up study. Diabetes Care 1999;22:1993-8.
4. Ebbesson SO, Schraer CD, Risica PM et al. Diabetes and impaired glucose tolerance in three Alaskan Eskimo populations: the Alaska-Siberia Project. Diabetes Care 1998;21:563-9.
5. Cordain L. Cereal grains: Humanity's double-edged sword. In Simopoulous AP (ed), Evolutionary aspects of nutrition and health. World Rev Nutr Diet 1999;84:19-73.
6. Reaven GM. Banting Lecture 1988: Role of insulin resistance in human disease. Diabetes 1988;37:1595-607.
7. Crawford EM. Death rates from diabetes mellitus in Ireland 1833-1983: a historical commentary. Ulster Med J 1987 Oct;56(2):109-15.
8. Ginsberg HN, MacCallum PR. The obesity, metabolic syndrome, and type 2 diabetes mellitus pandemic: Part I. Increased cardiovascular disease risk and the importance of atherogenic dyslipidemia in persons with the metabolic syndrome and type 2 diabetes mellitus. J Cardiometab Syndr 2009;4(2):113-9.
9. Centers fpr Disease Control. National diabetes fact sheet 2011, http://apps.nccd.cdc.gov/DDTSTRS/FactSheet.aspx.
10. Ginsberg et al. J Cardiometab Syndr 2009;4(2):113-9.
11. Centers for Disease Control. Overweight and obesity trends among adults 2011, http://www.cdc.gov/obesity/data/index.html.
12. Wang Y, Beydoun MA, Liang L et al. Will all Americans become overweight or obese? Estimating the progression and cost of the US obesity epidemic. Obesity (Silver Spring) 2008 Oct;16(10):2323-30.
13. USDA. U.S. Per capita wheat use, http://www.ers.usda.gov/amberwaves/september08/findings/wheatflour.htm.
14. Macor C, Ruggeri A, Mazzonetto P et al. Visceral adipose tissue impairs insulin secretion and insulin sensitivity but not energy expenditure in obesity. Metabolism

1997 Feb;46(2):123-9.
15. Marchetti P, Lupi R, Del Guerra S et al. The beta-cell in human type 2 diabetes. *Adv Exp Med Biol* 2010;654:501-14.
16. 위의 논문.
17. Wajchenberg BL. Beta-cell failure in diabetes and preservation by clinical treatment. *Endocr Rev* 2007 Apr;28(2):187-218.
18. Banting FG, Best CH, Collip JB et al. Pancreatic extracts in the treatment of diabetes mellitus: preliminary report. *Can Med Assoc J* 1922 March;12(3):141-6.
19. Westman EC, Vernon MC. Has carbohydrate-restriction been forgotten as a treatment for diabetes mellitus? A perspective on the ACCORD study design. *Nutr Metab* 2008;5:10.
20. Volek JS, Sharman M, Gómez A et al. Comparison of energy-restricted very low-carbohydrate and low-fat diets on weight loss and body composition in overweight men and women. *Nutr Metab* (Lond); 2004 Nov 8;1(1):13.
21. Volek JS, Phinney SD, Forsythe CE et al. Carbohydrate restriction has a more favorable impact on the metabolic syndrome than a low fat diet. *Lipids* 2009 Apr;44(4):297-309.
22. Stern L, Iqbal N, Seshadri P et al. The effects of a low-carbohydrate versus conventional weight loss diets in severely obese adults: one-year follow-up of a randomized trial. *Ann Intern Med* 2004;140:778-85.
23. Samaha FF, Iqbal N, Seshadri P et al. A low-carbohydrate as compared with a low-fat diet in severe obesity. *N Engl J Med* 2003;348:2074-81.
24. Gannon MC, Nuttall FQ. Effect of a high-protein, low-carbohydrate diet on blood glucose control in people with type 2 diabetes. *Diabetes* 2004;53:2375-82.
25. Stern et al. *Ann Intern Med* 2004;140:778-85.
26. Boden G, Sargrad K, Homko C et al. Effect of a low-carbohydrate diet on appetite, blood glucose levels and insulin resistance in obese patients with type 2 diabetes. *Ann Intern Med* 2005;142:403-11.
27. Westman EC, Yancy WS, Mavropoulos JC et al. The effect of a low-carbohydrate, ketogenic diet versus a low-glycemic index diet on glycemic control in type 2 diabetes mellitus. *Nutr Metab* 2008 Dec 9;5:36.

28. Ventura A, Neri E, Ughi C et al. Gluten-dependent diabetes-related and thyroid related autoantibodies in patients with celiac disease. *J Pediatr* 2000;137:263-5.
29. Vehik K, Hamman RF, Lezotte D et al. Increasing incidence of type 1 diabetes in 0- to 17-year-old Colorado youth. *Diabetes Care* 2007 Mar;30(3):503-9.
30. DIAMOND Project Group. Incidence and trends of childhood type 1 diabetes worldwide 1990-1999. *Diabet Med* 2006 Aug;23(8):857-66.
31. Hansen D, Bennedbaek FN, Hansen LK et al. High prevalence of coeliac disease in Danish children with type 1 diabetes mellitus. *Acta Paediatr* 2001 Nov;90(11):1238-43.
32. Barera G, Bonfanti R, Viscsrdi M et al. Occurrence of celiac disease after onset of type 1 diabetes: A 6-year prospective longitudinal study. *Pediatrics* 2002;109:833-8.
33. 위의 논문.
34. Funda DP, Kaas A, Bock T et al. Gluten-free diet prevents diabetes in NOD mice. *Diabetes Metab Res Rev* 1999;15:323-7.
35. Maurano F, Mazzarella G, Luongo D et al. Small intestinal enteropathy in non-obese diabetic mice fed a diet containing wheat. *Diabetologia* 2005 May;48(5):931-7.

08 산성도 떨어뜨리기: 위대한 pH 교란 물질 밀

1. Wyshak G. Teenaged girls, carbonated beverage consumption, and bone fractures. *Arch Pediatr Adolesc Med* 2000 Jun;154(6):610-3.
2. Remer T, Manz F. Potential renal acid load of foods and its influence on urine pH. *J Am Diet Assoc* 1995;95:791-7.
3. Alexy U, Remer T, Manz F et al. Long-term protein intake and dietary potential renal acid load are associated with bone modeling and remodeling at the proximal radius in healthy children. *Am J Clin Nutr* 2005 Nov;82(5):1107-14.
4. Sebastian A, Frassetto LA, Sellmeyer DE et al. Estimation of the net acid load of the diet of ancestral preagricultural Homo sapiens and their hominid ancestors. *Am J Clin Nutr* 2002;76:1308-16.
5. Kurtz I, Maher T, Hulter HN et al. Effect of diet on plasma acid-base composition in normal humans. *Kidney Int* 1983;24:670-80.
6. Frassetto L, Morris RC, Sellmeyer DE et al. Diet, evolution and aging. *Eur J Nutr*

2001;40:200-13.

7. 위의 논문.

8. Frassetto LA, Todd KM, Morris RC Jr, Sebastian A. Worldwide incidence of hip fracture in elderly women: relation to consumption of animal and vegetable foods. *J Gerontol A Biol Sci Med Sci* 2000;55:M585-92.

9. Van Staa TP, Dennison EM, Leufkens HG et al. Epidemiology of fractures in England and Wales. *Bone* 2001;29:517-22.

10. Grady D, Rubin SM, Petitti DB et al. Hormone therapy to prevent disease and prolong life in postmenopausal women. *Ann Intern Med* 1992;117:1016-37.

11. Dennison E, Mohamed MA, Cooper C. Epidemiology of osteoporosis. *Rheum Dis Clin N Am* 2006;32:617-29.

12. Berger C, Langsetmo L, Joseph L et al. Change in bone mineral density as a function of age in women and men and association with the use of antiresorptive agents. *CMAJ* 2008;178:1660-8.

13. Massey LK. Dietary animal and plant protein and human bone health: a whole foods approach. *J Nutr* 133:862S-5S.

14. Sebastian et al. *Am J Clin Nutr* 2002;76:1308-16.

15. Jenkins DJ, Kendall CW Vidgen E et al. Effect of high vegetable protein diets on urinary calcium loss in middle-aged men and women. *Eur J Clin Nutr* 2003 Feb;57(2):376-82.

16. Sebastian et al. *Am J Clin Nutr* 2002;76:1308-16.

17. Denton D. *The Hunger for Salt.* New York:Springer-Verlag, 1962.

18. Sebastian et al. *Am J Clin Nutr* 2002;76:1308-16.

19. American Association of Orthopedic Surgeons. Facts on Hip Replacements, http://www.aaos.org/research/stats/Hip_Facts.pdf.

20. Sacks JJ, Luo YH, Helmick CG. Prevalence of specific types of arthritis and other rheumatic conditions in the ambulatory health care system in the United States, 2001-2005. *Arthr Care Res* 2010 Apr;62(4):460-4.

21. Katz JD, Agrawal S, Velasquez M. Getting to the heart of the matter: osteoarthritis takes its place as part of the metabolic syndrome. *Curr Opin Rheumatol* 2010 June 28.〔인쇄 전 전자논문〕

22. Dumond H, Presle N, Terlain B et al. Evidence for a key role of leptin in osteoarthritis. Arthr Rheum 2003 Nov;48(11):3118-29.
23. Wang Y, Simpson JA, Wluka AE et al. Relationship between body adiposity measures and risk of primary knee and hip replacement for osteoarthritis: a prospective cohort study. Arthr Res Ther 2009;11:R31.
24. Toda Y, Toda T, Takemura S et al. Change in body fat, but not body weight or metabolic correlates of obesity, is related to symptomatic relief of obese patients with knee osteoarthritis after a weight control program. J Rheumatol 1998 Nov;25(11):2181-6.
25. Christensen R, Astrup A, Bliddal H et al. Weight loss: the treatment of choice for knee osteoarthritis? A randomized trial. Osteoarthr Cart 2005 Jan;13(1):20-7.
26. Anderson AS, Loeser RF. Why is osteoarthritis an age-related disease? Best Prac Res Clin Rheum 2010;24:15-26.
27. Meyer D, Stavropolous S, Diamond B et al. Osteoporosis in a North American adult population with celiac disease. Am J Gastroenterol 2001;96:112-9.
28. Mazure R, Vazquez H, Gonzalez D et al. Bone mineral affection in asymptomatic adult patients with celiac disease. Am J Gastroenterol 1994 Dec;89(12):2130-4.
29. Stenson WF, Newberry R, Lorenz R et al. Increased prevalence of celiac disease and need for routine screening among patients with osteoporosis. Arch Intern Med 2005 Feb 28;165(4):393-9.
30. Bianchi ML, Bardella MT. Bone in celiac disease. Osteoporos Int 2008;19:1705-16.
31. Fritzsch J, Hennicke G, Tannapfel A. Ten fractures in 21 years. Unfallchirurg 2005 Nov;108(11):994-7.
32. Vasquez H, Mazure R, Gonzalez D et al. Risk of fractures in celiac disease patients: a cross-sectional, case-control study. Am J Gastroenterol 2000 Jan;95(1):183-9.
33. Lindh E, Ljunghall S, Larsson K, Lavö B. Screening for antibodies against gliadin in patients with osteoporosis. J Int Med 1992;231:403-6.
34. Hafström I, Ringertz B, Spångberg A et al. A vegan diet free of gluten improves the signs and symptoms of rheumatoid arthritis: the effects on arthritis correlate with a reduction in antibodies to food antigens. Rheumatol 2001;1175-9.

09 백내장, 주름, 꼬부랑 등: 밀과 노화 작용

1. Bengmark S. Advanced glycation and lipoxidation end products—amplifiers of inflammation: The role of food. *J Parent Enter Nutr* 2007 Sept-Oct;31(5):430-40.
2. Uribarri J, Cai W, Peppa M et al. Circulating glycotoxins and dietary advanced glycation endproducts: Two links to inflammatory response, oxidative stress, and aging. *J Gerontol* 2007 Apr;62A:427-33.
3. Epidemiology of Diabetes Interventions and Complications (EDIC). Design, implementation, and preliminary results of a long-term follow-up of the Diabetes Control and Complications Trial cohort. *Diabetes Care* 1999 Jan;22(1):99-111.
4. Kilhovd BK, Giardino I, Torjesen PA et al. increased serum levels of the specific AGE-compound methylglyoxal-derived hydroimidazolone in patients with type 2 diabetes. *Metabolism* 1003;52:163-7.
5. Monnier VM, Battista O, Kenny D et al. Skin collagen glycation, glycoxidation, and crosslinking are lower in subjects with long-term intensive versus conventional therapy of type 1 diabetes: Relevance of glycated collagen products versus HbA1c as markers of diabetic complications. DCCT Skin Collagen Ancillary Study Group. Diabetes Control and Complications Trial. *Diabetes* 1999;48:870-80.
6. Goh S, Cooper ME. The role of advanced glycation end products in progression and complications of diabetes. *J Clin Endocrinol Metab* 2008;93:1143-52.
7. Uribarri J, Tuttle KR. Advanced glycation end products and nephrotoxicity of high-protein diets. *Clin J Am Soc Nephrol* 2006;1:1293-9.
8. Bucala R, Makita Z, Vega G et al. Modification of low density lipoprotein by advanced glycation end products contributes to the dyslipidemia of diabetes and renal insufficiency. *Proc Natl Acad Sci USA* 1994;91:9441-5.
9. Stitt AW, He C, Friedman S et al. Elevated AGE-modified Apo B in sera of euglycemic, normolipidemic patients with atherosclerosis: relationship to tissue AGEs. *Mol Med* 1997;3:617-27.
10. Moreira PI, Smith MA, Zhu X et al. Oxidative stress and neurodegeneration. *Ann NY Acad Sci* 2005;1043:543-52.
11. Nicolls MR. The clinical and biological relationship between type 2 diabetes

mellitus and Alzheimer's disease. *Curr Alzheimer Res* 2004;1:47-54.
12. Bengmark. *J Parent Enter Nutr* 2007 Sept-Oct;31(5):430-40.
13. Seftel AD, Vaziri ND, Ni Z et al. Advanced glycation end products in human penis: elevation in diabetic tissue, site of deposition, and possible effect through iNOS or eNOS. *Urology* 1997;50:1016-26.
14. Stitt AW. Advanced glycation: an important pathological event in diabetic and age related ocular disease. *Br J Ophthalmol* 2001;85:746-53.
15. Uribarri. *J Gerontol* 2007 Apr;62A:427-33.
16. Vlassara H, Cai W, Crandall J et al. Inflammatory mediators are induced by dietary glycotoxins, a major risk for complications of diabetic angiopathy. *Proc Natl Acad Sci USA* 2002;99:15596-601.
17. Negrean M, Stirban A, Stratmann B et al. Effects of low- and high-advanced glycation endproduct meals on macro- and microvascular endothelial function and oxidative stress in patients with type 2 diabetes mellitus. *Am J Clin Nutr* 2007;85:1236-43.
18. Goh et al. *J Clin Endocrinol Metab* 2008;93:1143-52.
19. Sakai M, Oimomi M, Kasuga M. Experimental studies on the role of fructose in the development of diabetic complications. *Kobe J Med Sci* 2002;48(5):125-36.
20. Goldberg T, Cai W, Peppa M et al. Advanced glycoxidation end products in commonly consumed foods. *J Am Diet Assoc* 2004;104:1287-91.
21. Negrean et al. *Am J Clin Nutr* 2007;85:1236-43.
22. American Diabetes Association, http://www.diabetes.org/diabetes-basics/diabetes-statistics.
23. Sarwar N, Aspelund T, Eiriksdottir G et al. Markers of dysglycaemia and risk of coronary heart disease in people without diabetes: Reykjavik prospective study and systematic review. *PLos Med* 2010 May 25;7(5):e1000278.
24. International Expert Committee. International Expert Committee report on the role of the HbA1c assay in the diagnosis of diabetes. *Diabetes Care* 2009;32:1327-44.
25. Khaw KT, Wareham N, Luben R et al. Glycated haemoglobin, diabetes, and mortality in men in Norfolk cohort of European Prospective Investigation of Cancer and Nutrition (EPIC-Norfolk). *Brit Med J* 2001 Jan 6;322(7277):15-8.
26. Gerstein HC, Swedberg K, Carlsson J et al. The hemoglobin A1c level as a

progressive risk factor for cardiovascular death, hospitalization for heart failure, or death in patients with chronic heart failure: an analysis of the Candesartan in Heart failure: Assessment of Reduction in Mortality and Morbidity (CHARM) program. *Arch Intern Med* 2008 Aug 11;168(15):1699-704.

27. Khaw et al. *Brit Med J* 2001 Jan 6;322(7277):15-8.
28. Swami-Mruthinti S, Shaw SM, Zhao HR et al. Evidence of a glycemic threshold for the development of cataracts in diabetic rats. *Curr Eye Res* 1999 Jun;18(6):423-9.
29. Rowe NG, Mitchell PG, Cumming RG, Wans JJ. Diabetes, fasting blood glucose and age-related cataract: the Blue Mountains Eye Study. *Opththalmic Epidemiol* 2000 Jun;7(2):103-14.
30. Sperduto RD, Seigel D. Senile lens and senile macular changes in a population-based sample. *Am J Opththalmol* 1980 Jul;90(1):86-91.
31. Stitt et al. *Mol Med* 1997;3:617-27.
32. Ishibashi T, Kawaguchi M, Sugimoto K et al. Advanced glycation end product-mediated matrix metalloproteinase-9 and apoptosis via reninangiotensin system in type 2 diabetes. *J Atheroscler Thromb* 2010; 17(6):578-89.
33. Vlassara H, Torreggiani M, Post JB et al. Role of oxidants/inflammation in declining renal function in chronic kidney disease and normal aging. *Kidney Int Suppl* 2009 Dec;(114):S3-11.

10 내 입자는 당신 입자보다 크다: 밀과 심장병

1. Stalenhoef AF, de Graaf J. Association of fasting and nonfasting serum triglycerides with cardiovascular disease and the role of remnant-like lipoproteins and small dense LDL. *Curr Opin Lipidol* 2008;19:355-61.
2. Lamarche B, Lemieux I, Després JP. The small, dense LDL phenotype and the risk of coronary heart disease: epidemiology, patho-physiology and therapeutic aspects. *Diabetes Metab* 1999 Sep;25(3):199-211.
3. Packard CJ. Triacylglycerol-rich lipoproteins and the generation of small, dense low-density lipoprotein. *Biochem Soc Trans* 2003;31:1066-9.
4. De Graaf J, Hak-Lemmers HL, Hectors MP et al. Enhanced susceptibility to in vitro oxidation of the dense low density lipoprotein subfraction in healthy subjects.

Arterioscler Thromb 1991 Mar-Apr;11(2):298-306.
5. Younis N, Sharma R, Soran H et al. Glycation as an atherogenic modification of LDL. Curr Opin Lipidol 2008 Aug;19(4):378-84.
6. Zambon A, Hokanson JE, Brown BG, Brunzell JD. Evidence for a new pathophysiological mechanism for coronary artery disease regression: hepatic lipase-mediated changes in LDL density. Circulation 1999 Apr 20;99(15):1959-64.
7. Ginsberg HN. New perspectives on atherogenesis: role of abnormal triglyceride-rich lipoprotein metabolism. Circulation 2002;106:2137-42.
8. Stalenhoef et al. Curr Opin Lipidol 2008;19:355-61.
9. Ford ES, Li C, Zhgao G et al. Hypertriglyceridemia and its pharmacologic treatment among US adults. Arch Intern Med 2009 Mar 23;169(6):572-8.
10. Superko HR. Beyond LDL cholesterol reduction. Circulation 1996 Nov 15;94(10):2351-4.
11. Lemieux I, Couillard C, Pascot A et al. The small, dense LDL phenotype as a correlate of postprandial lipemia in men. Atherosclerosis 2000;153:423-32.
12. Nordestgaard BG, Benn M, Schnohr P et al. Nonfasting triglycerides and risk of myocardial infarction, ischemic heart disease, and death in men and women. JAMA 2007 Jul 18;298(3):299-308.
13. Sniderman AD. How, when, and why to use apolipoprotein B in clinical practice. Am J Cardiol 2002 Oct 17;90(8A):48i-54i.
14. Otvos JD, Jeverajah EJ, Cromwell WC. Measurement issues related to lipoprotein heterogeneity. Am J Cardiol 2002 Oct 17;90(8A):22i-9i.
15. Parks EJ, Hellerstein MK. Carbohydrate-induced hypertriacylglycerolemia: Hisotrical perspective and review of biological mechanisms. Am J Clin Nutr 2000; 71:412-23.
16. Hudgins LC. Effect of high-carbohydrate feeding on triglyceride and saturated fatty acid synthesis. Proc Soc Exp Biol Med 2000;225:178-83.
17. Savage DB, Semple RK. Recent insights into fatty liver, metabolic dyslipidaemia and their links to insulin resistance. Curr Opin Lipidol 2010 Aug;21(4):329-36.
18. Therond P. Catabolism of lipoproteins and metabolic syndrome. Cur Opin Clin Nutr Metab Care 2009;12:366-71.
19. Centers for Disease Control 2010, Dietary intake for adults 20 years of age and

over, http://www.cdc.gov/nchs/fastats/diet.htm.
20. Capeau J. Insulin resistance and steatosis in humans. *Diabetes Metab* 2008;34:649-57.
21. Adiels M, Olofsson S, Taskinen R, Borén J. Overproduction of very low-density lipoproteins is the hallmark of the dyslipidemia in the metabolic syndrome. *Arteroscler Thromb Vasc Biol* 2008;28:1225-36.
22. Westman EC, Yancy WS Jr, Mavropoulos JC et al. The effect of a low-carbohydrate, ketogenic diet versus a low-glycemic index diet on glycemic control in type 2 diabetes mellitus. *Nutr Metab* (Lond) 2008 Dec 19;5:36.
23. Temelkova-Kurktschiev T, Hanefeld M. The lipid triad in type 2 diabetes— prevalence and relevance of hypertriglyceridaemia/low high-density lipoprotein syndrome in type 2 diabetes. *Exp Clin Endocrinol Diabetes* 2004 Feb;112(2):75-9.
24. Krauss RM. Atherogenic lipoprotein phenotype and diet-gene interactions. *J Nutr* 2001 Feb;131(2):340S-3S.
25. Wood RJ, Volek JS, Liu Y et al. Carbohydrate restriction alters lipoprotein metabolism by modifying VLDL, LDL, and HDL subfraction distribution and size in overweight men. *J Nutr* 2006;136:384-9.

11 머릿속에 든 모든 것: 밀과 뇌

1. Hadjivassiliou M, Sanders DS, Grünewald RA et al. Gluten sensitivity: from gut to brain. *Lancet* 2010 March;9:318-30.
2. Holmes GK. Neurological and psychiatric complications in coeliac disease. In Gobbi G, Anderman F, Naccarato S et al., editors: *Epilepsy and other neurological disorders in coeliac disease.* London: John Libbey; 1997:251-64.
3. Hadjivassiliou M, Grünewald RA, Sharrack B et al. Gluten ataxia in perspective: epidemiology, genetic susceptibility and clinical characteristics. *Brain* 2003;126: 685-91.
4. Cooke W, Smith W. Neurological disorders associated with adult coeliac disease. *Brain* 1966;89:683-722.
5. Hadjivassiliou M, Boscolo S, Davies-Jones GA et al. The humoral response in the pathogenesis of gluten ataxia. *Neurology* 2002 Apr 23;58(8):1221-6.
6. Bürk K Bösch S, Müller CA et al. Sporadic cerebellar ataxia associated with

gluten sensitivity. *Brain* 2001;124:1013-9.

7. Wilkinson ID, Hadjivassiliou M, Dickson JM et al. Cerebellar abnormalities on proton MR spectroscopy in gluten ataxia. *J Neurol Neurosurg Psychiatry* 2005;76:1011-3.

8. Hadjivassiliou M, Davies-Jones G, Sanders DS, Grünewald RA. Dietary treatment of gluten ataxia. *J Neurol Neurosurg Psychiatry* 2003;74:1221-4.

9. Hadjivassiliou et al. *Brain* 2003;126:685-91.

10. 위의 논문.

11. Hadjivassiliou M, Kandler RH, Chattopadhyay AK et al. Dietary treatment of gluten neuropathy. *Muscle Nerve* 2006 Dec;34(6):762-6.

12. Bushara KO. Neurologic presentation of celiac disease. *Gastroenterol* 2005;128:S92-7.

13. Hadjivassiliou et al. *Lancet* 2010 March;9:318-30.

14. Hu WT, Murray JA, Greenway MC et al. Cognitive impairment and celiac disease. *Arch Neurol* 2006;63:1440-6.

15. 위의 논문.

16. Hadjivassiliou et al. *Lancet* 2010 March;9:318-30.

17. Peltola M, Kaukinen K, Dastidar P et al. Hippocampal sclerosis in refractory temporal lobe epilepsy is associated with gluten sensitivity. *J Neurol Neurosurg Psychiatry* 2009 Jun;80(6):626-30.

18. Cronin CC, Jackson LM, Feighery C et al. Coeliac disease and epilepsy. *QJM* 1998;91:303-8.

19. Chapman RW, Laidlow JM, Colin-Jones D et al. Increased prevalence of epilepsy in celiac disease. *Brit Med J* 1978;2:250-1.

20. Mavroudi A, Karatza E, Papastravrou T et al. Successful treatment of epilepsy and celiac disease with a gluten-free diet. *Pediatr Neurol* 2005;33:292-5.

21. Harper E, Moses H, Lagrange A. Occult celiac disease presenting as epilepsy and MRI changes that responded to gluten-free diet. *Neurology* 2007;68:533.

22. Ranua J, Luoma K, Auvinen A et al. Celiac disease-related antibodies in an epilepsy cohort and matched reference population. *Epilepsy Behav* 2005 May;6(3):388-92.

12 베이글 페이스: 피부에 닿는 밀의 파괴력

1. Smith RN, Mann NJ, Braue A et al. A low-glycemic-load diet improves symptoms

in acne vulgaris patients: a randomized controlled trial. *Am J Clin Nutr* 2007 Jul;86(1):107-15.
2. Cordain L, Lindeberg S, Hurtado M et al. Acne vulgaris: A disease of Western civilization. *Arch Dermatol* 2002 Dec;138:1584-90.
3. Miyagi S, Iwama N, Kawabata T, Hasegawa K. Longevity and diet in Okinawa, Japan: the past, present and future. *Asia Pac J Public Health* 2003;15 Suppl:S3-9.
4. Cordain. *Arch Dermatol* 2002 Dec;138:1584-90.
5. Bendiner E. Disastrous trade-off: Eskimo health for white civilization. *Hosp Pract* 1974;9:156-89.
6. Steiner PE. Necropsies on Okinawans: anatomic and pathologic observations. *Arch Pathol* 1946;42:359-80.
7. Schaefer O. When the Eskimo comes to town. *Nutr Today* 1971;6:8-16.
8. Fulton JE, Plewig G, Kligman AM. Effect of chocolate on acne vulgaris. *JAMA* 1969 Dec 15;210(11):2071-4.
9. Rudman SM, Philpott MP, Thomas G, Kealey T. The role of IGF-I in human skin and its appendages: morphogen as well as mitogen? *J Invest Dermatol* 1997 Dec;109(6):770-7.
10. Cordain. *Arch Dermatol* 2002 Dec;138:1584-90.
11. Franks S. Polycystic ovary syndrome. *N Engl J Med* 2003;13:853-61.
12. Tan S, Hahn S, Benson S et al. Metformin improves polycystic ovary syndrome symptoms irrespective of pre-treatment insulin resistance. *Eur J Endocrinol* 2007 Nov;157(5):669-76.
13. Cordain L. Implications for the role of diet in acne. *Semin Cutan Med Surg* 2005 Jun;24(2):84-91.
14. Frid H, Nilsson M, Holst JJ, Björck IM. Effect of whey on blood glucose and insulin responses to composite breakfast and lunch meals in type 2 diabetic subjects. *Am J Clin Nutr* 2005 Jul;82(1):69-75.
15. Adebamowo CA, Spiegelman D, Danby FW et al. High school dietary dairy intake and teenage acne. *J Am Acad Dermatol* 2005 Feb;52(2):207-14.
16. Abulnaja KO. Changes in the hormone and lipid profile of obese adolescent Saudi females with acne vulgaris. *Braz J Med Biol Res* 2009 Jun;42(6):501-5.

17. Smith RN, Mann NJ, Braue A et al. A low-glycemic-load diet improves symptoms in acne vulgaris patients: a randomized controlled trial. *Am J Clin Nutr* 2007 Jul;86(1):107-15.
18. Abenavoli L, Leggio L, Ferrulli A et al. Cutaneous manifestations in celiac disease. *World J Gastrolenterol* 2006 Feb 16;12(6):843-52.
19. Junkins-Hopkins J. Dermatitis herpetiformis: Pearls and pitfalls in diagnosis and management. *J Am Acad Dermatol* 2001;63:526-8.
20. Abenavoli et al. *World J Gastrolenterol* 2006 Feb 16;12(6):843-52.
21. Kong AS, Williams RL, Rhyne R et al. Acanthosis nigricans: high prevalence and association with diabetes in a practice-based research network consortium—a PRImary care Multi-Ethnic network (PRIME Net) study. *J Am Board Fam Med* 2010 Jul-Aug;23(4):476-85.
22. Corazza GR, Andreani ML, Venturo N et al. Celiac disease and alopecia areata: report of a new association. *Gastroenterol* 1995 Oct;109(4):1333-7.
23. Gregoriou S, Papafragkaki D, Kontochristopoulos G et a. Cytokines and other mediators in alopecia areata. *Mediators Inflamm* 2010;928030.

13 굿바이, 밀: 밀에서 자유로운 맛있고 건강한 삶

1. Trepanowski JF, Bloomer RJ. The impact of religious fasting on human health. *Nutr J* 2010 Nov 22;9:57.
2. Kendall CW, Josse AR, Esfahani A, Jenkins DJ. Nuts, metabolic syndrome and diabetes. *Br J Nutr* 2010 Aug;104(4):465-73.
3. Astrup A, Dyerberg J, Elwood P et al. The role of reducing intakes of saturated fat in the prevention of cardiovascular disease: where does the evidence stand in 2010? *Am J Clin Nutr* 2011 Apr;93(4):684-8.
4. Ostman EM, Liljeberg Elmståhl HG, Björck IM. Inconsistency between glycemic and insulinemic responses to regular and fermented milk products. *Am J Clin Nutr* 2001 Jul;74(1):96-100.

맺음말

1. Diamond J. The worst mistake in the history of the human race. *Discover* 1987 May;64-6.

찾아보기

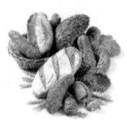

＊밑줄 친 쪽은 표나 상자글에서 확인할 수 있다.

가공식품 산업 86~87, 244~245
가금류 조리법 309~310, 314, 316
가지구이 320
간 195, 197~198
간식 275~278, 298~299, 305~306, 321~323
간 질환 117~118
감미료 299, 302~303
건선 234
게살 케이크 315
견과류 260~261, 276, 321
결장암 85
결절성 홍반 233
고추냉이 소스 329
곡물
　'건강에 좋은 통곡물' 20, 31, 60, 84, 86~87, 124~125, 130, 134, 137, 143, 146~147, 156, 161, 169, 200,

205, 242~243
　곡물이 증가시키는 중성지방 200
　밀 이외 곡물 266, 290
　산성 부산물 158
골다공증 157~159, 161, 166~168
과민성 대장 증후군(IBS) 25, 126~127
과민성 쇼크 63
과일 155, 259~260, 305, 321~322
과일 음료 268
관절염 25~26, 162~163, 166~169
괴저성 농피증 234
구강 궤양 233
귀리 266
근내막 항체 실험 112
글루테닌 61
글루테오모르핀 74
글루텐 → 셀리악병 참조
　관련 증상 289~290

관련 피부 질환 233~234
근원 식품 밀 21, 60
글루테닌 61
글루텐이 숨어 있는 원료 293
글리아딘 61, 63~64, 108, 114~116
밀 계통에서 보이는 차이 61~62
밀 단백질 속의 글루텐 비율 61
밀 이외 곡물에 든 글루텐 290~291
소화 과정에서 나오는 폴리펩티드 74, 77
어디에나 있는 글루텐 124~125
엑소르핀의 추가적인 작용 223
유발하는 장 투과 115
제빵에 유리한 특징 60~61
피하기 위한 노력 124~125
현대 밀 안의 변화 45, 47, 114
글루텐 뇌병증 120, 220~221
글루텐 프리 식단 95~97
글루텐 프리 음식 91, 96, 102, 290, 293
글리아딘 61, 63~64, 108, 114~116

나투프인의 밀 수확 34
날록손 74~77
날 씨앗 263
날트렉손 77, 255
'남성 유방' 93
내생 AGE 180
내장 지방 → 비만과 과체중 참조
　골관절염 162~163, 165~166
　사이토카인 생성 88~89

에스트로겐 생성 92~93
염증 원인 90
유발하는 건강 문제 88~89
유발하는 염증 88
유방암 위험 92
인슐린과 내장 지방 축적 90~91
인슐린 저항성과 내장 지방 90~91
중성지방 저장 199~200
특성 18, 88~90
혈당 58, 87~88, 90~91
노화
　다양한 노화 속도 171
　당뇨에 의한 가속화 174
　당화(노화 속도 측정용) 183~186
　밀과 피부의 노화 226
　밀을 끊음으로써 노화를 늦추기 186~187
　생물학적 지표들의 결여 172~173
　제안된 측정 방식 173~174
　AGE 생성 175~183, 178~179, 180~181, 185
농업 채택이 가져온 질병들 283~284
뇌 → 밀이 정신에 끼치는 영향, 신경 장애 참조

단백질 54, 61~64, 155, 157 → 글루텐 참조
단백질 바 296
단식 250
달걀 261~262, 307~308, 312

당근 케이크 326
당뇨병 → 혈당 참조
  과일이 미치는 작용 260
  과체중으로 이끄는 체중 증가 137
  노화 가속화 174
  당뇨 전 단계 135~137
  미국에서 당뇨병 증가(1980~2009년) 135
  밀 제거로 증상 완화 24~25
  밀과 위험도 130, 139
  베타 세포 적응 139~140
  비용 131
  셀리악병 116, 120, 150~151
  소아 당뇨(제1형 당뇨병) 133, 150~151
  역사 132~135, 146~147
  예방 149
  인슐린 의존형 당뇨병 120
  저탄수화물 식단 146~149, 151
  제1형 대 제2형 당뇨병 133~134
  증가 135~137, 136
  지질 3인방 200
  질환 사례 144
  치료법 142
  통곡물과 당뇨병 21, 85
  합병증 136, 177, 217
  ADA 식단 142~143, 145
  AGE 생성 176~177, 179
당뇨 전 단계 135~137, 182
당 독성 140
당화 165, 183~186, 192~193

최종당화산물 175~183, 178~179, 180~181, 185
당화혈색소 검사 183~186
당화혈색소 검사에 활용하는 헤모글로빈 183~186
대두 식품 263, 299
동물성 식품 → 육류와 동물성 식품 참조
듀럼 밀(*Triticum durum*) 41
디저트 298, 324~328
땅콩 261, 328

락토오스 불내증 262~263
랜치 드레싱 331
렙틴 88~89, 92, 140, 163
류머티즘 관절염 25, 167~168

마스 바 56
말초신경병증 217, 219
맥주 268
머핀 조리법 322~323
메트포르민 142
면역 매개성 글루텐 불내증 117, 119~121, 123
무알코올 지방간 질환(NAFLD) 198, 200
무알코올 지방증(NAS) 198, 200
미국 농무부의 음식 피라미드 86
밀 교배 42~51, 62
밀 글루텐 노출과 사망률 121~122
밀 불내증 → 셀리악병 참조

밀 의존성 운동 유발성 과민증(WDEIA) 63
밀 재배의 역사
  농업 채택이 가져온 질환 283~285
  수확량 증가 42~44
  신대륙의 밀 도입 39~40
  유전자 변화 33~35, 37~42
  제3세계 48
  현대 밀의 탄생 41~44
  홍적세의 나투프인 34
  17세기부터 20세기 중반까지의 역사 35
  20세기 후반 36
밀 중독
  가공식품 산업 87
  글루텐과 무관 222
  금단 68~69, 80, 248, 251~254
  날록손 작용 74~77
  밀에 대한 강박관념 68~70
  식욕 촉진 78~80
  재노출 영향 255
밀 프리 식단
  간식 275~278
  밀 식품 목록 291~292, 294~299
  밀 재노출의 영향 254~256, 255
  밀 제거하기 241~242, 248~250
  비타민 B 246~247
  사교 모임과 외식 279~280
  섬유질 246
  식품 259~263, 264~265, 265~269
  에너지 혜택 249

일주일간의 식단 예시 269~275
  조리법 305~331
  채식주의자와 비건을 위한 밀 프리 식단 268~269
  체중 감소 24~25, 59, 94~101
  칼로리 98, 243~244
  피해야 할 다른 탄수화물 256~258
밀 프리 식단에 들어가는 기름 261
밀가루 똥배 → 내장 지방 참조
밀과 경제 285~286
밀의 유전학
  고대 밀 대 현대 밀 33~34, 39~42
  교배 42~51, 62
  글루텐 단백질의 변화 45, 47, 114
  글루텐 변화 61~62
  생산량 증가 42~44
  안정성 실험 부족 45, 49~50
  염색체 축적 37~39
  유전자 조작 48~50
  지난 50년간의 변화 31~32, 36, 50, 110~111, 150
  트리티쿰 아에스티붐 밀의 발달 39
  현대 밀의 탄생 41~44
  D 게놈 62
밀이 든 음식
  다양한 범주 124~125, 248, 290~293
  목록 291~292, 294~299
밀이 정신에 끼치는 영향 → 밀 중독, 신경 장애 참조
  날록손 74~77
  밀을 피함으로써 완화 80

수량화의 어려움 68
자폐 아동 72~73
정신분열증 70~73, 75~76
주의력결핍 과잉행동장애 73
폴리펩티드가 일으키는 영향 74, 77, 213

발기 부전 178
발작 221~222
발진 25, 232~235, 235
밤의 식탁 78~79
백내장 178, 185
백반증 234
뱃살 → 내장 지방 참조
버섯 조리법 313~314, 318
베체트병 234
복부 지방 → 내장 지방 참조
복합 탄수화물 54~55, 182
부프로피온 77
비네그레트 330
비만과 과체중 → 내장 지방, 체중 증가 참조
  '공식적인' 이유들 85~86
  밀과 상관관계 209
  셀리악병 환자 59, 95
  여드름 230~231
  저자의 경험 23~24
  전형적인 이유 19~20
  증가 17~20, 84~85, 137~138, 138
  체질량지수 84, 137

통곡물 섭취로 증가 20~21
1980년대 중반 이후 증가 85
비타민 B 246~247
비호지킨 림프종 123
빵 대용 식품(조리법) 321
뼈
  골다공증 157~159, 161, 166~168
  산이 유발하는 칼슘 유출 159~160
  칼슘 저장고 156

사교 모임 279
사이토카인 88~89
산증 156~158
샐러드드레싱 298, 330~331
샐러드 조리법 311, 318
생선과 해산물 조리법 311, 315
섬유질 54, 246
셀리악병
  골다공증 위험 166~167
  과민성 대장 증후군 126~127
  글루텐을 피하기 위한 노력 124~125
  글루텐이 유발하는 셀리악병 62, 106
  당뇨병과의 연관성 116, 120, 150~151
  면역 매개성 글루텐 불내증 117, 119~121, 123
  밀 관련 체중 감소 59, 94~97
  밀에 대한 적응 실패 104
  밀의 유전자 변형 47
  발병 증가 106, 108~111, 113~114

발작 221~222
변화 양상 108~111
사망률 121~122
소장 59, 108, 113
암 위험도 122~123
영구 질환 128
영양 결핍 59, 94, 108, 120
운동 실조 214~217
위산 역류 126
조리법 상의 주의사항 304
증상 63~64, 108~109, 116~120, 289~290
직장 공격 112~113
진단 94, 108, 112~113
질환 사례 118~119
참고 웹사이트 125
초창기 치료 106~107
치매 220~221
셀리악병 진단에 사용하는 직장 공격 112~113
소뇌성 운동 실조 214~217
소스 298, 329
소장 59, 108, 113
수프 299, 310
스니커즈 바 56
스타틴 약물 196
시금치 318
식당에서 먹기 279~280, 296
식사 대용 바 296
식욕
  단식할 때 250

밀에 의한 자극 58~59, 78~80, 99, 130, 248
밀을 끊음으로써 다시 균형을 맞추는 99~101
밤의 식탐 78~79
환각제 차단 약물 75~77
식품 광고 244~245
식품 마케팅 245
신경 장애
  글루텐 뇌병증 220~221
  당뇨병 217
  말초신경병증 217, 219
  발작 221~222
  셀리악병 118~119, 215~216
  운동 실조 214~217
  치매 178, 221
신체의 산성도(pH)
  동물성 식품이 미치는 영향 154~155
  밀이 미치는 영향 156, 158~162
  산 공격 154
  산증 156~158
  알칼리 음식 155~156
  조절 153~154
실곤약 314
심장병
  밀과 심장병 203~204, 207~208
  질환 사례 164~165
  통곡물과 심장병 84~85
  LDL 입자와 심장병 190~191, 192~193, 194
쐐기밀(염소풀, *Aegilops speltoides*) 37

아디포넥틴 89
아마씨 가루 267, 307~308
아밀로스 54~55, 57
아밀로펙틴 54~55
아밀로펙틴 A 55~56, 58~60, 64, 91, 102
아밀로펙틴 B 55
아밀로펙틴 C 55
아보카도(조리법) 309, 311
아스파라거스 319
아인콘 밀
  보존 40
  부활 285
  아인콘 밀의 후손 엠머 밀 37~38
  아인콘 밀과 멀어진 점진적인 변화 35
  오늘날 아인콘 밀 구하기 40, 41
  외치의 식단 160~161
  유전 암호 37
  저자의 실험 46~47
  제빵에 부적합 38, 54
  초창기 유럽의 밀 37
  현대 밀과의 비교 41~42
  홍적세 나투프인의 밀 34
아침 식사
  밀 또는 글루텐 시리얼 294~295, 296~297
  제안 267~270
  조리법 305~309, 322~323
알츠하이머 치매(AGE 생성 관련) 178
암 85, 92~93, 122~123, 178

액토스(피오글리타존) 142
어린선양 피부병 234
에너지 바 296
에스트로겐 92~93
엑소르핀 74~77, 213, 222~223
엠머 밀(Triticum turgidum) 35, 38~39, 41, 54, 57, 61, 285
여드름 226~231
여성형 유방 93
역류성 식도염 126
염증 89~90, 140, 163, 166
외생 AGE 180~181
외식 280
외치(티롤 얼음인간) 160~161
운동 실조 214~217
원형 탈모증 237, 238
위산 역류 25, 126~127, 218
유방암 92
유방 확대(남성) 92~93
유제품 230~231, 262 → 치즈 참조
육류와 동물성 식품
  가금류 조리법 309~310, 314, 316
  골다공증 157~158
  밀 또는 글루텐이 포함된 297
  밀 프리 식단 261~262
  영향을 받는 pH 수치 155
  외생 AGE 180~181
  중국 연구 206~210
  폭찹 조리법 317
음료 268, 294

음식에 든 지방
거의 영향을 받지 않는 중성지방 수치 195
거의 영향을 받지 않는 VLDL 200
밀 프리 식단에 든 지방 258
저지방 식단 143, 146, 200~201
지방 섭취를 줄이라는 의학계의 움직임 86
인공 감미료 302~303
인슐린
여드름 유발 226~231
잘못 알려졌던 당뇨병과 인슐린 관계 133~134
지방 축적 91
탄수화물 감소와 인슐린 148
혈당과 인슐린 분비 90
인슐린 저항성 90~91, 134
일주일간의 식단 269~275

자가 면역 질환 119~120
자당 대 밀 24, 56, 91
자폐증(밀의 영향) 72~73
저지방 식단 143, 146, 200~201
저탄수화물 식단 98~101, 146~149, 151
저탄수화물 크래커 277~278
저혈당증 91
전병(조리법) 307~309
절임 채소 263
점증제 295
정신분열증 70~73, 75~76

조눌린 115~116
조리법
걱정이 필요 없는 랜치 드레싱 331
게살 케이크 315
고추냉이 소스 329
구운 마늘과 올리브유에 볶은 아스파라거스 319
그래놀라 306
다크 초콜릿 두부 무스 324
달걀과 페스토를 넣은 아침 식사용 랩 샌드위치 307
당근 케이크 326
멕시컨 토르티야 수프 301
밀가루 대체용 가루 301~302
밀 없는 크러스트를 깐 클래식 치즈 케이크 327
밀을 넣지 않은 피자 312
바나나 블루베리 머핀 322
베리 코코넛 스무디 305
베이비 벨라 버섯을 곁들인 주키니 '파스타' 313
비네그레트 드레싱 330
사과 호두 '빵' 321
생강 스파이스 쿠키 325
세 가지 치즈를 넣은 가지구이 320
셀리악병 304
시금치 버섯 샐러드 318
실곤약 볶음 요리 314
아마씨 전병 308
일주일간의 식단 예시 271~275
참치 아보카도 샐러드 311

초콜릿 땅콩버터 퍼지 328
칠면조 아보카도 랩 샌드위치 309
타프나드 소스에 피칸 가루를 묻힌
　닭고기 316
파르메산 치즈 가루를 뿌린 폭찹과
　발사믹 소스를 곁들인 구운 채소
　317
핫 코코넛 아마씨 시리얼 307
호박 스파이스 머핀 323
조미료 266, 298
조직감 향상제 295
종양 괴사 인자 88~89
주 요리 조리법 312~317, 320
주의력결핍 과잉행동장애(ADHD) 73
죽상동맥경화증 190~191, 192~193
중국 연구 206~210
중성지방 193~195, 197~203
증량제 295

질환 사례 83, 100
초기 속도 98
체중 증가 82, 94~95, 137~138 → 비
　만과 과체중 참조
체질량지수(BMI) 84, 94~96, 137, 210
초콜릿 276~277, 324, 328
최종당화산물(AGE) 175~183, 178~
　179, 180~181, 185
췌장 139~140
측두엽 발작 221~222
치매 178, 221
치즈
　간식용 276
　락토오스 불내증 262~263
　밀 또는 글루텐이 든 치즈 295
　밀을 뺀 식단과 치즈 262
　조리법 310, 312, 317~318, 320,
　　327
치즈케이크 327

착색제 295
채소 155~156, 159, 259, 278
채소 딥 278
채식주의자와 비건 268
천식 25
청량음료 268
체중 감소
　골관절염 감소 163
　날트렉손 77
　밀 프리 식단 24~25, 59, 94~101
　셀리악병 환자 59, 94~98

칼슘 155~157, 159, 161
콜레스테롤(허구의 LDL) 196~197, 205
콤팍툼 밀(Triticum compactum) 41
콩류를 먹을 때 주의사항 267~268
쿠키 325

탄수화물
　글루텐 프리 음식에 든 탄수화물
　　91, 96, 102~103, 293

당뇨병과의 관계 142~143
당뇨병 환자를 위한 미국당뇨병협회
 (ADA) 식단 142~143, 145~146
밀에 든 복합 탄수화물 54~56, 182
밀에서 탄수화물 비율 54
밀을 뺀 식단으로 탄수화물 줄이기
 256~258
여드름 228~231
이 책에 나오는 조리법에 든 탄수화
 물 302
일주일간의 식단 예시 270~271
저탄수화물 식단 98~101, 146~149,
 151
탄수화물로 인한 지방 저장 198~199
탄수화물이 상승시키는 중성지방
 197~199
AGE 생성 182~183
LDL 입자들 201~203
탈모 236, 237, 238
트랜스글루타미나아제 항체 검사 112~
 113
트리티쿰 아에스티붐(Triticum aestivum)
 개발 39
 광범위한 충격 21
 글루텐 단백질의 변화 47
 글루텐 종류 61~62
 밀가루의 구성 54
 아인콘 밀과 비교 41
 인간이 창조한 후손 밀 41
 활용의 점진적인 변화 35

파스타 57, 313
파스타를 대신하는 주키니 313
패스트푸드 296
퍼지 328
포도당 → 혈당 참조
포진성 피부염 109, 117, 232~233, 289~
 290
폭찹 조리법 317
폴리펩티드 74, 77, 213
프로락틴 93
프리데발트 공식 196~197
피부
 밀을 먹고 걸리는 질환의 범주 238
 발진 25, 232~235, 235
 여드름 226~231
 탈모 236, 237, 238
 피부에 반영되는 신체 상황 226
피부근염 234
피부 혈관염 233

항글리아딘 항체 검사 112
항체 혈액 검사 112~113
해산물 조리법 311, 315
허브와 향신료 266
혈당 → 당뇨병 참조
 내장 지방 증가와 혈당 88, 90~91
 높은 혈당
  노화 가속화 174
  당화 165~166
  손상 142

인슐린 분비 90
　　　지방 58
　　　AGE 생성 속도 175~177, 179, 181~
　　　　183
　　　밀에 의한 상승 24, 55~57, 91
　　　밀이 아닌 곡물들의 영향 266~267
　　　아밀로펙틴의 영향 55~56
　　　콩류의 영향 267~268
　　　파스타의 영향 57
　　　AGE 생성과 정상 혈당 179
　　　LDL 입자의 당화 192~193
혈당지수(GI) 24, 56~57, 91
혈액-뇌 장벽 72
호박 머핀 323
황산 159~160
흑색 가시세포증 233, 235

AGE가 유발하는 망막변증 178
AGE가 일으키는 시력 손상 178, 185

AGE가 일으키는 신장병 178
HLA DQ2와 HLA DQ8 항체들 112
LDL(저밀도 지단백질)
　감소 201~202, 205
　밀이 일으키는 LDL 증가 205
　밀이 일으키는 LDL 축소 192, 196~
　　197
　산출 대 측정 196~197
　입자들의 당화 192~193
　입자의 크기와 심장병 190~191, 192~
　　193, 194
　질환 사례 202
　탄수화물로 인한 증가 200~203
　항산화 물질의 LDL 변형 192
　VLDL과 LDL의 크기 감소 194
RAGE(AGE 수용체) 179
VLDL(초저밀도 지단백질) 191, 193~
　195, 203